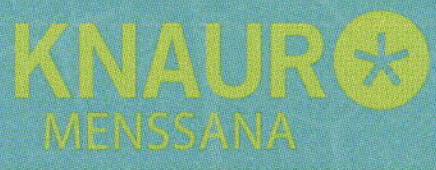
KNAUR
MENSSANA

RUEDIGER DAHLKE
MIT SIMONE VETTERS

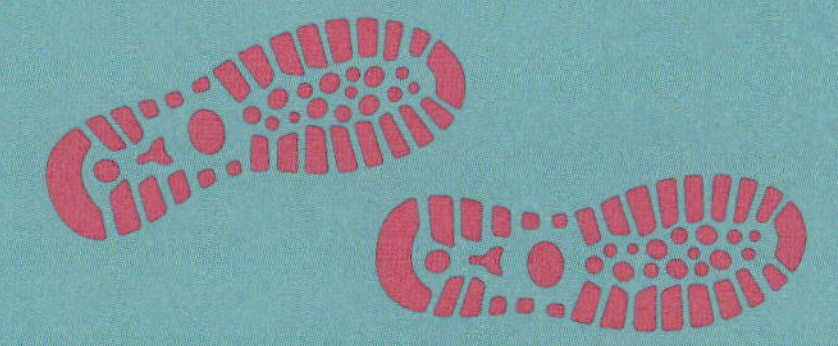

FASTEN WANDERN

Der nachhaltige Weg
zu Gesundheit, Fitness
und sich SELBST

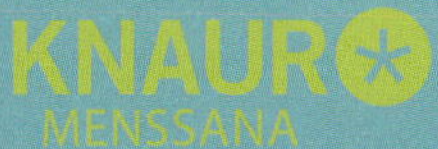

FASTEN WANDERN

Fasten-Wandern – Der Praxisteil mit Zwölf-Tage-Programm 65

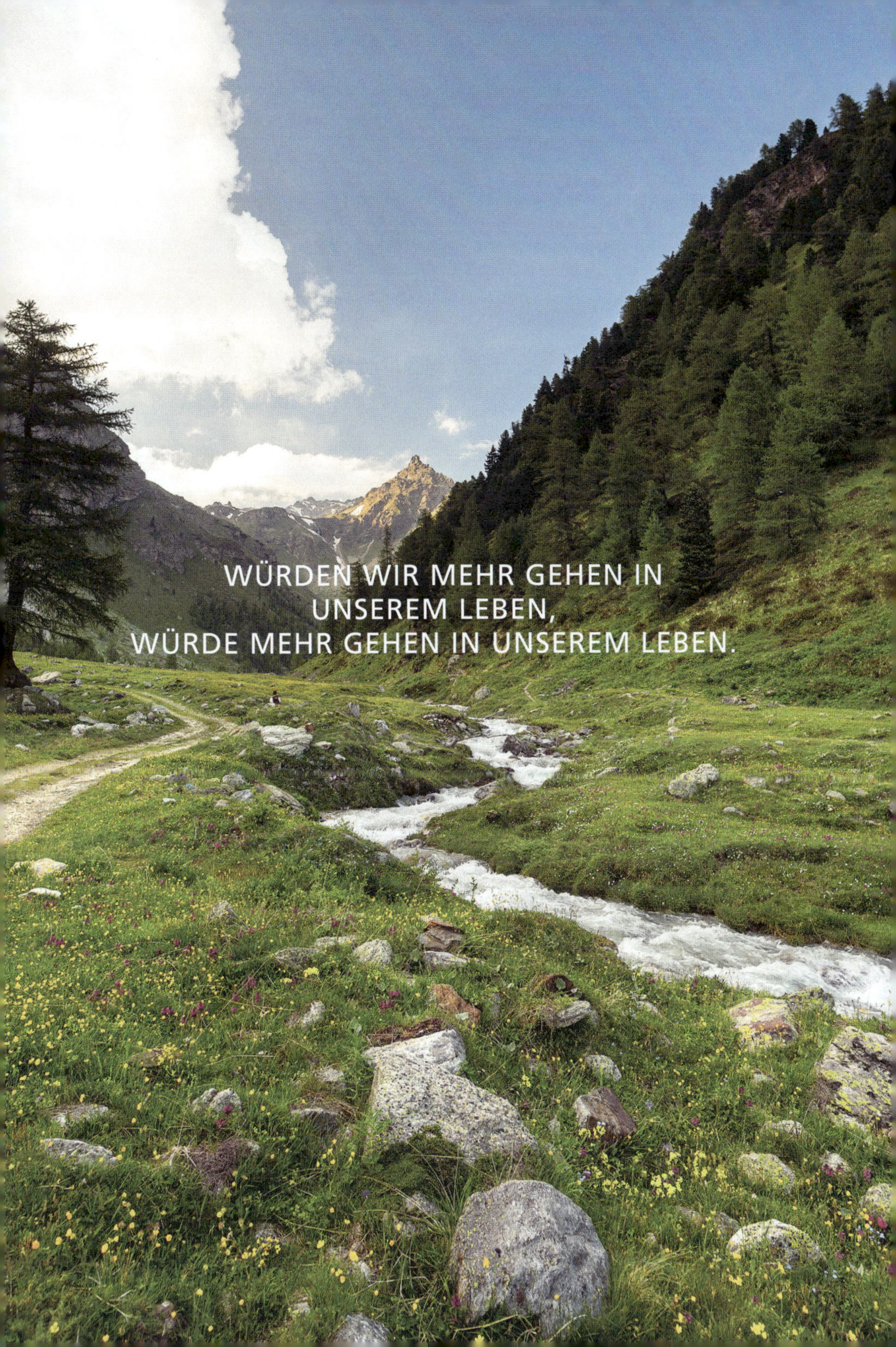
WÜRDEN WIR MEHR GEHEN IN
UNSEREM LEBEN,
WÜRDE MEHR GEHEN IN UNSEREM LEBEN.

FASTEN WANDERN

Alle wichtigen Grundlagen

FASTEN, WANDERN UND FASTEN-WANDERN

Fasten ist in allen großen Religionen mit der Tradition eng verbunden. Doch in der heutigen Zeit ist das Fasten viel mehr geworden als eine religiöse Übung mit dem Ziel spiritueller Reinigung. Während wir – ziemlich hilflos – gegen das ungeheure Ausmaß an Giften ankämpfen, entwickelt sich das Fasten zu einem populären körperlichen und geistigen Entgiftungsweg. Nichts kommt dem neuen Zauberwort »Detox« näher als das Fasten. Selbst die US-Schulmedizin hat Fasten inzwischen entdeckt als geradezu wundervolle Unterstützung bei Krebstherapien wie der Chemotherapie.

Denn was Fastenärzte immer schon ahnten, belegen jetzt Wissenschaftler: Fasten stärkt gesunde Zellen und schwächt kranke. Fasten könnte die Rettung unserer maroden Gesundheitssysteme werden, denn es kostet nichts, im Gegenteil, man spart noch das Geld für die tägliche Kost. Wo es ums Entgiften und Entschlacken geht, bringt das Fasten tatsächlich so viel wie keine andere Methode. Prof. Andreas Michalsen von der Charité in Berlin, einer der wenigen, die das Fasten wissenschaftlich untersuchen, sagt in dem sehenswerten ARTE-Film »Fasten und Heilen«: Hätte er mit irgendeinem Medikament so viel Erfolg wie mit Fasten, die Geldgeber würden Schlange stehen. Da es sich aber um Fasten handele, könne er mangels Finanzierung nicht weiterforschen.

Das ist generell die Crux beim Fasten: Es ist eine archetypisch weibliche Methode, bei der es im Wesentlichen ums Loslassen (von alten Gewohnheiten) geht. So weckt es aber kein Interesse der (männlichen) Macher-Medizin und wird von ihr bestenfalls ignoriert, häufig aber auch – unbewusst? – gefürchtet und oft sogar bekämpft. Jedenfalls war das in der Vergangenheit der Fall.

Aber selbst das macht Hoffnung, folgt es doch dem von Mahatma Gandhi beschriebenen Weg: Erst ignorieren sie dich, dann machen sie dich lächerlich, dann bekämpfen sie dich – und dann hast du gewonnen. In den USA hat das Fasten schon gewonnen, bei uns in Europa steht es am Übergang vom Bekämpftwerden (durch uninformierte Schulmediziner und – aus naheliegenden Gründen – von der Pharmaindustrie) zum Gewinnen (vor allem bei Frauen).

Zusammen mit der Ernährungsumstellung auf pflanzlich-vollwertige Kost im Sinne von »Peace Food« ist es unsere große Chance zur Gesundung aus eigener Kraft und damit auch für die maroden Gesundheitssysteme. Und gerade nach dem Fasten fällt der Umstieg auf diese pflanzlich-vollwertige Kost besonders leicht.

Wandern andererseits ist ein Symbol für unsere Lebensreise. Der Wanderweg steht insofern für den Lebensweg. Wenn nun beides, Fasten und Wandern, zusammenkommt, können wir uns in ganz besonderer Weise bewusst machen, dass wir auf dem Weg sind – unserem ganz persönlichen Weg zu uns selbst. Fasten-Wandern ist damit im doppelten Sinn Entwicklungshilfe für uns. Wir machen uns körperlich und seelisch, geistig und letztlich auch spirituell auf den Weg, um uns selbst zu finden und neu zu entdecken.

Nichts macht den Körper so ganzheitlich fit wie die Kombination von Fasten und Wandern und bringt obendrein die Seele so in Bewegung wie bewusste, eventuell sogar rituelle Bewegung. Sich wandernd frischen Wind um die Nase wehen zu lassen befreit den Geist. Wenn wir ihn freilassen, kann ihn die Freiheit der Landschaft geradezu beflügeln. Spiritualität erwächst aus dem Bezug zur Mutter Erde, sobald wir anfangen, uns bewusst auf ihr zu bewegen, ihre Geschenke und Schätze wieder schätzen zu lernen und gehend zu spüren, wie wir zwischen Himmel und Erde unserer eigentlichen Lebensaufgabe näherkommen: unsere »Hauptsache«, den Kopf, zum Vater im Himmel zu erheben, nachdem wir die Füße, unsere Wurzeln, tief in Mutter Erde verankert haben.

Wandern ist eng mit unserer Kulturgeschichte verbunden. Denken wir an die großen Wanderungen der Menschheitsgeschichte, die Völkerwanderungen, die immer wiederkehren und sich in unserer heutigen Zeit in nicht enden wollenden Flüchtlingsströmen äußern. Solange es Menschen gibt, machen sich immer wieder Gruppen von ihnen auf den Weg, um Gefahren zu entgehen, ihre Lebensumstände und -bedingungen zu verbessern oder eine neue Heimat zu finden. Auch wenn die Umstände für uns hier und heute andere sind als für die unzähligen Flüchtlinge dieser Welt: Letztlich tun wir beim Fasten-Wandern nichts anderes. Wir machen uns auf den Weg, um unsere Lebensumstände und -bedingungen zu verbessern und eine neue Heimat in uns(erem) Selbst zu finden.

Wer Fasten und Wandern kombiniert, erlebt wundervolle Synergien, denn wie so oft ist auch hier das Ganze mehr als die Summe seiner Teile. Und das spricht sich rasch herum. Das Feld der Fastenden ist in den letzten Jahrzehnten aus sich heraus und ohne werbliche Unterstützung enorm gewachsen – trotz des Sperrfeuers einer immer mehr in die Abhängigkeit der Pharmaindustrie geratenden Schulmedizin. Und es wird jetzt weiter starken Aufwind erleben durch die wissenschaftliche Unterstützung der US-Schulmedizin und ihrer Studien. Zu den modernen Förderern des Fastens gehört vor allem Prof. Valter Longo aus Kalifornien. In der Uniklinik der Charité in Berlin bei Prof. Michalsen gibt es lange Wartelisten für Fastenkuren. Und auch unsere klassischen Fasten-Seminare in der Osterzeit und im Herbst sind seit Jahren voll. Das alles geschieht ohne besondere Werbung, einfach durch das Vorbild und Vorleben derer, die es ausprobiert haben.

Vom Fasten zum Fasten-Wandern ist es dann nur noch ein kleiner Schritt. Beim Fasten erleben viele Teilnehmer während der vielfältigen Gesundungsprozesse neue Bewegungslust, und so ergibt sich hier ein stetiger Zustrom von neuen Fasten-Wanderern. Viele haben gespürt, wie gut ihnen Bewegung tut, und Wandern ist die natürlichste und naturnächste Form der Bewegung. Es bringt uns auf wenig anstrengende, unkomplizierte und sehr genussvolle Weise in die Natur. Viele spüren dabei rasch wieder, was der Ausdruck »Mutter Natur« ursprünglich meint. Und ebenso viele erfahren, was für ein wundervolles Erlebnis es sein kann, die eigene (Ur-)Mutter wiederzufinden. Ein Gefühl der großen Erleichterung stellt sich ein, während man tatsächlich, ganz körperlich-praktisch leichter wird. Gestatten wir uns diese Erfahrungen auch noch in bezaubernden Landschaften, gleichsam im Schoß von Mutter Natur, kann das tief beglückend sein.

Denn während wir uns so mit dem Urweiblichen in der äußeren Natur und unserer eigenen Natur aussöhnen, spüren wir neben der seelischen Erleichterung auch, wie wir körperlich leichter werden. Bei keiner Form des Fastens verliert der Organismus so rasch und nachhaltig Gewicht wie beim Fasten-Wandern. Nachhaltig insofern, als durch die Bewegung während des Fastens der Grundumsatz steigt und dadurch mehr und rascher Kalorien verbrannt werden. Aber selbst nach dem Fasten bleibt der Grundumsatz höher, und das verhindert das ansonsten drohende anschließende neuerliche Zunehmen, den gefürchteten Jo-Jo-Effekt.

Der Grundumsatz ist der schon im Ruhezustand anfallende Energieverbrauch des Körpers. Je höher dieser Verbrauch ist, desto leichter und desto mehr verbrennt der Organismus Kalorien – einfach gesagt.

Für unsere heutige immer übergewichtiger werdende Zeit ist das ein entscheidender Vorteil gegenüber dem üblichen Fasten mit weniger Bewegung und auch (und vor allem) gegenüber den wie Pilze aus dem Boden schießenden Diäten. Gerade wer – dem neuen bequemen Zeitgeist entsprechend – sich kaum noch bewegt und damit einen immer träger werdenden Stoffwechsel in Kauf nimmt, kann also vom Fasten-Wandern in doppelter Hinsicht profitieren. Und er wird nach dem Fasten-Wandern hoffentlich zu einer Lebensweise finden, die den alten, ganz natürlichen Bewegungsdrang wiederentdeckt und in den Alltag integriert.

So geschieht beim Fasten-Wandern etwas ganz Wunderbares: Der Mensch wächst körperlich, etwa in Gestalt zunehmender Muskeln, steigender Kraft und Energie. Gleichzeitig wirft er seelisch Ballast ab und erleichtert sich damit Leben und Seele. Der Geist klärt sich. Und das Ergebnis: Der Mensch fühlt sich glücklich. Dass er dabei obendrein gesundet, wie heute zahlreiche wissenschaftliche Studien untermauern, kommt noch erleichternd und erhebend, ja beflügelnd hinzu.

Aus ärztlicher Sicht sind die Synergien, die wir auf diesem (Fasten-Wander-)Weg in Gang bringen, geradezu bezaubernd. Bringen wir also uns und unser Leben wieder in Gang!

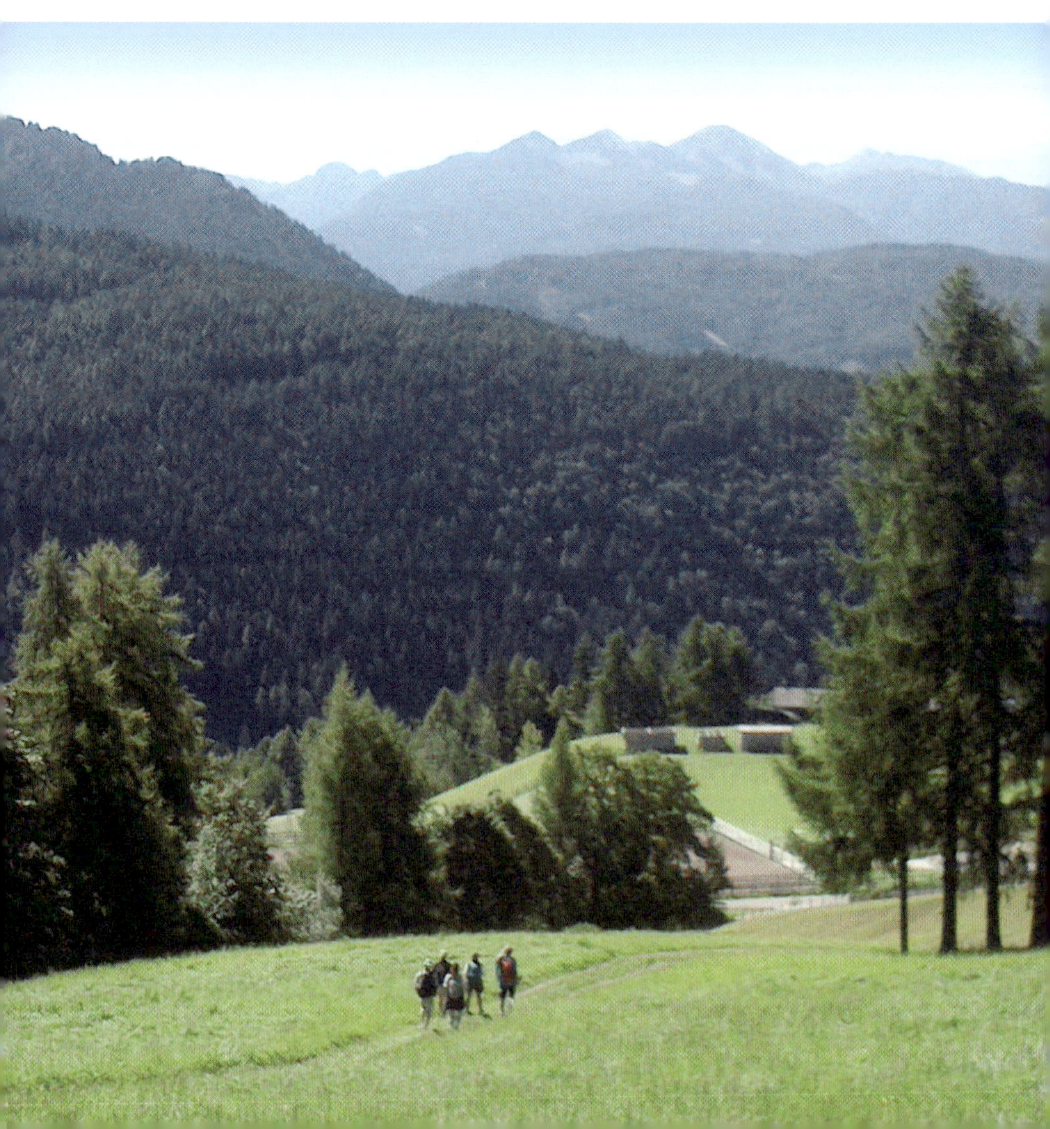

FASTEN-WANDERN: DEM KÖRPER GUTES TUN

Inzwischen gibt es eine Menge wissenschaftlicher Studien zum Fasten und auch einige zum Wandern. Die wundervolle Verbindung von beidem ist wissenschaftlich noch nicht untersucht. Aber wir wissen, dass Fasten positive Auswirkungen auf Körper und Seele hat. Und wir wissen, dass Wandern sich ähnlich positiv auswirkt, von dem ganz allgemeinen Segen mäßiger, aber regelmäßiger Bewegung ganz zu schweigen. Da liegt der Schluss nahe, einer Kombination aus beiden positiven Faktoren einen enormen Synergieeffekt zuzutrauen. Und dieser Schluss wird durch meine eigenen zwölfjährigen Erfahrungen mit Fasten-Wander-Seminaren gestützt. Die noch weiter zurückreichenden Erfahrungen meiner Co-Autorin Simone Vetters sprechen genau dieselbe Sprache.

Was das Wandern angeht, so können wir auch auf die Erfahrungen vieler Denker und Schriftsteller zurückgreifen. Friedrich Nietzsche sagte, alle wirklich großen Gedanken seien beim Gehen empfangen worden. Charles Dickens soll jeden Tag etwa fünfzig Kilometer gewandert sein.

Wissenschaftliche Studien zum Fasten und Wandern

Die moderne Wissenschaft verwandelt Erfahrung, Ahnung und Instinkt in statistisch und naturwissenschaftlich belegte Gewissheit. Heute kann kein Zweifel mehr bestehen, dass das Gehen unser Denken beeinflusst und unsere Kreativität fördert. Wir wissen sogar, wie das geschieht. 2015 stellte Dan Schwartz von der US-Universität Stanford fest, dass Probanden nach Spaziergängen bei Kreativitätstests besser abschnitten. Er sagt, mit dem Gehen seien sehr komplizierte physiologische Veränderungen im Organismus verbunden. Und er vermutet, eine mäßige Bewegung ohne Überforderung sei in der Lage, regelrechte kreative Schübe auszulösen. Eine andere Untersuchung belegt, dass sich Kreativität und Problemlösungsfähigkeiten um ca. 50 Prozent verbesserten, wenn die Teilnehmer der Studie mehrere Tage lang Technologie-Abstinenz übten und sich in der Natur aufhielten.

Clemens Arvay zeigt in seinem 2015 erschienenen Buch *Der Biophilia-Effekt* die großen medizinischen Vorteile von Wald- und Naturwanderungen mit zahllosen wissenschaftlichen Studien vor allem aus Japan, wo es eine ganze Wald-Wissenschaft gibt.

Prof. Dr. Reinhard Haller, Chefarzt der Psychiatrie in Vorarlberg, sprach im Juni 2016 in einem vom Österreichischen Rundfunk (ORF) veranstalteten Vortrag von der heilenden Wirkung des Wanderns. Haller ist mir seit Jahrzehnten bekannt als ein über sein psychiatrisches Fachgebiet hinausdenkender Arzt. Er ist gerade deshalb so geachtet und beliebt, weil er sich regelmäßig und kompetent zu Schnittstellen zwischen Medizin und Gesellschaft zu Wort meldet und dabei, über den Tellerrand der Schulmedizin hinausblickend, zu einem Brückenbauer zwischen Medizin und den Menschen wurde. Über das Wandern sagt er, es wirke stress- und angstlösend, habe antidepressive und suchtvorbeugende Effekte und führe zur Begegnung mit uns selbst. Im »Wandern nach innen« seien viele Elemente der Psychotherapie enthalten, darunter Entspannung, Meditation, Körpertherapie und Kreativität.

Wenn er in seinem Vortrag »Psychotherapie durch Wandern« sagt: »Erwarten Sie nicht den großen Rausch und den großen Knall, sondern achten Sie darauf, wie sich – wandernd – Ihre Stimmung subtil verbessert, wie Sie optimistischer werden, wie Sie Ideen kreativer entwickeln und wie Probleme kleiner werden«, dann spricht er mir aus dem Herzen. Wie er wollen auch wir in diesem Buch keine falsche Wanderromantik verbreiten und die Psycho- und Schattentherapie keinesfalls bagatellisieren oder diesen Begriff inflationär verwenden. Vielmehr geht es darum, seit uralter Zeit Bekanntes mit neuen Erkenntnissen der Wissenschaft zu verbinden und einer breiten Öffentlichkeit zu vermitteln, wie wir alle (fasten)wandernd gesünder und glücklicher werden können. Umso mehr, wenn wir die beiden Gebiete des Wanderns und des Fastens verbinden.

Prof. Haller weist darauf hin, welch positiven Einfluss Wandern auf das Zentralnervensystem, unsere Hirnabläufe und Stoffwechselvorgänge hat. Es aktiviert im Gehirn besonders jene Strukturen, in denen das Belohnungssystem beherbergt ist. So wird es zu einem natürlichen Ausgleich zum modernen Leben in einer immer künstlicher und stressiger werdenden Welt, die vielen Menschen statt Belohnung und Anerkennung ihrer alltäglichen Bemühungen immer mehr Druck beschert. Als gleichsam natürliche Gegenbewegung erleben wir allenthalben ein wachsendes Verlangen nach Einfachheit, nach Reduktion auf Wesentliches und somit nach einem natürlicheren Leben. Dem wird Fasten-Wandern in der Natur auf geradezu wundervolle Weise gerecht.

Haller spricht davon, wie er bei eigenen Wanderungen auf die Idee kam, über die positiven Aspekte des Wanderns in Bezug auf unsere Gesundheit zu sprechen, als er in Gedanken die 21 staatlich anerkannten Psychotherapieschulen Österreichs durchging. Viele von deren Themen und Zielen fand er in einfachem Wandern wieder, das auf ganz natürliche Art und Weise Psychotherapieverfahren wie Körper-, Atem- und oft auch Gesprächstherapie beinhalte und sehr natürlich verbinde.

So verbessere Wandern die Autonomie, da wir Tempo und Ziel sehr bewusst selbst bestimmen, den Weg dorthin selbst wählen und die Zeit des Wanderns selbst festlegen. Die Bindungsfähigkeit werde verbessert, da wir uns wandernd wieder mit der Natur verbinden – mit unserer eigenen inneren und ebenso mit der äußeren. Die Orientierung nimmt zu, weil uns Wandern erdet. Das ist nach unseren Erfahrungen noch deutlich zu steigern, wenn man barfuß wandert. Wir gewinnen wieder Kontrolle über uns und unser Leben, wenn wir lernen, durchzuhalten und zu Disziplin zurückzufinden. Vor allem aber erleben wir einen allmählich sich steigernden beachtlichen, ja im Hinblick auf die Einfachheit der Methode unglaublichen Lustgewinn. Längere Wanderungen heben in beeindruckender Weise Stimmung und Lebensgefühl. Zugleich ist Wandern ein aktiver und bewusster Beitrag zur Unlustvermeidung, hilft es doch gegen innere Leere, Angstzustände und sogar Depressionen. Obendrein erhöht es unser Selbstwertgefühl und führt damit zu einer Stabilisierung der Persönlichkeit, vor allem weil Wandern und ein langer mit Disziplin bewältigter Weg so hohe Symbolkraft haben.

Ganz ähnlich klingt es aus den USA herüber, wo laut der Fachzeitschrift *Proceedings of the National Academy of Sciences* eine US-Studie zeige, wie Wandern in der Natur im Gegensatz zur Stadt negative und zwanghafte Gedanken stoppe. Dort wird auch darauf hingewiesen, dass mit dem Anwachsen der Städte Depressionen und psychiatrische Probleme erst so richtig zugenommen hätten. Von ADHS-Kindern ist schon länger bekannt, dass sie durch das Herumtollen in der Natur Besserung erfahren.

Unter den vielen bahnbrechenden US-Studien zum Fasten sei hier vor allem auf die grundlegende und das Fasten in den Mittelpunkt des wissenschaftlichen Interesses rückende Arbeit von Dr. Valter Longo, Professor für Gerontologie an der USC Davis School of Gerontology in Los Angeles, verwiesen, der die Auswirkungen des Fastens bei Mäusen und Menschen erforschte. Er beobachtete, wie sich beim Fasten die weißen Blutkörperchen zuerst verminderten, um anschließend wieder zuzunehmen. Schließlich fand er, dass der fastende Körper alte Immunzellen recycelte und dadurch die Produktion neuer auslöste. Insofern bewies er, dass Fasten eine besondere Art von Entgiftung durch Auf- und Ausräumen von überlebtem Alten und vor allem auch eine tiefgründige Erneuerung initiiert. Mehrtägiges Fasten kann so unser Immunsystem sehr weitgehend erneuern.

Diese neue Studie bestätigt also die alte Fasten-Erfahrung deutscher Fastenpäpste von Otto Buchinger bis Hellmut Lützner, dass nämlich Fasten gesunde Zellen und Gewebe stärkt und kranke Zellen schwächt. Daraus wiederum folgte konsequent die Empfehlung, parallel zur Chemotherapie bei Krebs zu fasten. Dieses Verfahren erobert sich langsam, aber sicher seinen Platz in der modernen Medizin und verändert diese dabei nachhaltig. Die Forscher einer der angesehensten Universitäten der USA, der University of California, Los Angeles (UCLA), bestätigten, dass regelmäßiges Fasten – als Nahrungsverzicht an zwei bis vier aufeinanderfolgenden Tagen – einerseits unser Immunsystem vor Schäden schützt, aber auch andererseits dessen

Regeneration fördert, und das insbesondere bei Patienten, die ein bereits geschwächtes Immunsystem haben. Das gilt für viele moderne Menschen, aber natürlich besonders für Krebskranke. Fastende Säugetiere – und biologisch gehören wir Menschen nun einmal zu den Säugetieren – vermindern ihre weißen Blutkörperchen, weil der Organismus sie recycelt und dadurch die Produktion von neuen, gesunden Immunzellen auslöst. Die alten, ausgemusterten werden ersetzt.

Dass auch Immunzellen – wie alle Zellen – altern und dabei natürlichen Verschleiß erleiden und folglich nicht mehr optimal ihre Aufgaben erfüllen, ist seit langem bekannt. Nur ging man bisher davon aus, daran sei nichts oder nicht viel zu ändern, wenn es auch mit Stammzell-Forschungen und Behandlungen immer wieder versucht wurde. Nun gibt es mit Fasten plötzlich eine ebenso einfache wie natürliche Methode – auch für die Schulmedizin. Für andere gab es sie natürlich schon immer, und tatsächlich haben alle großen Religionen immer schon darauf verwiesen. Aber nun ist es auch für die Schulmedizin wissenschaftlich bewiesen: Regelmäßige Fastenzeiten sind ab jetzt als Möglichkeit belegt, das Immunsystem zu regenerieren und zu stärken, und kommen daher bei vielen Krankheitsbildern als Therapie in Frage. Vor allem sind sie auch als ideale Vorbeugungsmaßnahme ein Mittel der Wahl.

Fasten ist tatsächlich ein genialer Weg, ohne Risiko und Nebenwirkungen, in Eigenregie und über den eigenen Willen zu einer Art Stammzelltherapie zu kommen. Wir hören einfach auf, dem Organismus Kalorien zuzuführen, und er schaltet automatisch um auf Regeneration. Das geschieht durch Ausmusterung seiner alten Zellen, nicht nur, aber natürlich auch derjenigen des Immunsystems, und das dadurch ausgelöste Signal an die sogenannten hämatopoetischen Stammzellen, für Nachschub zu sorgen. Diese besonderen Stammzellen sind nicht nur für die Neubildung von Immun-, sondern auch für die Regeneration sämtlicher Blutzellen zuständig. Das macht Fasten – nun auch in wissenschaftlichen Augen – zur idealen Blutreinigungs- und Erneuerungskur.

Und vieles spricht dafür, dass das Gesagte auch für die übrigen Stammzellen gilt. Das würde die ans Wundervolle grenzenden Regenerations- und

Heilungserfahrungen während Fastenzeiten verständlich und wissenschaftlich nachvollziehbar machen, beispielsweise die Heilung von Rheuma und Typ-2-Diabetes, von Arthrosen und anderen Gelenkproblemen und die Besserung von Allergien und Unverträglichkeiten. Eine lange Liste von Symptomen könnte man noch hinzufügen. So wurde Fasten schon früh geradezu als Allheilmittel angesehen, nicht zuletzt von Hildegard von Bingen, die 29 der ihr damals bekannten 35 Laster, Süchte und Krankheitsbilder erfolgreich damit behandelte.

Valter Longo war selbst überrascht und erstaunt über sein Forschungsergebnis: »Wir konnten nicht vorhersagen, dass längeres Hungern solch eine bemerkenswerte Wirkung auf die Förderung einer stammzellbasierten Regeneration des blutbildenden Systems haben würde.« Wobei er immer noch Fasten mit Hungern gleichsetzt, wie es für seine Versuchsmäuse natürlich auch stimmt, nicht aber für Menschen, die »bewusst fasten«. Er fährt fort: »Denn wenn man hungert, versucht der Organismus Energie zu sparen, und dabei passiert es, dass er viele Immunzellen, die nicht aktuell benötigt werden, recycelt, vor allem diejenigen, die geschwächt und geschädigt sind. Bei unseren Analysen bemerkten wir, dass sowohl beim Menschen als auch Tier die Anzahl der weißen Blutkörperchen bei längerem Fasten sinkt. Sobald man wieder füttert, beziehungsweise normal isst, kommen die Blutzellen wieder.« Offenbar braucht der Organismus also während des Fastens nicht so viel Abwehr und ist anderweitig geschützt, wie wir es auch von Tieren in den langen Fastenzeiten während ihres Winterschlafs kennen. Hamster etwa, ansonsten sehr empfänglich für Tuberkulose-Erreger, sind im Winterschlaf dagegen völlig immun.

Nach diesen Ergebnissen wird nun auch wissenschaftlich verständlich, warum periodisches Fasten hilft, Allergien und sogar Autoimmunerkrankungen zu bessern. Die Erneuerung beschädigter Immunzellen, die sich irrational verhalten und überreagieren (bei Allergien) oder sich gegen eigene Gewebe richten (bei Autoimmunerkrankungen), führt zur Auswechslung der amoklaufenden Problemzellen des Immunsystems und bewirkt über deren Neubildung praktisch eine Art Reset im Immunsystem. Damit können Wissenschaftler verstehen, was bisher nur Fasten-Therapeuten erlebten: dass diese wundervoll einfache Umpolung auf Selbstversorgung sogar von der Schulmedizin für unheilbar erklärte Krankheitsbilder heilen kann. So bewirkt Fasten nicht gerade ein neues Immunsystem, aber doch eine weitgehende Erneuerung seiner Einsatzkräfte.

Auch in Bezug auf darüber hinausgehende Regenerationsprozesse machen neuere Forschungen Hoffnung. So stellte sich heraus, dass PKA, die Proteinkinase A, ein Schlüssel-Enzym ist, dessen Senkung die Stammzellen in den erstrebenswerten regenerativen Modus bringt. Bei längeren Fastenzeiten wird dieses Enzym tatsächlich wirksam reduziert. Vorausgehende Studien hatten bereits klargemacht, wie dadurch neben der Selbsterneuerung der Stammzellen auch deren sogenannte Pluripotenz, ihre umfassende Reaktionsfähigkeit sowie ihre Langlebigkeit vergrößert wird.

Obendrein reduziert längeres Fasten auch den Spiegel von IGF-1, jenem Wachstumsfaktor, der in Kuhmilch enthalten ist und so sehr zur Krebsförderung beiträgt, aber auch mit Alterungsprozessen verbunden ist.

Prof. Longo folgert aus seinen Forschungsergebnissen, bei einem durch Chemotherapie oder Alterung schon erheblich geschädigten Gesamtzustand könnten aufeinanderfolgende Fastenzeiten praktisch ein gänzlich neues Immunsystem erzeugen (Quelle: ScienceDirect). Das ist der Eindruck, den wir Fastenärzte schon lange hatten, ohne es beweisen zu können.

Fasten-Wandern, Abnehmen und unser innerer Arzt

Wenn bei normalem Fasten das Gewicht nur zäh und grammweise schwindet, liegt das am eingeschlafenen Grundumsatz. Die Zellkraftwerke der Mitochondrien wurden heruntergefahren und zu einem großen Teil vom Organismus geschlossen, da kein Bedarf mehr bestand. Unser Körper hat in den Jahrmillionen der Evolution gelernt, sehr intelligent zu verfahren: Was er braucht, baut er auf, was nicht genutzt wird, wird eingestellt und eingespart. Diesen Mechanismus der Einsparung kennen die meisten. Nach der angel-

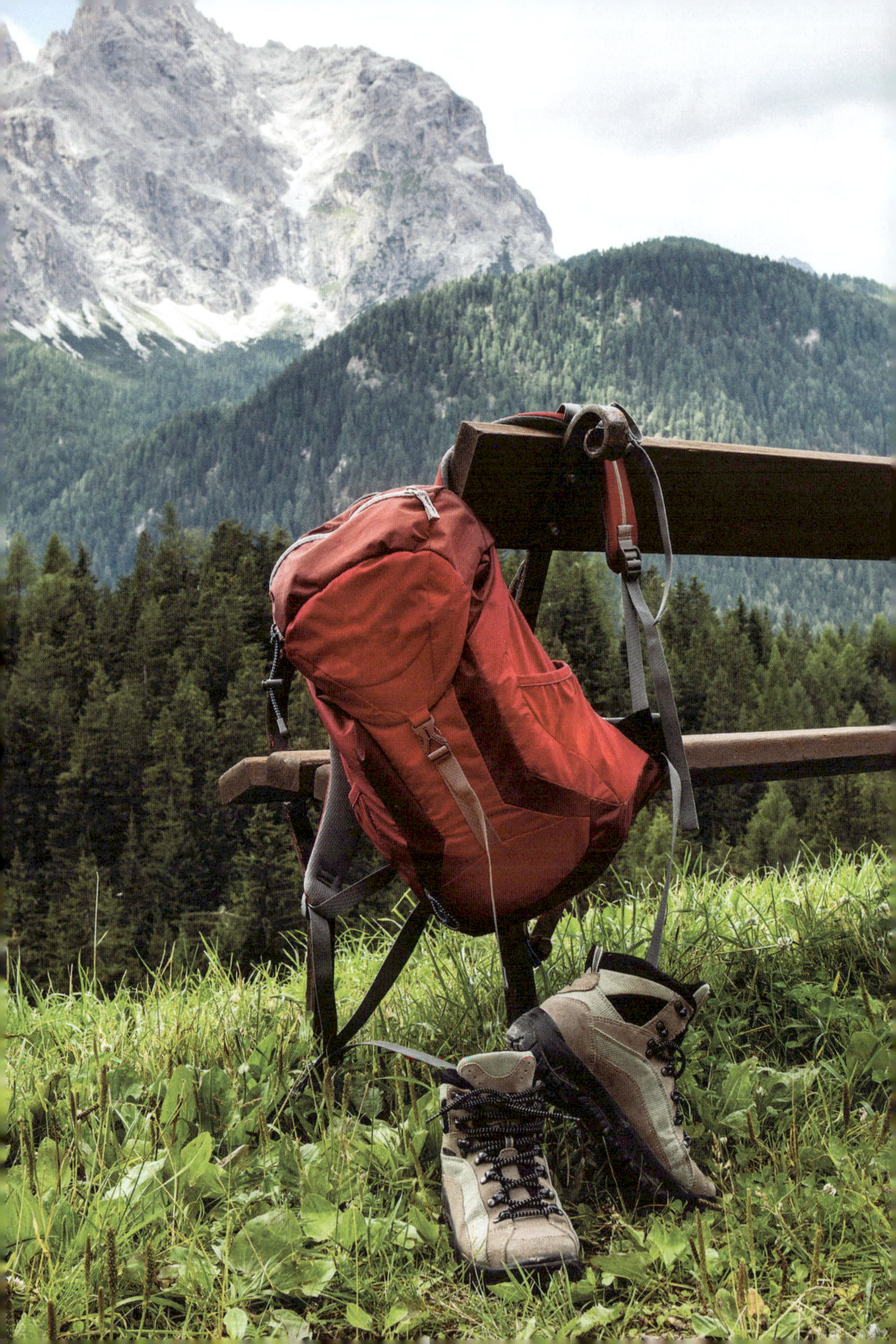

sächsischen Weisheit »use it or lose it« (benutze oder verliere es) verschwinden nicht geforderte und damit geförderte Muskeln rasch, wie früher die Ruhigstellung im Gipsverband geradezu dramatisch erleben ließ. Beim Fasten-Wandern kommt von außen keine Energie mehr herein, es herrscht also Bedarf. Und von der kontinuierlichen Bewegung des Wanderns, die Energie verbraucht, kommt ständig die entsprechende Energie-Anforderung. Der Organismus erlebt also einen doppelten Impuls, Energie bereitzustellen, und tut das, indem er alte Kraftwerke wieder in Dienst stellt und neue aufmacht.

Tatsächlich war es während der längsten Zeit unserer Vorgeschichte sehr wichtig, Energie zu sparen, da zu wenig Nahrungsmittel zur Verfügung standen. Überfluss an Kalorien ist ein völlig neues Phänomen mit Ursprung im letzten Jahrhundert. Während der Organismus über lange Zeiten lernen konnte, mit Mangel umzugehen, ist ihm der Luxus des Überflusses völlig neu. Beim Fasten-Wandern lernt er den Umgang mit dem Überfluss, indem er viel verbrennt und natürlich vorrangig alles Überflüssige verbraucht.

Fasten-Wandern und unser Stoffwechsel

Beim Fasten muss der Organismus notgedrungen auf Fettstoffwechsel umstellen, da er nichts anderes mehr bekommt – seine Kohlenhydrat-Reserven in Gestalt gespeicherten Glykogens von ca. 800 Kilokalorien sind bereits nach der ersten Nacht verbraucht. Das gilt auch, wenn die »Not« bewusst durch gezieltes Fasten herbeigeführt wurde. Der Körper kann jetzt sinnvollerweise nur auf seine Fettreserven oder im Extremfall auf sein Eiweiß zurückgreifen. Aber zunächst einmal ernährt er sich von Fett, das in jedem Körper reichlich vorhanden ist, auch bei ganz schlanken Menschen.

Eiweiß ist in Muskeln und Grenzstrukturen sinnvoll verbaut und wird von Gesunden nicht gespeichert. Protein ist gar nicht als Verbrennungsmaterial gedacht und wird nur im äußersten Notfall angegriffen. Nach krankhafter Eiweißmast – wie heute so oft – werden aber vorhandene, sowieso nicht sinnvolle Eiweißablagerungen zurück- und abgebaut. Der deutsche Professor

Lothar Wendt aus Frankfurt am Main ging davon aus, dass viele Krankheitsbilder mit der bei täglichem Fleischkonsum auftretenden Eiweißüberlastung zusammenhängen. Er beschreibt diese gesundheitlichen Probleme als Eiweiß-Speicher-Krankheiten. Durch Fasten kann dieses überschüssige Eiweiß natürlich und sinnvoll abgebaut werden. Möglicherweise erklärt sich daraus die wunderbare Wirkung des Fastens auf Rheuma.

Abgesehen von solchen krankhaften Überschüssen soll der Organismus beim Fasten aber kein Eiweiß abbauen, da es in Muskeln und an Grenzflächen gebraucht wird. Verhindern lässt sich ein solch unerwünschter Abbau am einfachsten mit Bewegung und der daraus folgenden Forderung und Förderung der Muskeln. Bei der früher bei großem Übergewicht in Kliniken üblichen Null-Diät vor Operationen kam es tatsächlich zum Abbau und zur Erschlaffung von Muskeln durch fehlende Bewegung. Unterforderung raubte sogar dem Herzmuskel Kraft, und die Kondition ging mangels körperlicher Betätigung zurück. Beides trug zum schlechten Ruf des Fastens in der Schulmedizin bei. In Wirklichkeit handelte es sich dabei aber eher um erzwungenes und insofern widerwilliges Hungern statt um bewusstes Fasten.

Beim Fasten-Wandern tun wir nun aber gerade das Gegenteil und fordern unseren Körper, so dass er höchstens abgelagertes Eiweiß abbaut, ansonsten aber geforderte Muskeln sogar fördert und damit stärkt und sich stattdessen am Fettgewebe gütlich tut.

Und Fettreserven besitzen die meisten Menschen in reichlichem Maße. Das Minimum des Fettanteils im Unterhautfettgewebe liegt bei Männern bei 10 Prozent, bei Frauen bei 15 Prozent. Viele Menschen schleppen aber ganz offensichtlich wesentlich mehr mit sich herum. Diese Fettreserven greift der Organismus – je nach Gewöhnung – beim Fasten und vor allem beim Fasten-Wandern sehr bald an und lebt von ihnen.

Wir sprechen in diesem Zusammenhang von ketogenem Stoffwechsel. Die Leber verstoffwechselt nämlich die abgebauten Fettsäuren zu sogenannten Ketonen, auf deren Verbrennung sich der Organismus in Jahrmillionen der Evolution bestens eingestellt hat. Allerdings hat ihn die heutzutage üblich gewordene ständige und unterbrechungslose (Über-)Fütterung verwöhnt und verweichlichen lassen. So muss er diese Umstellung beim ersten Fasten erst wieder lernen, was jedoch leicht ist, da er auf altbewährte, aus der Evolution bekannte Muster zurückgreifen kann.

Tatsächlich gab es in unserer Frühzeit wohl immer längere, aus der Not geborene Hungerzeiten, wenn etwa – in unseren Breiten im Frühjahr – die Wintervorräte zur Neige gingen. In diesen schwierigen Zeiten musste der Körper von jeher in den Fettverbrennungs-Modus umschalten, und zwar auf der ganzen Linie, von den Muskeln der Arme und Beine bis zu dem des Herzens. Auch das Gehirn arbeitete mit Fettverbrennung weiter. Tatsächlich sind alle Organe des menschlichen Körpers zumindest über einen begrenzten Zeitraum in der Lage, mit Fettstoffwechsel gut und gesund zu leben.

Hier liegt auch der Grund, warum Fasten eine so gute Vorbeugung gegen Alzheimer, Herzinfarkt, Krebs und andere Zivilisationskrankheiten darstellt. Der heute mit rasch verfügbaren raffinierten Kohlenhydraten gnadenlos überladene Körper neigt zum sogenannten metabolischen Syndrom. Gemeint ist damit die Vorstufe zur Insulinresistenz, weil die Zellen mit dem Übermaß an Glukose in unserem Alltag überfordert sind. Wir sprechen in diesem Zusammenhang auch von einer Zuckerüberschwemmung: Kohlenhydrate wie Glukose nennen wir allgemein Zucker. Dazu gehören auch die Galaktose, der Milchzucker, und die Fruktose, der Fruchtzucker.

Die Zellen haben einfach so genug vom Zucker in diesem modernen Überladungs- und Überlastungszustand, dass sie ihn trotz hohen Insulinspiegels abblocken. Dann spricht man von Insulinresistenz, weil der Organismus Widerstand gegen den Drang des Insulins leistet, Zucker in die Zellen zu schaffen. So bleibt der Zucker in viel zu großen Mengen im Blut und verzuckert unsere Gewebe, was zu Verklebung und Schädigungen, der sogenannten Glykierung führt. Sie hat ernste Konsequenzen. Große Teile der Bevölkerung leiden darunter, mit noch ständig zunehmender Tendenz. Süße ist etwas Wunderbares, aber wir sollten sie aus unserem Stoffwechsel verbannen und sie stattdessen auf der Ebene unserer Beziehungen und der Lebensfreude genießen.

Wechselt der Körper nun beim Fasten in den ketogenen Stoffwechsel, kann er sich von der Zuckerflut des normalen Alltags erholen. Die überforderte Bauchspeicheldrüse bekommt Gelegenheit, sich zu regenerieren, ähnlich wie das Immunsystem. Insofern ist Fasten auch die ideale Kur bei Diabetes Typ 2, dem früheren Alterszucker, der letztlich auf einer Erschöpfung der Bauchspeicheldrüse beruht. Bei ketogener Stoffwechsellage bekommt auch ein im Alzheimer-Vorstadium Glukose abblockendes Gehirn plötzlich wieder Nahrung und kann sich erholen. Alle Gewebe und ganz besonders das alles verbindende Bindegewebe werden von der Verzuckerung oder Glykierung entlastet.

Beim Fasten-Wandern kommt obendrein hinzu, dass der Organismus durch die tägliche und sich bei unseren Fasten-Wander-Seminaren von Tag zu Tag steigernde Bewegung noch mehr verbrennen muss und umso rascher und entschiedener auf ketogenen Stoffwechsel umsteigt. Der ist übrigens für den typischen acetonähnlichen Fastengeruch verantwortlich, den manche Fastende unangenehm an sich wahrnehmen: Aceton ist ein Ketonkörper.

Je mehr wir unseren Körper bewegungsmäßig fordern, desto stärker fördern wir ihn und speziell seine Muskelentwicklung und die äußerst heilsame Regeneration der zucker- und fettmäßig überlasteten Gewebe. Unser Körper ist durch lange Evolutionszeiten bestens darauf trainiert, in äußeren Notsituationen auf Eigenversorgung umzuschalten. Insofern haben uns viele Notzeiten stoffwechselmäßig und mit den Jahrtausenden wohl auch genetisch bestens auf Fasten-Wandern vorbereitet. Denn natürlich mussten die frühen Sammler, auch wenn sich im Frühjahr noch wenig finden ließ, schon wandernd versuchen, wenigstens ein wenig Essbares zu finden.

Nichts aber hat uns auf den heute gebotenen Überfluss an Nahrung vorbereitet. So trifft er uns unvorbereitet und heftig. Tatsächlich war der im Überfluss schlemmende weltliche und kirchliche Adel einfach zahlenmäßig zu gering, um sich genetisch in der Gesamtbevölkerung auszuwirken. Lange Zeit konnte als Regel gelten, dass arme Leute mehr Kinder hatten. Sie bestimmten das Erbgut der breiten Bevölkerung.

So neu und krank machend unsere Erfahrung mit dem heute für alle angesagten fürstlichen Überfluss ist, so gut, altbewährt und gesund ist unsere Erfahrung mit Fasten-Wandern – es liegt uns sozusagen in den Genen. Die allerlängste Zeit unserer Jahrmillionen währenden Entwicklungsgeschichte mussten wir Menschen gehen beziehungsweise wandern und davor wahrscheinlich klettern. Unser Organismus hatte noch gar nicht ausreichend Zeit, sich auf ständiges Sitzen, Fahren oder Fliegen einzustellen (zumal wir beim Fahren und Fliegen ja ebenfalls sitzen). Und so ist es kein Wunder, dass er damit auf die Dauer nicht zurechtkommt. Ihm fehlt die moderate Bewegung unserer langen Geschichte. Beim Fasten-Wandern ermöglichen wir ihm diese Bewegung wieder.

Fasten-Wandern ist kein Null-Fasten

Natürlich ist es möglich, ohne jedes Essen, also streng fastend, zu wandern. Auch das mussten unsere Vorfahren wohl oft üben. Solch striktes Fasten-Wandern bewahrt all die Vorzüge des Fastens und gewinnt noch andere hinzu, nicht zuletzt ein ganz neues Maß an Fitness. Es hat aber auch einen Nachteil, denn es wird von den meisten als ziemlich anstrengend empfunden. Wir haben tief in unserem Bewusstsein – ebenfalls aus Jahrmillionen der Entwicklungsgeschichte – einprogrammiert, dass wir essen müssen, um etwas zu leisten. Und bekommen wir nichts, wollen wir auch nichts leisten.

Das hat für frühere Zeiten natürlich auch gestimmt. Heute dagegen, wo wir alle (zumindest mit Blick auf die täglich verzehrte Kalorienzahl) gut genährt und viele sogar gut von Fettgewebe gepolstert unterwegs sind, ginge es objektiv auch ganz gut und meist besser ohne alles. Unser Verstand begreift das sofort, aber unsere Seele ist altmodisch und von den prägenden Vorerfahrungen beeinflusst. Sie sieht es (noch) nicht ein, sondern stimmt ganz nach alter Väter-und-Mütter-Sitte der Bewegung innerlich nur zu, wenn es im Gegenzug auch etwas dafür gibt. Genau das nutzen wir bei unserer Art des Fasten-Wanderns mit Gemüsesuppe und spielen dem Organismus einen Streich zu seinem Besten.

Was Fasten-Wandern mit Wachstum zu tun hat

Nach ca. acht Stunden setzt beim Null-Fasten die Produktion des Wachstumshormons oder neudeutsch Human Growth Hormone (HGH) ein. Dieses Hormon ist für die aufgeräumte und bezaubernde Stimmung verantwortlich, die so oft beim Fasten vorherrscht. Wir könnten beim Fasten-Wandern also die Zeit des Essens fester Nahrungsbestandteile auf Mittag bis Abend minimieren und den Morgen mit einem die Hormonausschüttung nicht störenden Smoothie beginnen. So ließe sich noch deutlich längere Zeit unter dem Einfluss des Wachstumshormons in aufgeräumter Stimmung wandern und wachsen. Dieses wundervolle Hormon HGH hat – auf biochemischer Ebene – viel damit zu tun, dass bewusstes Fasten wirklich eine Zeit auffallenden Wachstums ist.

Ein in vieler Hinsicht produktiver und hilfreicher Wachstums-Trick beim Fasten-Wandern kann diese Wachstumsphase sogar über die ganze Zeit ausdehnen. Wer nämlich etwa Rohkost wirklich flüssig kaut und so in eigener Regie Gemüse- oder Fruchtsaft im Mund daraus macht, wer alle festen Bestandteile der Gemüse-Fastensuppe wirklich zu Suppe flüssig kaut oder die pürierte Variante sehr langsam und bewusst genießt, kann – ähnlich wie beim bewussten Smoothie-Genuss – den hormonellen Wachstumsmodus unter HGH-Einfluss aufrechterhalten. Und hingebungsvolles Kauen beruhigt obendrein unsere alte Seele, da sie ja deutlich spürbar zu essen bekommt und insofern sogar leistungsbereit ist und schon bald gern wandert.

Wer zusätzlich für ausreichenden gesunden Schlaf sorgt, dessen nachhaltigem Wachstum steht nichts mehr im Weg. Denn nur im Schlaf können wir Gelerntes und Erfahrenes auch integrieren und für kommende Zeiten speichern.

Fasten-Wandern, Mitochondrien und Fettabbau

In letzter Zeit erlebt in der Komplementärmedizin die sogenannte Mitochondrien-Medizin einen deutlichen Aufschwung. Mitochondrien-Medizin braucht aber natürlich vor allem Mitochondrien. Sie wird insofern vom Fasten-Wandern wie durch nichts anderes unterstützt. Wenn fastend die Energie für den Organismus knapp wird und sich durch die Wanderbewegung ein starker Reiz ergibt, mehr Kraftwerke zu bauen und heruntergefahrene wieder voll in Dienst zu nehmen, antwortet der Organismus bereitwillig darauf. Wir fordern und fördern damit den Grundumsatz.

Dass wir das in Mutter Natur tun, ist ein weiterer Vorteil. In allen in geschlossenen Räumen stattfindenden Fasten-Seminaren erleben wir den Wunsch der Teilnehmer(innen), hinauszugehen, sobald das Wetter dazu einlädt. Beim Fasten-Wandern werden wir diesem natürlichen Impuls in idealer Weise gerecht und lernen auch wieder, was unsere Vorfahren natürlich wussten: dass es kein schlechtes Wetter, sondern nur ungeeignete Kleidung gibt.

Beim Fasten-Wandern wird Fettgewebe deutlich rascher dahinschmelzen als bei anderen Fasten-Methoden, so lieb, vertraut und bequem diese uns auch sein mögen. Natürlich können wir das spüren, und andere sehen es: Gehen wir oder schleppen wir uns durchs Leben? Kaum irgendwo wird Übergewicht so spür- und sichtbar wie beim Fasten-Wandern, nirgendwo macht es sich aber auch so rasch davon.

Das liegt an der nachhaltigen Doppelstrategie, die hier greift. Bei einem nach vielen Diätversuchen heruntergefahrenen Grundumsatz wird der Körper beim Normalfasten nicht mehr viel verbrennen. Durch oftmals vorangegangene Diäten ist er darauf eingestellt, möglichst hauszuhalten nach dem Motto: Man weiß ja nie, wann der nächste Diätangriff auf die Reserven kommt. So kann es sein, dass gerade Übergewichtige bei normalem Fasten nur minimal abnehmen, eben weil ihr Grundumsatz so heruntergeregelt ist.

Aber selbst bei einer solchen Ausgangssituation wird Fasten-Wandern durch die tägliche, sich steigernde Bewegung den Grundumsatz erhöhen. Dem Organismus bleibt gar nichts anderes übrig, um den wachsenden

Anforderungen gerecht zu werden. Tagtäglich während der Woche anspruchsvoller werdende Wanderungen verbrennen so deutlich mehr Kalorien als andere Fastenmethoden. Daraus ergibt sich ein ständig wachsender Trainingseffekt auf die geforderten und dadurch zugleich geförderten Zellkraftwerke, unsere Mitochondrien. Sie werden nicht nur ihre Leistung hochfahren, um den täglichen Wegen besser zu entsprechen, sondern aus demselben Grund auch an Zahl zunehmen. Das macht Fasten-Wandern zum nachhaltigsten Weg zum eigenen Idealgewicht bei zugleich wachsender Fitness. Da auch das Wohlgefühl zunimmt, kommt sogar noch ein Wellnessaspekt dauerhaft ins Spiel des Lebens. Insbesondere, wenn der Fastenaufbau in eine pflanzlich-vollwertige Ernährung mündet, lassen sich hier die Weichen für ein ganz neues, ungleich gesünderes und insgesamt glücklicheres Leben stellen.

Insofern bieten Fasten und Wandern hier eine weitere wundervolle Synergie. Denn beide führen über die Verbrennung von Fett- als Teil des Bindegewebes nicht nur dazu, dass Problemzonen eingeschmolzen werden, sondern sie entsorgen dabei auch noch Schlacken, Schadstoffe und sogar Gifte.

Der Organismus wird mit seiner ihm eigenen Intelligenz zuerst bevorzugt alte Baustellen angehen und sanieren und mit jedem weiteren Fasten-Wander-Tag tiefer in die Gewebelagerstätten vordringen. Zudem wird er natürlich auch effektiver, da mit jedem Fastentag die gesunden Zellen leistungsfähiger und angeschlagene und beschädigte schwächer werden und sich leichter und widerstandsloser ihrer Entsorgung ergeben. Somit entsorgen sich fastend die Feinde unserer Gesundheit selbst, während die Abwehrzellen, die körpereigene Polizeitruppe, immer effektiver werden.

Hier dürfte auch die Erklärung für die wunderbare vorbeugende Wirkung des Fastens liegen. Wissenschaftler gehen heute davon aus, dass ständig Krebszellen im Organismus entstehen, zum Glück aber meist von der Abwehr erkannt, entschärft und entsorgt werden. Wer regelmäßig zweimal pro Jahr fastet, erlebt – zumeist unbewusst und ganz nebenbei – eine Generalsanierung auf allen Organ-, Gewebe- und Zellebenen. Die Erforschung dieser Zusammenhänge könnte eine der nächsten Aufgaben der schulmedizinischen Forschung sein, die in jüngster Zeit endlich aufs Fasten aufmerksam geworden ist.

Und um all das müssen wir uns nicht einmal kümmern. Das macht der innere Arzt für uns. Die eigens erfundene, mit ähnlichen Zielen angetretene, immer populärer werdende Mitochondrien-Medizin versucht, Vergleichbares mit aufwendigen Geräten und Mitteln zu erreichen. Aber warum zu aufwendigen Methoden und zahlreichen Medikamenten greifen, wenn es so einfach und natürlich und damit eigentlich besser geht? Besser einfach deswegen, weil niemand einfacher und akkurater diagnostizieren, dosieren und behandeln kann als unser innerer Arzt, den wir fastend unterstützen und dem wir wandernd noch zusätzlich auf die Sprünge helfen können. Er hat unser ganzes Bindegewebe, das im Organismus mit Abstand am häufigsten und obendrein überall zu finden ist, als seine Apotheke zur freien Verfügung und kann sich und uns nach Herzenslust bedienen. Die beiden geführten Meditationen von der CD *Der innere Arzt* (www.heilkunde-institut.at) können in der Kontaktaufnahme mit dieser so wichtigen, von Paracelsus »Archeus« genannten inneren Instanz sehr gut unterstützen. Letztlich ist unser innerer Arzt ein naher Verwandter der inneren Stimme. Wer sich auf seinen inneren Arzt oder die innere Stimme verlassen kann, ist nie verlassen.

Über guten Kontakt zum inneren Arzt gewinnen wir einen wundervollen Helfer auf dem (Lebens-)Weg, der ungleich kompetenter als jeder äußere Arzt sich so viel Zeit für uns nimmt, wie wir ihm geben. Diese geradezu unbegrenzte Zeit, die dem inneren Arzt zur Verfügung steht, ist aber bei weitem nicht sein einziger Vorteil. Er kennt uns besser als wir selbst beziehungsweise als unser Ego, das alle entscheidenden Schattenerfahrungen verdrängt hat. Beim Fasten-Wandern können sie nun Schritt für Schritt, gerade, wenn der Weg schwer wird, neuerlich aufsteigen, damit wir wandernd und fastend mit ihnen fertigwerden. Der innere Arzt ist natürlich Homöopath und bedient sich der zahlreichen Arzneien, die in Form von Ablagerungen in unserem Bindegewebe schlummern, darauf wartend, dass sie wieder in Umlauf gebracht werden. Von ihm angeregt, entfalten sie ihre heilsamen

Wirkungen und verarbeiten alles, womit wir seinerzeit nicht ganz oder jedenfalls nicht vollständig fertigwerden konnten.

Beim Fasten kommen sie hervor, weil wir von unseren Reserven leben und Tag für Tag tiefer in die Speicher der Bindegewebsschichten vordringen, die so geradezu zur körpereigenen medizinischen Schatztruhe werden. Wandern erhöht seinerseits die Verbrennung und die Stoffwechselrate, und so können wir auch auf dieser Ebene den Wandlungsprozess verstehen lernen. Wir verbrennen Altes in Gestalt aller Ablagerungen, schaffen also Leere. Mit dem Fastenaufbau – vorzugsweise mit giftfreier, unschädlicher und ungefährlicher Kost – ersetzen wir es wenn überhaupt durch ungleich höhere Qualität und führen so einen Wandel herbei, der Klärung und Erneuerung auch auf anderen Ebenen mit sich bringt.

Bedenkt man, dass wir 92 Prozent aller mit der Nahrung aufgenommenen Gifte aus Tierprotein zu uns nehmen, spricht das eindeutig für pflanzliche Nahrung. Und selbst die verbleibenden 8 Prozent Gifte, die wir mit konventionell angebauter Pflanzennahrung aufnehmen, lassen sich noch erheblich minimieren, wenn wir pflanzlich durch vollwertig ergänzen. »Peace Food«, die von mir empfohlene Kost, ist pflanzlich-vollwertig. Ihre Vorteile sind wissenschaftlich gut belegt.

Wir können nicht nur jederzeit Zuflucht zum inneren Arzt nehmen, weil er immer Zeit für uns hat, wir können ihn auch alles fragen, und er wird uns Antwort geben. Insofern ist der Weg zum inneren Arzt identisch mit dem Weg zu unserer inneren Stimme. Wie gut sie als Ratgeberin ist, hängt davon ab, wie sehr wir sie kultiviert haben. Ihre Bandbreite reicht vom Sprachrohr des inneren Schweinehundes bis hin zu Gottes Stimme. Und apropos innerer Schweinehund: Er wird uns als klassischer Fasten-Wander-Saboteur auf unseren länger werdenden Wegen reichlich begegnen.

Statt äußere Ärzte zu befragen (oder in Ergänzung dazu), können wir über die Kombination von innerem Arzt und innerer Stimme all unsere Organe und Regionen selbst befragen, was ihnen fehlt und was ihnen nottut, was sie brauchen, um wieder in die Form ihres und unseres Lebens zu kommen. Sie werden uns im jeweils ersten aufsteigenden Gedanken antworten.

Inwieweit die innere Stimme, das Organ des inneren Arztes, noch dem inneren Schweinehund als Ausdrucksmöglichkeit dient oder schon dem Archeus, wie Paracelsus den inneren Arzt nannte – oder gar Gott –, kann eine einfache Testbefragung während des Fasten-Wanderns zeigen. Wenn auf die Frage, was jetzt vonnöten ist, eine Tafel Milchschokolade vor unserem inneren Auge aufsteigt, dann steht ganz eindeutig noch der innere Schweinehund im Vordergrund.

Warum sich Fasten und Wandern so gut ergänzen

Nach mehr als vierzig Jahren eigener Fasten-Praxis mit Fasten, Bergwandern, ungezählten Fasten-Seminaren und der Einzelbetreuung von Fastenden ist der Eindruck klar: Die Verbindung dieser beiden wundervoll einfachen und dabei so wirksamen natürlichen Therapieansätze zeigt Ergebnisse, die deutlich über die ohnehin schon beeindruckenden Einzelwirkungen beider Methoden hinausgehen. In den letzten zwölf Jahren habe ich immer wieder Fasten-Wanderungen betreut und erlebe hier Synergien, die ans Wunderbare grenzen und diese Grenze auch manchmal überschreiten. Das Ganze ist entschieden mehr als die Summe seiner Teile – und das auf verschiedenen Ebenen, etwa auch im Hinblick auf den fastenbedingten Fettgewebeabbau und den wanderbedingten Muskelgewebeaufbau.

Doch auch wenn das Zusammenspiel über jede Einzelmethode weit hinausreicht, bleibt Fasten-Wandern doch Fasten mit all den schon für diese Tradition gut belegten Heilungsmöglichkeiten. Nach vier Jahrzehnten Fasten-Praxis staunt der Arzt in mir immer noch, was dieser einfache Trick der Nachahmung früherer Menschheitserfahrung auch bei modernen Menschen an Besserung und Heilung ermöglicht.

Fasten-Wandern bleibt aber auch Wandern und schließt an eine Fülle guter Erfahrungen an, die sich in den entsprechenden Äußerungen großer Geister bezüglich ihrer Wandererfahrungen berührend spiegeln. »Gehen ist des Menschen beste Medizin«, sagte Hippokrates von Kos, jener große griechische Arzt, der von ca. 460 bis ca. 370 v. Chr. lebte und die Medizin bis in die Neuzeit mitprägte. Von ihm stammt auch die bekannte Weisheit: »Eure Nahrung sei eure Medizin, eure Medizin eure Nahrung.« Und er kannte auch schon den wundervollen Gegenpol zur Nahrung, das Fasten. Über Essen und Fasten stellt er aber in obigem Ausspruch noch das Gehen und damit das Wandern.

Es ist tatsächlich für die positiven Wirkungen auf Immunsystem und Blutbild nicht wichtig, sich besonders intensiv oder gar rasch zu bewegen. Studien verraten, dass langsame, genüssliche Bewegung genauso wirksam ist. In bewusstem Langsamgehen liegt sogar ein besonderer Wert, wie einer der Ahnherren des modernen wissenschaftlichen Denkens, der französische Philosoph René Descartes (1596–1650) noch wusste, der sagte: »Die nur ganz langsam gehen, aber immer den rechten Weg verfolgen, können viel weiter kommen als die, welche laufen und auf Abwege geraten.«

Ins selbe Horn stößt mehr als dreihundert Jahre später der brasilianische Schriftsteller Paulo Coelho (*1947), wenn er feststellt: »Es ist gut, etwas Langsames zu tun, bevor man im Leben eine wichtige Entscheidung trifft.«

Der deutsche Dichterfürst Johann Wolfgang von Goethe (1749–1832) äußerte: »Nur wo du zu Fuß warst, bist du auch wirklich gewesen«, und stellt der modernen Menschheit damit indirekt ein bedenkliches Zeugnis aus. Viele waren schon überall und damit nirgendwo, denn wer geht heute schon noch zu Fuß?

Sein Zeitgenosse, der deutsche Schriftsteller Johann Gottfried Seume bestätigt: »Ich bin der Meinung, dass alles besser gehen würde, wenn man mehr ginge.« Und die deutsche Schriftstellerin Gertrud von le Fort (1876–1971) bietet eine Erklärung dazu an: »Der Mensch braucht Erde unter den Füßen, sonst verdorrt ihm das Herz.« Tatsächlich brauchen wir den Bezug zu Mutter Erde und zur Natur, um gesund und munter zu bleiben.

»Am Ziele deiner Wünsche wirst du jedenfalls eines vermissen: dein Wandern zum Ziel«, war die österreichische Schriftstellerin Marie von Ebner-Eschenbach (1830–1916) sich sicher. Auch die Philosophen des Ostens kennen diesen Effekt und raten, den Weg als Ziel wahr- und wichtig zu nehmen.

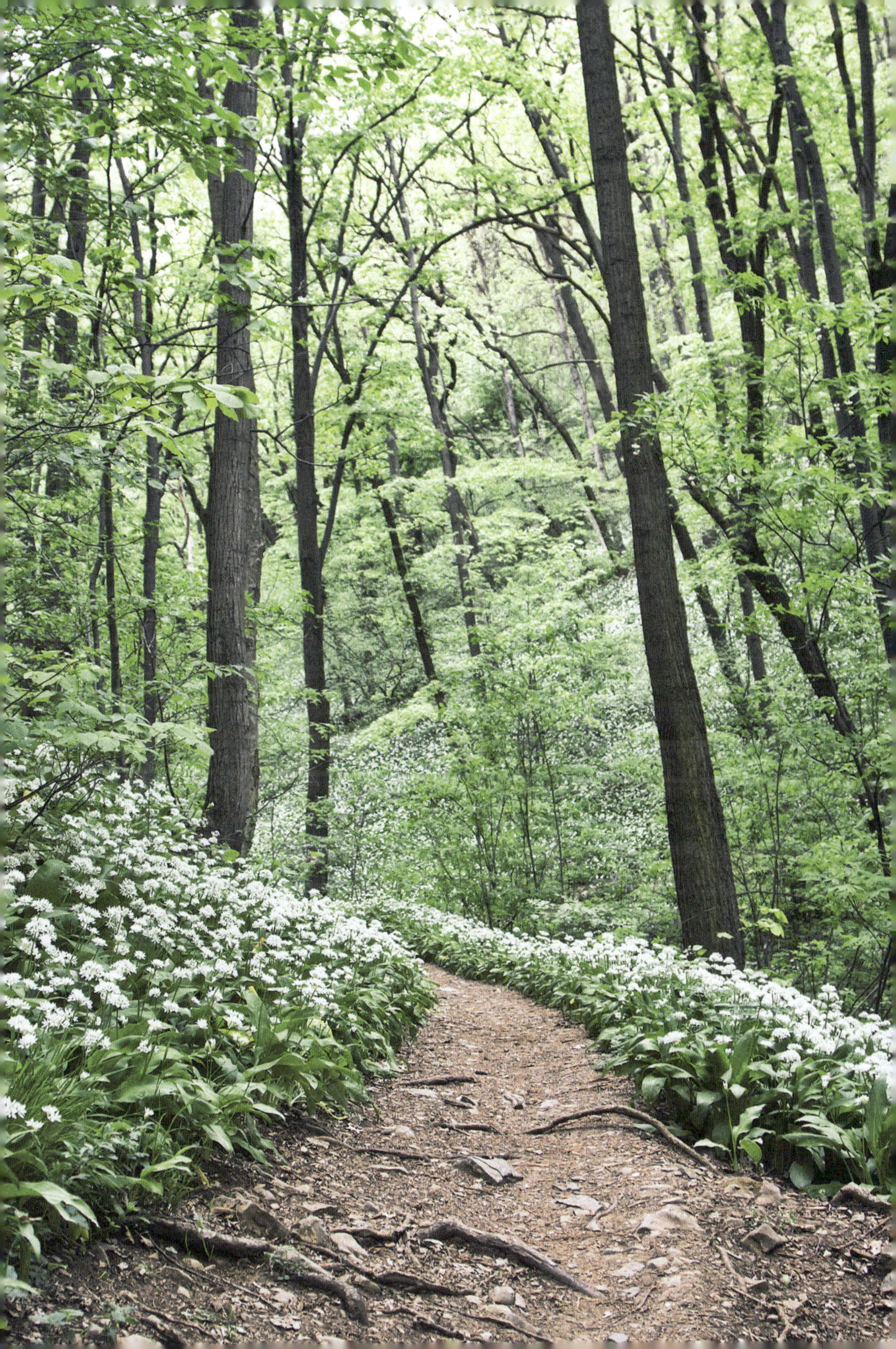

Die moderne Glücksforschung weiß: Nur lernend, also auf dem Weg zu einem Ziel, ist der Mensch glücklich. Und wohl deswegen rieten indische Weisheitslehrer, sobald man irgendwo angekommen sei und Meisterschaft errungen habe, sich ein neues Feld zu suchen, wo man wieder ins Anfänger-Bewusstsein eintauchen könne.

»Wege entstehen dadurch, dass man sie geht«, sagte Franz Kafka (1883–1924). Einfach gehen, ließe sich daraus in der Worte Doppelsinn schließen.

Mit *Ich bin dann mal weg* verschaffte sich der deutsche Spaßvogel und Autor Hape Kerkeling (*1964) einen sprichwörtlichen Abgang auf den Wander-, Pilger- und Jakobsweg, der das Weggehen als Aufbrechen alter Strukturen deutlich macht, aber auch den Weg als Wanderstrecke mit ins Spiel bringt.

Warum es uns trotz allem so schwerfällt, zu gehen

Warum haben es Bewegung im Allgemeinen und Gehen im Speziellen heute so schwer, sich durchzusetzen? Die mangelnde Bereitschaft zum Gehen dürfte ihren Ursprung in unserer Geschichte haben. Schon immer gingen arme Leute zu Fuß, während reichere, adlige und »bessere« Leute ritten oder mit der Kutsche fuhren. Heute sind Pferde und Kutschen durch Autos, Hochgeschwindigkeitszüge und Flugzeuge ersetzt. Wer mit ihnen unterwegs ist, gilt als »Überflieger« und wird vom »Fußvolk« beneidet. Nun will aber kaum jemand zum Fußvolk gehören. Alle streben danach, zu den Bessergestellten im übertragenen Sinn zu gehören, die vorankommen, ohne zu Fuß zu gehen. Erst die blanke Not setzt Wanderungen, ja ganze Völkerwanderungen in Bewegung, wie wir es gerade wieder erleben. Und in den Industrienationen haben wir es schließlich geschafft und sind erfolgreich zur ersten Generation mit zu wenig statt viel Bewegung geworden.

Sosehr uns das auf allen Ebenen schadet: Wir empfinden es als Errungenschaft. Das sitzt tief und behindert heute erheblich die Verbreitung von Bewegung als Gesundheitsmaßnahme. Mediziner wie auch medizinische

Laien verkennen noch immer die Heilkraft und den Segen von Bewegung. Zu tief sitzt uns allen in den Knochen, dass Knochenarbeit und damit Bewegung ein Zeichen von Armut war. Die armen (Handwerks-)Burschen machten sich zu Fuß auf den Weg, weil sie sich Kutschen nicht leisten konnten. Noch unsere Groß- und jedenfalls unsere Urgroßeltern erlebten in den Industriestaaten körperliche Arbeit in Haus, Hof und Fabrik als so hart und erschöpfend, dass sie sie schwächte und auf Dauer »kaputt machte«. Wir, ihre (Ur-)Enkel, erleben nun die entgegengesetzte Herausforderung in Gestalt von Menschen, die zu früh vergreisen und »vor ihrer Zeit« sterben, weil sie sich zu wenig Bewegung gönnen. Der Grund ist einfach, dass anstrengende und überfordernde Bewegung so ziemlich all unsere Vorfahren frühzeitig alt aussehen ließ. Das Gegenteil ist nun schwer zu fassen.

Bezogen auf Training und Bewegung, sind wir noch nicht am Wendepunkt angekommen, urteilt der Hamburger Arzt Rüdiger Reer: Der »Paradigmenwechsel ist im Fluss, konnte jedoch innerhalb dieser kurzen Zeitspanne noch nicht realisiert werden«. Und es gibt Anzeichen dafür, dass der Umbruch noch dauern könnte. Ein Medizinstudium dauert viele Jahre, doch nur wenige Stunden davon sind für die Lehre darüber reserviert, wie regelmäßige Aktivität, Fitness und Krankheit eigentlich zusammenhängen.

In der griechischen und römischen Antike wusste man es besser. Nicht nur die Römer sprachen von einem »gesunden Geist in einem gesunden Körper«. Das griechische Gymnasium – heute Hort einer sitzenden Generation, die im ständigen Zustand des Bewegungsmangels Wissen konsumiert – war eine Sporthalle oder ein Sportplatz, auf dem gelernt wurde. Im englischen Begriff »gym« für Sporthalle oder Fitnessstudio ist dieser Anklang noch erhalten.

Dabei ist der Zusammenhang zwischen äußerer und innerer Bewegung mühelos festzustellen: Wachere Schüler merken auch hierzulande rasch, wie viel leichter etwa unregelmäßige lateinische Verben im Gehen zu behalten sind. Würden wir im Gehen mit offenem Herzen lernen, wie das Englische »learning by heart« noch nahelegt, also mit aus dem Herzen kommender Begeisterung und Bewegungslust, dann wäre die Schule ein Paradies. Wenigstens unser späteres Leben und Lernen könnten wir in diese paradiesische Richtung lenken. Fasten-Wandern ist ein Schritt auf diesem Weg.

Aber das hat bisher nur ein kleiner Teil der Ärzte begriffen. Sie fordern eine bewegungsfreudigere und damit schonungslosere Medizin. Die Allgemeinmedizinerin der Universität Marburg, Annette Becker, spricht ganz offen von »höchster Evidenz für die Effektivität von Bewegung in der Prävention und Behandlung chronischer Krankheiten beziehungsweise für die Unwirksamkeit oder sogar negativen Folgen von Bettruhe«. Und sie fährt fort: »Trotzdem raten viele Ärzte ihren Patienten vielfach noch zur Einhaltung von längerer Bettruhe, was – wie in der Behandlung chronischer Schmerzen – die Prognose der Patienten verschlechtern kann.« Der Remscheider Medizinprofessor Herbert Löllgen beklagte auf einem Kölner Sportärztekongress, dass Patienten in Krankenhäusern noch immer viel zu oft und zu viel ins Bett gelegt würden und durch diese ärztlich verursachte Inaktivität »Nachteile oder auch Schäden« erlitten. Im hausärztlichen Bereich sehe es nur wenig besser aus. Auch hier werde laut Löllgen »noch zu oft Ruhe und Schonung verordnet, wo Bewegung und Aktivität vonnöten wären«.

Warum tun sich besonders Mediziner so schwer mit neuen Erkenntnissen? Der US-Historiker Thomas Kuhn meint, grundlegende Neuerungen würden anfänglich fast immer unterdrückt, weil sie das bisherige Handeln der Ärzte als falsch oder gar töricht entlarven. Mediziner haben offenbar ein besonderes Problem, Fehler zuzugeben. So würden sie oft geradezu trotzig an überkommenen Sichtweisen festhalten oder sich sogar daran festklammern, statt sich neuen Erkenntnissen zu öffnen. Hinzu kommt, dass die Halbwertszeit medizinischen Wissens recht kurz geworden ist. Die Bereitschaft zur Fortbildung hält damit aber nicht Schritt, und der Zwang dazu ist noch relativ neu.

Das verhindert nicht nur, dass Bewegung als zwingend notwendig erkannt wird, es behindert auch die Durchsetzung der wissenschaftlich längst belegten Ernährung nach dem Fasten(-Wandern) im Sinne von »Peace Food«.

Moderne Belege für die Notwendigkeit von Bewegung

Aus der Weltraummedizin wissen wir, wie schädlich die Schwerelosigkeit sich auf das menschliche Knochensystem auswirkt. Astro- und Kosmonauten altern vorzeitig und bekommen wegen der fehlenden Schwerkraft Osteoporose. Oft verlieren sie ihren Gleichgewichtssinn, so dass sich Schwindel einstellt, der deutlich macht, dass etwas nicht stimmt und dass sie sich etwas »vorschwindeln«, wenn sie frei im Raum schweben.

Ständiges Sitzen steht dem leider in seinen schädlichen Auswirkungen nur wenig nach. Stehen ist besser, aber auch keine Lösung – die liegt im Gehen.

Ansonsten sind Balanceübungen zwischendurch auf einem Fuß hilfreich, besonders wenn man allmählich dabei die Augen schließt. Dann wird deutlich, wie sehr wir schon die Optik brauchen, um uns aufrecht und auf den Beinen zu halten, weil auf unsere Fußgewölbe immer weniger Verlass ist. Im Idealfall berührt dieses den Boden mit drei Punkten, die sicheren Stand garantieren. Aber meist ist bei modernen Menschen das vordere Gewölbe durchgetreten (Spreiz- und Senkfuß) oder gar auch das große Gewölbe (Plattfuß), und dann wird das Stehen auf einem Fuß erschwert. Aber solch banale Balanceübungen wie Stehversuche auf einem Fuß können die Situation schon während einer Fasten-Wander-Woche deutlich verbessern – und Gleichgewicht ist auf so vielen Ebenen wichtig. Wer sich für einige Zeit täglich bewusst und das heißt letztlich rituell ins Gleichgewicht bringt, wird staunend erleben, wie er seiner Mitte näherkommt und damit eine wundervoll wirksame Medizin an die Hand oder besser in die Füße und Wurzeln bekommt.

Die schwebende Leichtigkeit des Seins, die sich nicht selten nach dem Fasten-Wandern ergibt, ist offenbar von ganz anderer Qualität als das durch Technik ermöglichte Schweben im Welt(en)Raum. So ist Fasten-Wandern einmal mehr in seiner Doppelstrategie mit Synergie-Bonus eine wundervolle Antwort auf den modernen Lebensstil und in der Lage, viele Schäden auszugleichen.

Die Heilkraft von Mutter Natur und die wissenschaftliche Medizin

Dass Waldspaziergänge gesund sind und der Aufenthalt in frischer Luft und der Natur besser ist als Stubenhocken, klingt uns wohl allen noch in den Ohren. Unsere Mütter waren es meist, die diese Erkenntnis unaufgefordert bei vielen Gelegenheiten zum Besten gaben. Inzwischen ist diese Hausmacher-Erkenntnis aber auch wissenschaftlich verbürgt. Dem österreichischen Biologen Clemens Arvay gebührt das Verdienst, in seinem Buch *Der Biophilia-Effekt* eine Fülle wissenschaftlicher Studien und Belege für die Heilwirkung der Natur und vor allem des Waldes vorgestellt zu haben.

Bereits 1972 hatte als Erster der schwedische Professor Roger Ulrich in einer über neun Jahre laufenden Studie belegt, dass schon ein Blick in die Natur heilsam ist. Er hatte eine Gruppe von Kranken in einem Zimmer mit Ausblick auf einen Baum untergebracht, eine zweite Gruppe mit Blick auf eine kahle Hauswand. Die nötige Dosis und Stärke von Schmerzmitteln war bei der Baum-Gruppe erkennbar geringer; auch postoperative Komplikationen traten seltener auf. Selbst Zimmerpflanzen bewirken noch eine messbar bessere Genesung und reduzieren den Schmerzmittelbedarf. Diese sind aber – wegen Hygiene-Bedenken – in Krankenhäusern meist verboten. Ulrich belegte, wie Waldspaziergänge oder Aufenthalte im Garten Schmerzen linderten und selbst Naturaufnahmen im Krankenzimmer noch messbare Ergebnisse brachten. Er sagte: »Wenn wir uns in der Natur unter freiem Himmel, also unter natürlichem Licht bewegen, kann ein schmerzlindernder Mechanismus in Kraft treten.«

Überall auf der Welt machten Ärzte, Krankenschwestern und Pfleger ähnliche Erfahrungen wie Roger Ulrich im Hinblick auf wohltuende und sogar heilende Aufenthalte in Klinikgärten und -parks. Auch in Seniorenheimen zeigte sich, wie viel weniger Schmerzmittel und Antidepressiva Bewohner benötigten, die regelmäßig Zeit im Garten verbrachten. Naturerfahrungen wirken sich insgesamt sehr günstig auf die Seele älterer Menschen aus. Ähnliches gilt für Menschen mit besonderen Bedürfnissen bei geistiger oder körperlicher Beeinträchtigung. Aber auch Aufenthalte in Gefängnisgärten ergaben – von Studien belegt – Verringerungen von Gewaltvorfällen unter Häftlingen und intensivierten deren zwischenmenschliche Kontakte.

Eine internationale Forschergruppe um Kjell Nilsson veröffentlichte 2011 die Studie *Forests, Trees and Human Health* (Wälder, Bäume und menschliche Gesundheit) und belegte, wie der regelmäßige Aufenthalt in der Natur bei einer Fülle von seelischen Krankheitsbildern zu messbarer Linderung der Symptome und Belastungen führt, darunter Depressionen, Verwirrtheitszustände, Angst- und Panikstörungen, Burn-out und chronische Stressbelastungen, Erschöpfungszustände wie CFS (Chronic Fatigue Syndrome), Sinn-, Beziehungs- und Berufs-Krisen und allgemeine Perspektivlosigkeit.

Insgesamt lässt sich daraus erkennen, wie heilsam und beruhigend Naturerfahrungen in Gärten auf Seele und Körper aller Menschen wirken. Gärten sind im tiefsten Sinne therapeutische Räume. Das ist einer der Gründe, warum wir unser Fasten-Zentrum TamanGa nannten. Taman heißt auf Balinesisch Garten, und Gamlitz ist sein Ort. Die freie Natur aber ist der Garten Gottes. Diesen haben wir über die Jahrhunderte erheblich dezimiert und vielfach ruiniert, und das tut weder unseren Seelen noch Körpern gut. Aber was noch übrig ist, können wir für unsere Gesundheit nutzen, indem wir viel Zeit darin verbringen.

Der Wald nützt unserer Gesundheit

Heute wissen wir, dass Sonnenlicht die Ausschüttung des »Wohlfühlhormons« Serotonin verstärkt und die Bildung von Vitamin D in unserem größten Organ, der Haut, anregt. Eigentlich ist auch Vitamin D ein Hormon; wir können es, verglichen mit einer Zufuhr von außen, in besserer Qualität und ungleich nachhaltiger wirkend im Körper selbst herstellen. Die Bioverfügbarkeit des im Körper gebildeten Vitamin D ist erheblich höher als die von eingenommenem Vitamin D. Das unter Sonneneinfluss in der Haut gebildete Vitamin D ist ungleich wichtiger, als Mediziner lange dachten – beileibe nicht nur für die Knochengesundheit. Inzwischen ist zum Beispiel auch seine wichtige Rolle bei der Krebsverhinderung bekannt. Um es selbst herzustellen, müssen wir allerdings uns beziehungsweise unsere Haut der Sonne aussetzen. Und genau das macht uns seit einiger Zeit die Schulmedizin madig: mit längst als fadenscheinig durchschaubarer Angstmache vor Hautkrebs und Co.

Beim Fasten-Wandern haben wir Gelegenheit, unsere Haut großflächig, aber auch behutsam und allmählich wieder an das Lebenselixier Sonnenlicht zu gewöhnen, und zwar unter Vermeidung von Sonnenbrand. Eine Wanderung über Stock und Stein, durch Berg und Tal, über Wiesen und durch Wälder kann so nicht nur Fett verbrennen und den Stoffwechsel wieder ankurbeln. Sie trainiert auch das Herz-Kreislauf-System und stärkt in den Waldstücken das Immunsystem. Im Sonnenlicht von Wiesen und Lichtungen kann sie die Versorgung mit dem wichtigen Vitamin D garantieren. Und wie sich noch zeigen wird, kann sie uns auch mit anderen Vitaminen und ebenso essenziellen sekundären Pflanzenstoffen versorgen: über das Pflücken von Beeren und Kräutern. Werden diese genüsslich zu Saft gekaut, trainieren wir auch schon für die spätere Essenszeit die wichtige erste Stufe des Verdauungsprozesses, nämlich das Kauen. So erweist sich Fasten-Wandern einmal mehr als ein wahres Multitalent auf dem (Wander-)Weg zu umfassender nachhaltiger Gesundheit.

Die über vier Jahrzehnte zurückliegenden Studien von Prof. Ulrich weckten auch ein gewisses Interesse der Medizin, wenn auch nicht im deutschsprachigen Raum. Heute lässt sich zeigen, wie schon eine halbe Stunde Waldspaziergang Blutbild und Befinden deutlich messbar verbessert. Auch ist messbar, wie Noradrenalin als Messwert für Stress im Wald sinkt im Vergleich zur Stadt. Der als »Nerv der Ruhe« bezeichnete Parasympathikus wird im Wald aktiviert, was für Regeneration und Entspannung spricht. Japanische Wissenschaftler fanden heraus, dass Wald- und Wiesen-Wanderungen den Blutdruck senkten und den Puls beruhigten. Versuchsteilnehmer erlebten bei Stadtspaziergängen nichts Ähnliches, bei einigen stieg dort im Gegenteil der Blutdruck sogar an.

Inzwischen ist auch immunologisch gut belegt, wie sehr Aufenthalte im Wald unsere natürliche Abwehr in Gestalt sogenannter Killerzellen vermehrt und stärkt. Wissenschaftlich klingt das so: Wer nur einen einzigen Tag im Wald verbringt, steigert die Zahl seiner natürlichen Killerzellen im Blut um durchschnittlich 40 Prozent. Wer zwei Tage hintereinander in einem Waldgebiet verbringt, steigert sie um über 50 Prozent. Was mag sich erst in unserem Körper vollziehen, wenn wir eine ganze Woche viel in Wald und Wiesen fasten-wandern und dabei noch deutlich empfänglicher und sensibler werden? Nach nur einem Waldtag haben wir für sieben Tage messbar mehr natürliche Killerzellen im Blut. Nach drei Waldtagen bleibt die Zahl natürlicher Killerzellen sogar für einen ganzen Monat höher. Der Biophilia-Effekt verdeutlicht noch weitere solch erstaunlicher Vorteile mit nachhaltiger Wirkung. Was also geschieht nach einer Woche Fasten-Wandern mit so viel Zeit in der Natur und auch im Wald und der hinzukommenden Sensibilisierung durch das Fasten? Falls das je erforscht wird, dürfen wir uns auf erstaunliche Ergebnisse freuen.

Wäre es in der Zwischenzeit nicht gut, Krebspatienten einen Waldspaziergang pro Woche zu verordnen? Und wären wir nicht alle im Hinblick auf echte Vorbeugung damit gut beraten? Wäre diese Vorbeugung nicht den Früherkennungsmethoden der Schulmedizin schon insofern überlegen, als sie nicht nur auf Diagnose, sondern schon gleich auf Therapie hinausliefe? Ganz abgesehen davon, dass wirkliche Vorbeugung jeder Früherkennung grundsätzlich vorzuziehen ist. Auch wenn Früherkennung selbstverständlich besser als Späterkennung ist, kann sie eben doch nicht vorbeugen. Sich zu beugen, bevor das Schicksal das mit uns tut, gehört zu den mit Abstand gesündesten Bewegungsformen. Fasten-Wandern im Wald bekommt so noch einen ungleich tieferen medizinischen Sinn.

Was ist nur los mit unserer Schulmedizin, dass sie das einfach ignoriert und Zellgifte statt Waldluft verordnet? Der Ordnung jedenfalls dienen diese Gifte nachweislich nicht, sondern sie vergiften vor allem Krebs-, aber eben auch gesunde Zellen, was den Organismus spürbar stresst und schwächt und in schreckliche Leidensphasen bringt. Fasten dagegen stärkt die gesunden Zellen und macht die kranken für diese harte Therapie empfänglicher, wie wir den neuesten Forschungen von Dr. Valter Longo entnehmen können. Waldwanderungen, hören wir nun zusätzlich, verbessern unsere Abwehrkraft, unser Blutbild und unsere Vitalität.

Warum verordnet die Schulmedizin nicht wenigstens parallel zur Chemotherapie Waldspaziergänge oder noch besser Fasten-Wanderungen in Wäldern? Warum werden nicht längst Waldspaziergänge bei Virusinfektionen verschrieben? Oder wenigstens die Inhalation von Waldluft? Natürlich nicht aus der Inhalations-Tüte, sondern per Spaziergang? Immerhin konnte Prof. Qing Li von der Nippon Medical School in Tokio belegen, dass in bewaldeten Regionen deutlich weniger Menschen an Krebs sterben. Und wir verstehen das nun auch. Das Immunsystem setzt nachweislich Eiweißkörper ein, um gegen entartende Zellen vorzugehen, und diese Anti-Krebs-Proteine werden durch das Einatmen von Waldluft vermehrt.

Heute wissen wir bereits wissenschaftlich abgesichert, dass Pflanzen (ähnlich wie Insekten) über chemische Substanzen kommunizieren. Auch wir Menschen reagieren – ebenfalls längst belegt – auf sogenannte Pheromone. Wilhelm Boland, Professor für organische Chemie an der Universität Karlsruhe, erkannte: »Pflanzen können über Düfte unerhört komplexe Informationen versenden und untereinander austauschen.« Psychiatrie-Professor Joel Dimsdale von der University of California, San Diego, sagt: »Wir sind mit der überraschenden Tatsache konfrontiert, dass es sich beim Immunsystem um ein Sinnessystem handelt, das fähig ist, wahrzunehmen, zu kommunizieren und zu handeln.«

Bedenken wir, wie viele Krankheitsbilder weit über die klassischen Entzündungen hinaus immunologischen Einflüssen unterliegen, lässt sich das Ausmaß solcher Erkenntnisse abschätzen. Die Japaner sprechen geradezu von »Waldbaden« (Shinrin-Yoku). Seit 2012 gibt es an einigen japanischen Universitäten den eigenen medizinischen Forschungszweig der »Forest Medicine« (Waldmedizin). Deren Effekte wirken sich heilsam auf viele Bereiche aus. So gilt das Einatmen von Wald-Atmosphäre heute in Japan offiziell als anerkannte Methode der Krankheitsvorbeugung und -behandlung. Aber das ist bei weitem nicht alles. Der Diabetologe der Universität Hokkaido, Prof. Yoshinori Otsuka, belegt die erstaunliche, den Blutzuckerspiegel effektiv senkende Heilwirkung für Patienten mit Typ-2-Diabetes.

Hildegard von Bingen und die »Grünkraft«

Was die (erst) 2012 heiliggesprochene Hildegard von Bingen schon intuitiv wusste, wird heute durch moderne Forschung bestätigt. Pflanzen können uns heilen, auch ohne dass wir sie in Form von Tropfen und Tabletten, Tees und Salben, Essenzen und Extrakten zu uns nehmen oder »anwenden«. Wir müssen sie gar nicht zerstören, sondern können sie einfach so genießen. Hildegard sprach von der »Viriditas«, der Grünkraft, die wir täglich zwanzig Minuten über die Augen auf uns einwirken lassen sollten. Besonders das helle, vor Lebensenergie strahlende Grün frischer Buchentriebe hatte es ihr diesbezüglich angetan. Wer im Frühjahr durch einen Buchenwald spaziert und dieses frische Grün anschaut, wird seine Kraft ebenfalls spüren. Lebende Pflanzen treten mit uns in eine bisher noch kaum verstandene Beziehung, die unser Unbewusstes erkennt und die offenbar unserem Immun- und Nervensystem eine noch nicht erfasste Heilkraft auf Schwingungsebene vermittelt. Das wäre ein großes Forschungsgebiet, aber wir sind gerade erst dabei, die heilsamen Wirkungen unseres Zusammenlebens und Kommunizierens mit Pflanzen (und Tieren) zu erfassen. Clemens Arvay spricht in diesem Zusammenhang von Öko-Psychosomatik, einem Wissensgebiet, dem mit Sicherheit eine große Zukunft bevorsteht.

Konsequenzen für uns und die Medizin

Die Schlussfolgerungen unserer Schulmedizin im deutschsprachigen Raum aus all diesen Studien sind – meines Wissens – noch gleich null. Das hat wohl vor allem drei Gründe: Hier handelt es sich um ungewohntes Terrain, Umdenken wird erforderlich, und mit Waldluft lässt sich für die (Pharma-)Industrie kein Geld verdienen. Und Letztere hat die Schulmedizin inzwischen fest in ihrem (Würge-)Griff. Viele Mediziner haben sich zu Sklaven dieser Industrie machen lassen und sind so zu »Medizynikern« geworden.

Einige letzte Ärzte halten zum Teil verzweifelt dagegen. Aber dabei bleiben wir so lange auf verlorenem Posten, wie die große Mehrheit den Schwindel nicht durchschaut und weiter mitspielt. Zum Glück gibt es Hoffnung: Das wohl einzig vom Schmiermittel Geld am Laufen gehaltene Konsortium aus Konzernen und abhängigen Politikern, Journalisten und Forschern erntet zunehmend Widerspruch aus einer erwachenden Bevölkerung.

Immer mehr Menschen glauben nicht mehr allen alles. Viele wenden sich von der gut geschmierten Herrschaft ab und unabhängigeren Informationsquellen sowie – ihrer Gesundheit zuliebe – auch einer unabhängigeren Medizin zu. Einer Medizin, die diesen anspruchsvollen Namen noch verdient, weil es ihr noch um die Mitte geht. Wie der Meditation, die nicht zufällig denselben Wortstamm teilt. Einer Medizin, der das Heilmittel immer noch remedium ist (lat.: re = zurück, medium = Mitte; engl.: remedy), die weiter den Anspruch vertritt, mit ihren Mitteln Patienten in deren Mitte zurückzubegleiten.

Mutter Natur ist und bleibt dabei die beste Helferin und größte Heilerin. Wenn wir fasten-wandernd mit offenen Sinnen in ihre Wälder, Wiesen und Auen eintauchen, atmen wir geradezu Gesundheit ein. Wer will, mag obendrein all die wissenschaftlichen Erkenntnisse zur Motivation nutzen, um wirklich das Beste aus Fasten-Wanderungen in der Natur für sich herauszuholen. Je mehr wir uns auf Mutter Natur einlassen, desto weniger sind wir verlassen und umso besser ist es für uns alle. Auch für die Natur selbst und unser Erleben der eigenen inneren und äußeren Natur.

Und es ist weder erstaunlich noch ein Wunder, dass wir uns grundsätzlich in der Natur am besten fühlen. Unsere Basis wurzelt körperlich und auch gehirnmäßig in der Natur. Folglich fühlen sich unser Stamm- oder Reptiliengehirn wie auch das Mittelhirn mit dem limbischen System in natürlicher Umwelt weiter am wohlsten. Im limbischen System wurzeln aber unsere Gefühle und Emotionen, die unser Lebensgefühl ausmachen. Da kommen wir her, da gehören wir noch immer hin. Unsere wirkliche Heimat ist die Natur, auch wenn wir uns, unserer linken Großhirnhälfte folgend, immer mehr in Großstädten und Hochhäusern aus Stahlbeton vor ihr verschanzen. Sie erreicht uns immer, auch dort.

Besser wäre es, uns im Guten von ihr erreichen und berühren zu lassen, wie das bei Fasten-Wanderungen in Mutter Natur der Fall ist. Denn ihre Macht ist viel größer als die unserer kleinen linken Gehirnhälfte, auf die wir uns so viel einbilden und so stolz sind. Eigentlich könnten wir in den zunehmenden Naturkatastrophen längst erkennen, dass sie uns erstens immer erreicht und wir zweitens am viel kürzeren Hebel sitzen.

Wir bleiben mit Mutter Natur verbunden, oder wir werden krank. Der Kulturanthropologe und Buchautor, vor allem aber Naturfreund Wolf-Dieter Storl sagte es in einem Interview sehr einfach und direkt: »Das ist, was wir in der modernen Welt und hierzulande oft vergessen: dass wir vom Boden abhängig sind, dass Sonne, Wetter und Pflanzen für uns etwas ganz Fundamentales sind; dass wir uns in unserer Evolution als Co-Evolenten mit ihnen entwickelt haben.«

Clemens Arvay sagt es in seinem schon mehrfach erwähnten Buch anders, aber auch berührend: »Im Wald trifft das kommunikationsfähige Immunsystem des Menschen auf die kommunizierenden Pflanzen. Fasten kann uns alldem wieder öffnen, Fasten-Wandern in Mutter Natur erst recht und noch viel mehr. Es schafft mehr Synergien, als wir heute verstehen. Aber zu unserem persönlichen und gemeinsamen Glück können die meisten von uns es immer noch spüren. Und einige auch schon wieder von neuem, wie wir auf unseren Fasten-Wanderungen erleben dürfen.

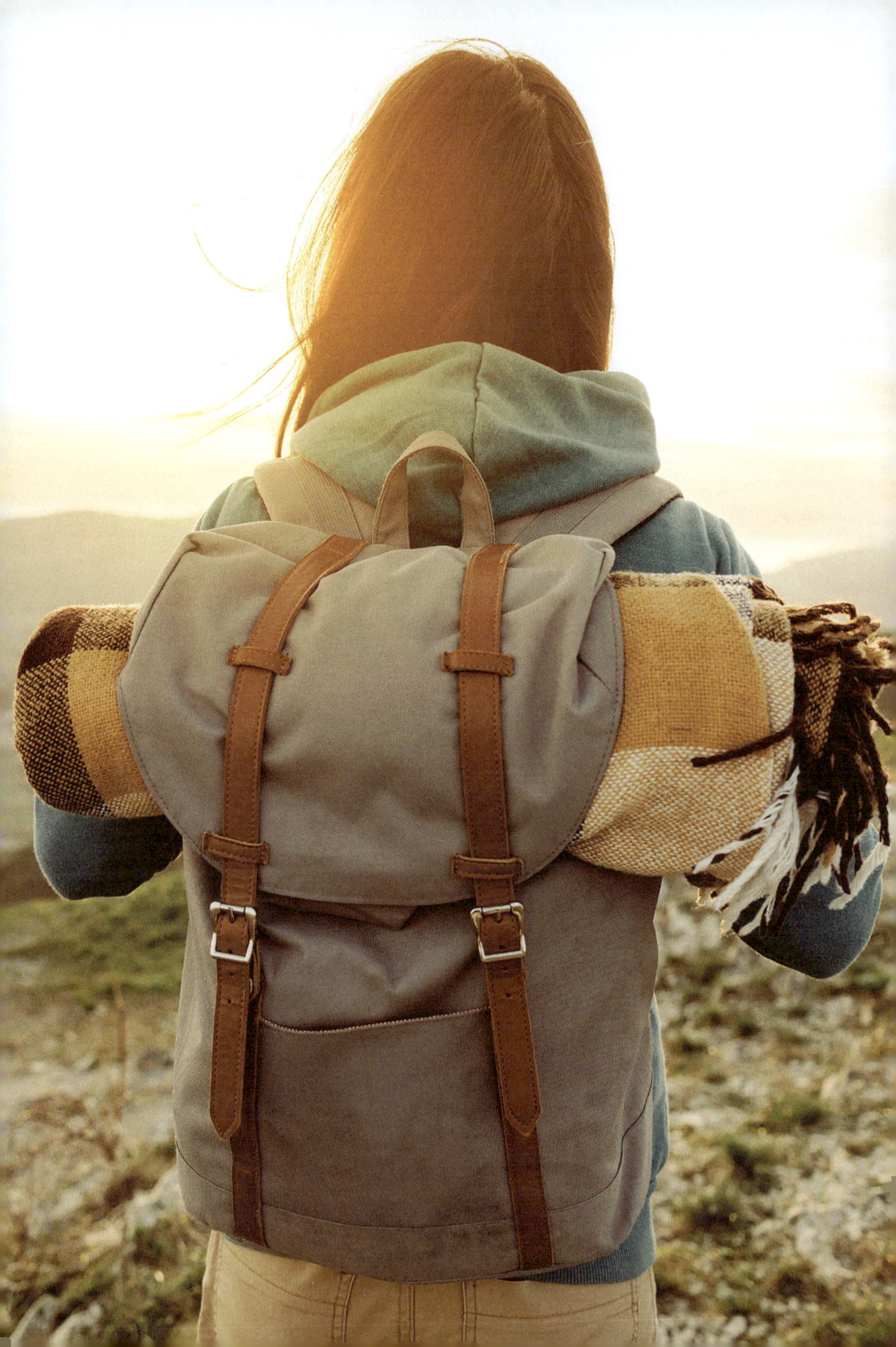

FASTEN-WANDERN: NAHRUNG FÜR HIRN UND SEELE

Im vorigen Kapitel klang es schon ein paarmal an: Fasten-Wandern ist nicht nur eine Wohltat für den Körper, sondern auch für die Seele. Wer fastend durch die Natur wandert, hilft seiner Seele, alte Verletzungen zu heilen. Der äußere Weg wird immer auch zu einem inneren Weg. Und das tut dem ganzen Menschen spürbar gut. Aber auch das Gehirn profitiert von der Kombination aus Fasten und Wandern. Kreativität, Gedächtnis, kognitive Leistungsfähigkeit – all das verbessert sich beim Fasten-Wandern in ebenso erstaunlicher wie erfreulicher Weise.

Die Seele fastet und wandert mit

Moderne Sklaven werden längst nicht mehr mit Peitschen angetrieben. Sie treiben sich selbst mit Terminkalendern, erkannte bereits vor einem halben Jahrhundert der US-Literatur-Nobelpreisträger John Steinbeck. Insofern sind viele moderne Menschen Sklaven ihrer eigenen Agenda. Ihre »modernen« Seelen leben obendrein meist in versklavten Körpern, die nicht mehr ihrem Ruhe- und Regenerationsbedürfnis gehorchen, sondern dem von außen einwirkenden Zeitdruck. Sowohl Fasten als auch Wandern bieten da, schon jedes für sich allein genommen, wundervolle Ausstiege, in ihrer Kombination aber einen Königsweg. Wie kaum ein anderer führt er aus dem modernen Alltagsstress heraus – und zur eigenen Seele, der er wieder Raum und Anerkennung schenkt.

Während wir äußerlich auf Wanderwegen voranschreiten, geht es auch innerlich, also seelisch voran. Aus dem Alltagswust sortieren sich schon nach ein, zwei Tagen die für die Seele wesentlichen Fragen heraus. Das gilt besonders, wenn es gelingt, den »normalen« Stress rituell, das heißt bewusst zu Hause zu lassen und ihm gleichsam wegzulaufen. Dann wird es möglich, dem

Raum zu geben, was man früher Muße nannte und was heute im Zuge des sich immer weiter beschleunigenden Turbo-Kapitalismus weitgehend aus der Mode gekommen ist. Die Muße und die Musen, die unseren Vorgängern das Leben versüßten, wären auch für uns Menschen der Moderne ein wahrer Segen. Sie stehen tatsächlich noch immer bereit und warten nur darauf, von uns neuerlich ins Leben eingeladen zu werden. Fasten-Wandern kann helfen, ihnen ein Feld zu bereiten und sie hinter Begriffen wie Chilling, Resilienz und Natur-Event wieder und ganz neu zu erahnen.

Wie körperliche Bewegung allgemein das Lernen erleichtert, so fördert sie auch die Bewegung und den Fortschritt der Seele. Tatsächlich kann die Seele moderner Menschen oft nicht Schritt halten mit dem Entwicklungstempo der Kommunikationstechnik und überhaupt der technologischen Entwicklung. Auch wenn wir mit allen möglichen Kontakten über Social Media mit Millionen anderen Nutzern verbunden sind und im Netz Tausende »Freunde« haben, bleibt die Seele doch einsam, allein und hungrig, wenn der persönliche, sichtbare und greifbare Kontakt fehlt.

Beim Fasten-Wandern kann sie gleichsam wieder aufholen und nachkommen. Dazu braucht sie Muße, und dieser Begriff steht für mehr als nur Zeit. Das ist modernen Menschen nicht mehr leicht vermittelbar oder höchstens über Metaphern: Der alte Indianer-Medizinmann, der zu einem Kongress von einem gestressten Fahrer abgeholt wurde, verlangte nach einer Stunde Fahrt eine Pause. Er stieg aus und setzte sich auf den Boden. Der Fahrer, bestrebt, ihre Verspätung einzuholen, fragte nervös nach, was das angesichts ihrer Zeitnot solle. Der alte Medizinmann antwortete ganz ruhig, er müsse warten, bis seine Seele nachkomme. Offenbar hatte er noch das Gefühl, ohne Seele auf dem Kongress seinen ZuhörerInnen nichts bieten zu können.

Beim Fasten-Wandern können wir unsere Seele nachkommen lassen und sie mitnehmen, so dass wir wieder auf einer Höhe mit ihr sind. Es hilft obendrein sogar, sie in Zukunft leichter Schritt halten zu lassen. »Wenn du es eilig hast, geh langsam und mach einen Umweg«, rät eine östliche Weisheit in wohl ähnlicher Absicht. Unsere Seele ist letztlich ziemlich alt(modisch) im besten Sinne und braucht ihre Zeit. Beim Fasten-Wandern kann sie sich diese Zeit nehmen – besonders, wenn wir sie ihr bewusst einräumen durch Zeiten der Kontemplation und Meditation beim Gehen. Am besten wäre es, überhaupt kontemplativ und meditativ zu wandern. Beim schweigenden Gehen, wenn wir den Output bewusst und vorsätzlich zurücknehmen, schalten wir ganz automatisch um auf Input. Die uns umgebende Natur kann dann besser und leichter zu uns vordringen und unsere Seele berühren.

Als der Camino, der Jakobsweg, noch im Dornröschenschlaf schlummerte und die allermeisten Hospize geschlossen waren, erlebte ich ihn mit einem Wohnmobil. Wir hatten auch zwei Fahrräder dabei, und während immer einer das Auto fuhr, radelte der andere oder ging. Da konnten wir deutlich spüren, wie wenig das Fahren brachte, mit dem Auto noch weniger als mit dem Rad. Gehen war zwar mühsamer, aber ungleich wirksamer.

Das war lange bevor Shirley MacLaine, Paulo Coelho und Hape Kerkeling den Jakobsweg gingen und uns über ihre Bücher daran teilhaben ließen. Sie haben damit eine wundervolle uralte Tradition wiederbelebt, und dafür gebührt ihnen großer Dank. Aber auch wenn ich alle drei ebenso schätze wie ihre Bücher, kann man den Weg nicht lesen, man muss ihn gehen. Man muss zu Fuß und Schritt für Schritt wandern, damit die Seele wirklich mitkommt.

Schon nach kurzen Gehstrecken – besonders im Schweigen – können wir unseren Rhythmus finden und uns an Heraklits Worte »panta rhei« (alles fließt) erinnern, ja spüren, wie sie in uns lebendig werden. Kommen wir in Fluss, den der berühmteste unter den modernen Glücksforschern Mihály Csíkszentmihályi Flow nannte, öffnen wir einem glücklichen Wandern Tür und Tor. Auch Rudolf Steiners Erkenntnis, dass alles Leben Rhythmus ist, mag in uns zu neuem Leben und Lebendigkeit erweckt werden, wenn wir langsam und bewusst fasten-wandernd voranschreiten.

So kommen wir unserer ureigenen Wahrheit näher: der Wahrheit unserer Seele. Das wussten bereits die weiseren unter unseren Vorgängern wie der Kirchenlehrer und Philosoph Augustinus von Hippo (354–430), als er formulierte: »Suche nicht draußen! Kehre in dich selbst zurück! Im Innern des Menschen wohnt die Wahrheit.« Fasten-wandernd in äußerer Natur kommen wir ganz selbstverständlich unserer eigenen, inneren Natur näher. Und damit unserer Seele.

Kein Wunder also, dass alle Fasten-Wanderer früher oder später auf ihrem Weg ein Gefühl der Befreiung erleben. Mit jedem Schritt verbrauchen wir Energie und verbrennen dazu, was wir nicht mehr brauchen an Ballaststoffen und Reserven. Da wir uns fastend keinen wesentlichen Brennstoff zuführen, geht es automatisch ans »Eingemachte«. Das macht uns und unser Leben mit jedem Schritt leichter. Zumal wir, je weiter wir auf dem Weg voranschreiten, immer mehr erkennen, was unserer Seele wirklich wichtig ist. Aller Besitz, den wir mit uns nehmen, macht unseren Weg beschwerlicher. Nirgendwo wird das so deutlich wie beim Fasten-Wandern. So erkennen und klären wir dabei zunehmend, was wir an Ballast im Leben mit uns herumschleppen. Vielleicht stellen wir uns sogar die schmerzhafte Frage, inwieweit wir unseren Besitz wirklich besitzen oder von ihm besessen sind. Diese Frage – und die Antwort darauf – kann dazu verhelfen, mit jedem Schritt mehr loszulassen. Bis wir schließlich zu der uralten Weisheit von Bias von Priene (einem der sieben Weisen Griechenlands, ca. 590–530 v. Chr.) zurückfinden, der von sich sagen konnte: »All meinen Besitz trage ich bei mir.«

Fasten-wandernd tun wir es ihm nach und können erleben, wie wir uns die Wanderschaft des Lebens Schritt für Schritt erleichtern, wenn wir uns das mitgenommene Wasser einverleiben, um es bald wieder zu lassen. Das Seelenelement geht gleichsam durch uns durch und nährt unsere Seele. So sind wir fasten-wandernd auf ebenso altbewährten wie sicheren und zugleich wunderbaren Wegen unterwegs, die unserer Seele guttun und sie ihrer Verwirklichung näher bringen.

Tatsächlich löst Fasten-Wandern auch Schritt für Schritt unsere »Anhaftungen«. Abhängigkeiten und Anhänglichkeiten sind nicht nur Buddhisten ein Dorn im Auge, sondern allen, die sich auf einem spirituellen Entwicklungsweg bewegen. Weit von echtem Loslassen und wirklicher Hingabe entfernt, sind moderne Menschen meist auf dem Gegenpol gelandet und definieren ihr Glück über ihren Besitz. Wir wollen alle alles, und zwar genau nach unseren Vorstellungen. Aus dem »Dein Wille geschehe« des Vaterunsers ist längst ein »Lieber Gott, ich hab da ein, zwei Vorschläge, bitte richte es so« geworden. Die moderne Version lautet: »Glück ist, wenn ich alles bekomme, was ich will.« Die alte, ungleich zielführendere Variante heißt: »Glücklich ist, wer alles will, was er bekommt.«

Wer sich darauf einlassen kann, ist fasten-wandernd auf dem richtigen Weg, denn: »Dieser Weg gibt dir nicht das, was du willst, sondern das, was du brauchst.« Diese alte Weisheit der Jakobsweg-Pilger trifft auf Fasten-Wanderer in gleicher Weise zu.

Fasten-Wandern und Pilgern

Das gerade Gesagte bringt uns zur innerlichsten und zugleich spirituellsten Variante des Wanderns: dem Pilgern.

Pilgerreisen dienen zweifellos im Gegensatz zu Touristen- und Handelsreisen der Seele und ihrer Entwicklung. Ihre ursprünglichste und effektivste Form geschieht wandernd zu Fuß. Und wer die Pilgerreise mit Fasten verbindet, bringt Körper, Geist und Seele in intensivster Form zusammen auf den Weg und zur Entwicklung. Fasten befreit einerseits von Ballast, klärt aber andererseits wie wenig anderes Seele und Geist.

Die deutsche Wanderführer-Autorin Renate Florl beschreibt, wie Pilgerwanderschaft die schönsten Seiten von Geben und Nehmen in uns hervorbringt und Haben und Sein versöhnt. Sie schreibt im Hinblick auf den Camino, den (Jakobs-)Weg: »Wahrnehmen, was alles nicht fehlt. Ankommen mit dem, was man hat. Erleben, was an Bedeutung verliert. Sich reich und beschenkt fühlen durch ganz andere Dinge. Sobald man die ersten Schritte auf dem uralten Pilgerweg getan hat, geht alles wie von selbst. Man erfährt und sieht Dinge, die man vorher nicht wahrgenommen hat. Man verändert sich und kann ein anderer Mensch werden. Ganz einfach so. Beim Gehen – auf dem Jakobsweg.« Und weiter: »Pilgern beinhaltet das Unterwegssein und das Herausgehobensein aus dem alltäglichen Leben. Pilgern bedeutet, jeden Tag aufs Neue den Aufbruch ins Ungewisse wagen, das Gehen und Ausruhen, das Ankommen. Es bringt es mit sich, sich auf das Wesentliche zu reduzieren und auszukommen mit dem, was man hat – und es wird einem dabei manches geschenkt, wovon man nie zu träumen gewagt hätte.« (Quelle: Der Jakobsweg, Jakobsweg-Team Winnenden, Winnenden 2015) Natürlich kann Fasten diese Erfahrung noch vertiefen.

Michael Kaminski, ein deutscher Religionspädagoge, sagt es mit seinen Worten in einem Satz: »Wer pilgert, spürt eine Sehnsucht, er ist auf der Suche.« Beim Fasten-Wandern lässt sich diese Sehnsucht erfüllen, wird aus dem Suchen ein Finden.

Einen Ausblick auf die unglaublichen Möglichkeiten des Fastens als ideale Ergänzung auf der Pilgerreise des Lebens gibt uns der Prophet Mohammed, wenn er sagt: »Beten bringt auf halbem Weg zum Himmel, Fasten führt an die Himmelspforte.«

Und der Engländer Thomas Morus (1478–1535) betonte einen für ihn als Staatsmann und Humanisten wichtigen Punkt, der ebenso pragmatisch wie deutlich für die Pilgerschaft spricht: »Es kommt niemals ein Pilger nach Hause, ohne ein Vorurteil weniger und eine neue Idee mehr zu haben.«

Das gilt gleichermaßen für die Fastenreise und umso mehr für die Verbindung von beidem, die uns das Ganze erleben lässt und damit so viel mehr schenkt als die Summe der Teile.

Für unsere Zeit klar und wundervoll beschreibt der deutsche Spaß- und Wandervogel Hape Kerkeling die Geschenke der Pilgerwanderschaft in seinem 2006 bei Malik erschienenen Bestseller über den Jakobsweg *Ich bin dann mal weg:* »Der Camino bietet eine echte, fast vergessene Möglichkeit, sich zu stellen. Jeder Mensch sucht nach Halt. Dabei liegt der einzige Halt im Loslassen. Dieser Weg ist hart und wundervoll. Er ist eine Herausforderung und eine Einladung. Er macht dich kaputt und leer. Restlos. Und er baut dich wieder auf. Gründlich. Er nimmt dir alle Kraft und gibt sie dir dreifach zurück.«

Wer dächte da nicht an die eingangs beschriebene medizinische Wirkung des Fastens auf das Immunsystem, wie sie Prof. Valter Longo belegte. Erst werden beim Fasten die alten Abwehrzellen in Gestalt der weißen Blutkörperchen ausgemustert und abgebaut und dann ganz neu wieder aufgebaut. So erneuert Fasten das ganze Immunsystem. Und Hape Kerkeling erlebt, wie die Pilger-Wanderschaft den inneren und äußeren Menschen aufs Wesentliche reduziert, um ihn wie Phönix aus der Asche neu erstehen zu lassen. Was erst, wenn beides zusammenkommt, Fasten und Pilgern?

Hape sagt weiter über den Jakobsweg: »Du musst ihn alleine gehen, sonst gibt er seine Geheimnisse nicht preis. Ich muss vor allem an die denken, die diesen Weg nicht gehen können, und ihnen sei versichert: Dieser Weg ist nur eine von unendlichen Möglichkeiten. Der Camino ist nicht einer, sondern tausend Wege, aber jedem stellt er nur eine Frage: Wer bist du?«

Vielleicht hatte Hape mit seiner gelungenen, witzigen Titelformulierung ja doch Zwei- oder gar Mehrdeutiges im Sinn. Er ist dann »mal weg« und ausgebrochen aus all dem Trubel und Stress eines Medienstars in der ersten Reihe. Und er erlebt, wie er verschwindet und wieder neu entsteht. Aber möglicherweise ist er dabei allmählich auch zum Weg geworden in dem Sinn von »Ich bin dann mal Weg«. Seine Erfahrungen lassen es vermuten. Jedenfalls kam er sich selbst näher und wurde mehr zu dem, als der er gemeint ist. Auf dem Weg lernte er sich anzunehmen in all seinen Schwächen und Aspekten und seinem ganzen Sein. Wer ihn lesend begleitet, bekommt den Eindruck, schritt-weise wurde er weiser und streckenweise eins mit dem Weg und fand (zu) sich selbst.

Genau diese Möglichkeit macht Fasten-Wandern zur höchsten und zugleich tiefsten Form des Pilgerns, der Reise der Seele auf ihrem Weg zu sich selbst. Wer sich auf den Weg macht und zu ihm wird, (er)lebt eine der wichtigsten Erkenntnisse des Lebens, nämlich wie der Weg zum Ziel wird. Max von Eyth, ein deutscher Ingenieur und Schriftsteller der vorletzten Jahrhundertwende, sagte es auf seine Weise: »Man kann laufen, so weit man will, man sieht überall nur seinen eigenen Horizont.« Tatsächlich begegnen wir immer nur uns selbst, weil wir nach dem zweitwichtigsten der Schicksalsgesetze nur erleben können, wozu wir Resonanz haben. Wer auf der Pilgerreise seines Lebens obendrein fastet, kann diese Erfahrung noch intensivieren.

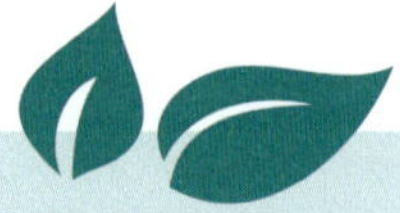

Wandern und Wandeln

Lebenswandel und Lebenswanderung sind so eng verbunden, wie es die Worte anklingen lassen. Wer seine Lebenswanderung bewusst als Entwicklungsweg begreift, dessen Lebenswandel wird sich wie von selbst immer wieder wandeln. Deshalb wohl klingt in der Wanderung der Wandel schon mit an. Und es ist tatsächlich so einfach: Wer sich in Bewegung setzt, will sich bewegen, wird sich wandernd wandeln. Nirgendwo wird das bewusster und deutlicher als beim Fasten-Wandern.

Äußere Wanderungen sind ein Symbol des inneren Weges. Pilgerreisen machen das besonders deutlich. Wir wandern an einen besonderen religiös-spirituell aufgeladenen Ort, um wie auf der (Lebens-)Wanderung uns zu wandeln hin zu Menschen, die dem Ziel der Lebensreise, der Befreiung, Erleuchtung, dem Himmelreich entsprechen. Nirgendwo wird die östliche Erkenntnis deutlicher: Der Weg ist das Ziel. Auf dem Weg kommen wir uns selbst, unserem Selbst näher. Gerade deshalb gehen so viele Pilger in äußerlichem Schweigen, und auch wir tun das auf unseren Fasten-Wanderungen immer wieder, denn in der Stille hören wir einfach besser. Ob es uns darum geht, unsere innere Stimme zu hören oder Gottes Wort: In der Stille sprechen sie am ehesten zu uns.

Fasten-Wandern bringt also zwei wundervolle Erfahrungen zusammen: Wir lassen Körper, Seele und Geist in der Regie unseres inneren Arztes fastend und aus eigener Kraft wandernd gesunden. Oder anders gesagt: Wir nehmen uns die Zeit, dem inneren Arzt die Arbeit leicht zu machen.

Was passiert beim Fasten-Wandern in unserem Gehirn?

Wie Prof. Haller aufgrund moderner Untersuchungsverfahren bestätigte, regen wir wandernd die als »Belohnungssystem« bezeichneten Hirnareale an. Sie bringen den Neurotransmitter Dopamin ins Spiel des Lebens. Einfach gesagt: Beim Wandern wie bei anderen Vorgängen, die wir als Belohnung empfinden, wird Dopamin ausgeschüttet und sorgt für ein enormes Wohlgefühl. Belohnte Menschen fühlen sich natürlich gut, und insofern geht etwas beim Gehen – in vieler Hinsicht.

Die Erfahrung der Natur (selbst beim Anschauen von Naturfilmen ist eine solche Wirkung schon möglich) dürfte unsere archetypisch weibliche rechte Gehirnhälfte mehr involvieren, als sie es von unserem allzu verkopften sonstigen Leben gewohnt ist. Dafür spricht auch, dass eine Abstinenz von allen den Intellekt fordernden IT-Gerätschaften die kreativen Problemlösungs-Effekte von Wanderungen – deutlich und wissenschaftlich belegt – verstärkt.

Fasten-wandernd dürften sich folglich beide Gehirnhälften zunehmend synchronisieren, und zwar in dem Maß, wie wir unseren Gehrhythmus finden. Bei wenigen Tätigkeiten werden linke und rechte Körperhälfte so gleichmäßig ins Spiel gebracht. Gehen ist so gesehen die ideale bewusste Gleichberechtigungsübung zwischen den Polen Yin und Yang in uns und zwischen uns. Seit langem führe ich während meiner Fasten-Seminare Beratungsgespräche beim Spazierengehen, der Vorstufe des Wanderns. Die Erfahrung hat gezeigt, wie die Ergebnisse so tiefer gehen und nachhaltiger wirken.

In freier Natur sich und seinem Körper Gutes zu tun, das hat etwas Beflügelndes, was wiederum die Wanderungen erleichtert und die Stimmung steigen lässt. Sich wohl zu fühlen, während man Überflüssiges verbrennt und Sinnvolles erlebt, wenn Naturbezug und Lebenslust wachsen, während die Pfunde merklich schwinden, während Kraft und Energie zunehmen, kann sogar richtiggehend euphorisieren. Schon beim normalen Fasten spricht man von Fasteneuphorie, beim Fasten-Wandern kann die Stimmung noch deutlich rascher und nachhaltiger steigen. All das motiviert, macht den Fasten-Wander-Weg so ausgesprochen attraktiv und erklärt den Zulauf der Fasten-Wander-Bewegung.

Fasten-Wandern und Hirntraining

Auf ganz natürliche Weise bringt Fasten-Wandern dem Gehirn unglaublich viele Vorteile, aber dem Bewusstsein möglicherweise noch mehr. Bei moderater Bewegung verbrennen wir nicht nur optimal, sondern verstehen und lernen auch am besten. Deshalb war – wir sprachen schon darüber – das Gymnasium früher eine Turnhalle, so wie noch heute im Angelsächsischen. Die Menschen der Antike wussten bereits, dass sich in Bewegung am besten lernen und verstehen lässt. Vielleicht entwickelten sie deswegen ihr Ideal eines gesunden Geistes in einem gesunden Körper. Aber auch sie mussten sich offenbar darum bemühen, denn der Satz lautet vollständig: »Orandum est ut sit mens sana in corpore sano.« (Es ist zu beten, dass ein gesunder Geist in einem gesunden Körper sei.) Beim Fasten-Wandern können wir natürlich ebenfalls darum beten, tun aber auch so schon sehr vieles dafür.

Neuroplastizität, Bewegung und Schlaf

Durch Bewegung und auch durch gesunden Schlaf können sich Erfahrungen besser in unserem Gehirn verankern, belegen heutige neurowissenschaftliche Studien. Ganz abgesehen davon, dass Bewegung und ketogene Stoffwechsellage die Alzheimer-Demenz bessern und ihr vorbeugen, also offensichtlich unserem Gehirn auf die Sprünge helfen. Wenn der bekannteste deutsche Gehirnforscher, Prof. Gerald Hüther, inzwischen die lebenslange Neuroplastizität geradezu beschwört, ist es höchste Zeit, daraus Konsequenzen zu ziehen und sich in keinem Lebensalter hirnmäßig aufzugeben. Neuroplastizität hat das Zeug zum neuen Zauberwort, bedeutet es doch, dass wir in jedem Lebensalter lernen, wachsen und uns entwickeln können, weil unsere Nervenzellen das ebenfalls lebenslang können. Wir müssen sie nur dazu anregen. Fasten-Wandern schafft das in mehrerer Hinsicht.

Und natürlich wäre es zukunftsweisend, Schulen nicht zu dauerndem Stillsitzen und zur Anbahnung späteren Stillstands zu missbrauchen. Wenn nach Aussage von Prof. Hüther 98 Prozent der Kinder bei der Einschulung das Zeug zum Genie haben und nur 2 Prozent diese Anlagen über die Schulzeit retten, ist das eine wahre Kulturschande, die wir uns eigentlich weder leisten noch kommenden Generationen zumuten können. Mit Fasten-Wandern können wir uns aber jederzeit dort abholen, wo wir gelandet sind, und das wirklich Beste daraus und aus uns machen.

Das gilt im Übrigen auch im Hinblick auf geistig-seelische Gesundheit. Aus dem ARTE-Film »Fasten und Heilen« erfuhr ich staunend, wie russische Psychiater seit Jahrzehnten (Langzeit-)Fasten selbst bei schweren psychiatrischen Krankheitsbildern wie Depressionen und sogar Schizophrenie mit großem Erfolg einsetzen. So etwas trauen wir uns hierzulande nur insgeheim. Im Film machen die Bilder obendrein deutlich, welch große Bedeutung dabei Bewegung in der umgebenden Landschaft zukommt. Und wieder wird die große Nähe zwischen Fasten, Wandern und Gesundheit deutlich, in diesem Fall geistig-seelischer.

Die Geschichte des Fasten-Wanderns

Simone Vetters

In einem Buch über das Fasten-Wandern darf einer nicht unerwähnt bleiben: der Initiator dieser Bewegung, Christoph Michl. Er selbst dachte als junger Mann nicht im Traum daran, dass er einmal eine solche Idee in die Welt tragen würde. Denn in jungen Jahren war er eher ein Bücherwurm, studierte Theologie, Soziologie, Politologie und Pädagogik und trat dann eine Stelle als Schulpfarrer an.

Christoph Michl organisierte Vorträge über biologischen Landbau und gesunde Ernährung, veranstaltete Seminare zum Hügelbeetbau, las viel über alternative Lebensweisen und stieß in dieser Zeit auf einen Bericht über Lennart Edrén, einen schwedischen Zahnarzt und Freund der Are-Waerland-Bewegung. Edrén hatte 1954 einen zehntägigen, 520 Kilometer langen Fastenmarsch von Göteborg nach Stockholm organisiert. Seine große Hoffnung war, dadurch Fasten und dessen Heilkräfte in den Fokus der Ärzte rücken zu können, da er selbst ein langes Leiden hinter sich hatte, das durch Fasten vollständig geheilt wurde. Die Wanderer tranken nichts außer Wasser, bewältigten die Strecke in Sandalen auf der Landstraße und erregten damit großes Aufsehen.

Christoph Michl war sehr beeindruckt von diesem Bericht; er hatte in den vorangegangenen Jahren schon herausgefunden, wie sehr Fasten seiner Gesundheit auf die Sprünge geholfen hatte. Jetzt war er überzeugt, die richtige Kombination gefunden zu haben. Er experimentierte mit Streckenlängen und lief mindestens 50 Kilometer täglich während seiner Fastenzeiten.

Vor allem nutzte er diese Energie und seinen Enthusiasmus zu Protestmärschen: Fastend und wandernd lief er mit einem umgehängten Schild, auf dem »Laissez le tiers-monde vivre save« (lasst die 3. Welt in Ruhe) stand, von London nach Paris. Ein Marsch gegen den Einsatz chemischer Spritz- und Düngemittel in der Landwirtschaft führte ihn von Bonn nach Brüssel. Diese beiden Märsche unternahm Christoph ohne nächtliche Unterbrechungen in 3,5 und 2,5 Tagen. Es war ihm jetzt auch ein großes Anliegen, das Fasten-

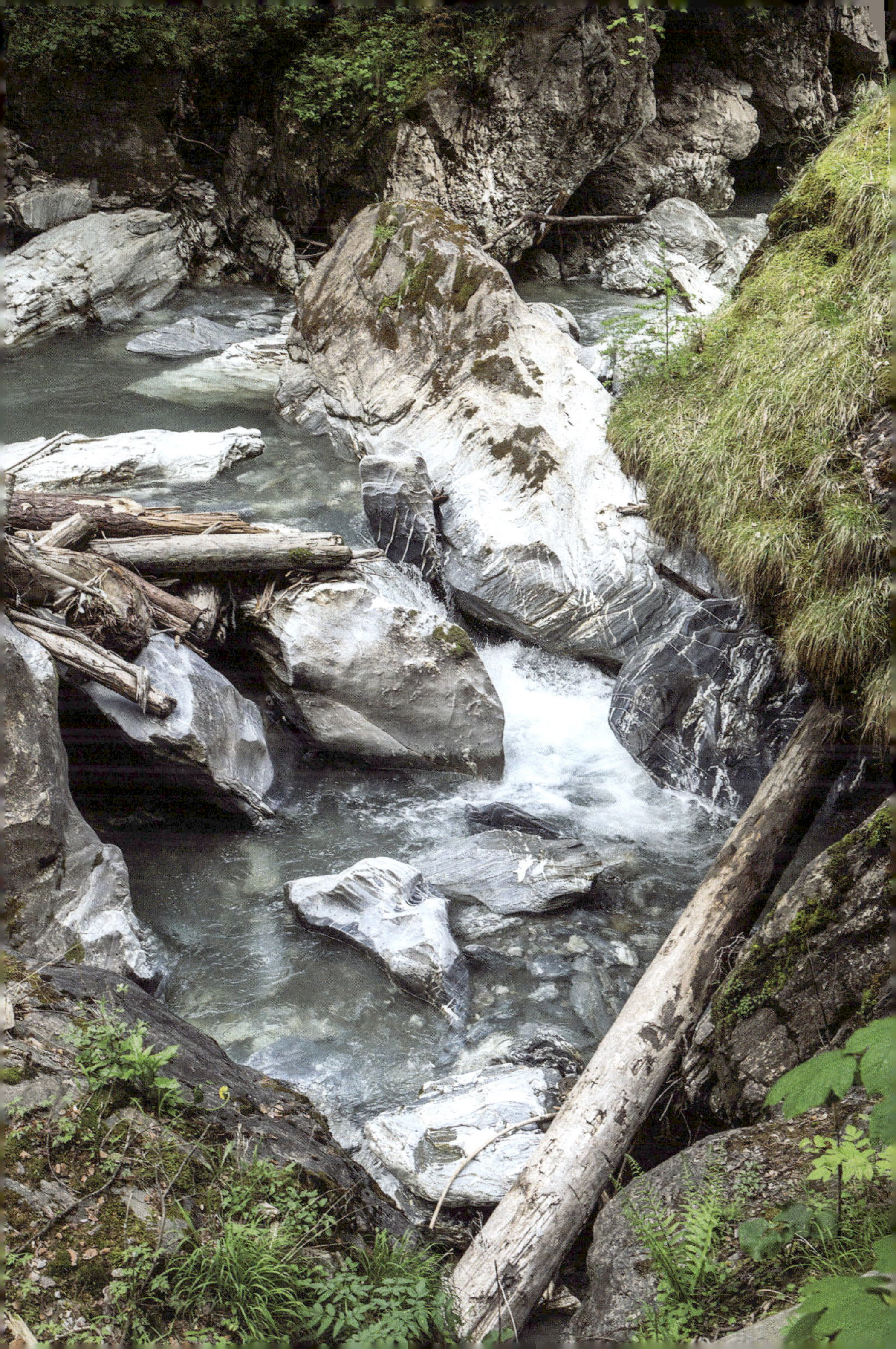

Wandern populärer zu machen, und so lief er im Jahr 1986 in fünfzehn Tagen tausend Kilometer, von der Nordsee bis an den Tegernsee.

»Diese Märsche stabilisierten zweifellos meine Gesundheit«, berichtet er in seinem bereits 1994 erschienenen Buch *Fasten-Wanderungen* (Verlag Mensch, Umwelt, Erde, Kaiserslautern). »Ich entdeckte aber auch: Wenn ich mutterseelenallein durch die Wälder streifte, stieg sehr viel aus meinem Innersten auf. Nach und nach holte mich während dieser Touren meine ganze Vergangenheit ein und konnte aufgearbeitet werden, besonders meine religiösen Fragen und Probleme. Zu Hause angekommen, war ich jedes Mal ein anderer Mensch geworden – wenn man so will: gütiger. Ich war froh, dass ich auf diese Weise aus meiner Fremdbestimmung herauskam, mich entdeckte und zu mir selbst fand.«

An eine besonders lustige Geschichte, die mir Christoph aus dieser politisch motivierten Zeit erzählte, erinnere ich mich: Als er davon hörte, dass RAF-Inhaftierte seit einiger Zeit im Hungerstreik lebten, reiste er zu ihnen ins Gefängnis und beglückwünschte sie zu dieser hervorragenden Entscheidung. Er versicherte ihnen, es sei für ihre Gesundheit ein Segen, zu fasten, und wollte sich mit ihnen darüber austauschen. Die RAF-Häftlinge waren natürlich gar nicht begeistert darüber. Fluchend jagten sie ihn davon.

Auch bei Naturheilkundlern stieß Christoph zunächst auf Widerstand. Trotzdem gab er alle Sicherheiten und seinen Lehrberuf auf: »Weil mich unvermittelt überstark das Bewusstsein erfüllte: Entweder bleibst du in deinen alten Ordnungen und verkümmerst innerlich, oder du kündigst und wirst eine ganz große Freude erleben. Dieser inneren Stimme konnte ich mich einfach nicht entziehen, besonders da ich immer gepredigt hatte: Klammert euch nicht an eure Sicherheiten, sondern hört auf die Stimme eures Herzens.«

Von Beginn an legte er Wert auf Wandern in Landschaften, die besinnlich oder erhebend stimmen – durch Wälder und Auenlandschaften, an Flüssen oder Bächen entlang, über Wiesenwege, Höhenwege mit Bergpanoramen, Küstenwege oder durchs Watt. Nie wäre er über Landstraßen gelaufen.

Ein Fernsehbericht über ihn und seine Fasten-Wander-Leidenschaft führte schließlich dazu, dass nach der Sendung begeisterte Zuschauer anriefen und fragten, ob sie ihn begleiten dürften. Die Idee gefiel ihm, und er begann, seine Touren öffentlich auszuschreiben: zunächst in gemäßigter Form, von einem festen Standort aus. Der Bayerische Rundfunk spornte ihn dazu an, auch eine lange Überlandwanderung anzubieten, bekam aber kurz vor Beginn Bedenken wegen der Verantwortung. Michl konnte jedoch Dr. Otto (II) Buchinger aus Bad Pyrmont als Schirmherrn gewinnen. Diese Veranstaltung und der Bericht des Bayerischen Rundfunks darüber sorgte für den Durchbruch: Fasten-Wandern war nun ein Begriff, und Christoph Michl wurde bekannt für weite, schöne Streckenwanderungen, ob in Deutschland, auf Korsika, dem Jakobsweg oder in Skandinavien. In den ersten Jahren bot er weltweit Touren an, um Menschen auch andere Kulturen zu zeigen, später reduzierte er sein Angebot, vor allem aus Umweltschutzgründen und um Flüge zu vermeiden, auf Fasten-Wanderungen in Europa.

Die Teilnehmer wurden in den letzten zwanzig Jahren auch wählerischer und wollen sich heute nicht mehr mit Berghütten, Naturfreundehäusern und Heulagern zufriedengeben, weshalb sich inzwischen bei den meisten Anbietern der Stil entsprechend angepasst hat. Streckenwanderungen ohne Gepäcktransport oder reines Wasserfasten sind kaum mehr im Angebot zu finden. Ein gewisses Bedürfnis nach Luxus und Wellness hat die ursprünglich sehr naturnahe Idee der Fasten-Wanderungen eingeholt.

Christoph Michl hat nie den Blick auf die Gesundung des Ganzen verloren. So rief er mich beispielweise 2005 während meiner Reise im Niger an, auf der ich befreundete Ethnologen besuchte und Zeiten mit nomadisch lebenden Volksgruppen verbrachte: Ob ich dort Chancen sähe, Zitronen- und Orangenbäume oder anderes zu pflanzen? Dann würde er mir Geld schicken.

Über dreißig Jahre lang führte er Fasten-Wanderungen, legte Abertausende Kilometer zurück und bildete viele Fasten-Wanderleiter aus. Inzwischen hat er sich zur Ruhe gesetzt, um mehr Zeit zum Schreiben zu haben, einem Herzensanliegen von ihm.

FASTEN WANDERN

Der Praxisteil mit Zwölf-Tage-Programm

RICHTIG VORBEREITEN – RICHTIG WANDERN

Wie und wo anfangen? Das ist eigentlich leicht zu klären. »Der Weg beginnt in deinem Haus«, ist die in Spanien geläufige Antwort auf die Frage, wo der Weg nach Santiago tatsächlich beginne. Entsprechend gibt es geographisch jede Menge überlieferte Einstiege.

»Die große Herausforderung besteht darin, überhaupt aufzubrechen, vermeintliche Sicherheiten hinter sich zu lassen und stattdessen der Ungewissheit des Weges zu begegnen. Der Weg entsteht dann wie von selbst«, weiß der österreichische Weltenwanderer und Schriftsteller Gregor Sieböck.

Aber zur Vorbereitung gehört noch mehr als nur die Entscheidung für den richtigen Weg.

Wo stehe ich, wohin will ich?

Eigentlich braucht man für eine Fasten-Wanderung nichts als den Mut, das Abenteuer zu beginnen, und die Bereitschaft, sich selbst zu begegnen mit allen Licht- und Schattenseiten.

Allerdings ist dieser Mut zum eigenen Weg keine Selbstverständlichkeit. Wissen ist nicht notwendig, nicht einmal sportliche Vorbereitung im Sinne von Kondition. Denn man kann die Wegstrecken selbst bestimmen und ganz im eigenen Rhythmus so langsam gehen, wie man will und wie es notwendig ist. Besonders beim Fasten-Wandern kann das etappenweise sehr notwendig sein.

Die Bedeutung der Motivation ist altbekannt. Und die Weisen aller Zeiten wussten, dass sie aus der eigenen Seele kommen muss. »Raube dem Pilger die Hoffnung, an sein Ziel zu gelangen, und die Kräfte des Wanderers brechen zusammen«, wusste schon vor tausend Jahren der Zisterzienser-Abt Wilhelm von Saint-Thierry.

Auch die Notwendigkeit der richtigen Einstellung ist lange bekannt und heute wie damals entscheidend: »Was nützt es, zu den Heiligtümern des Herrn zu pilgern, wenn das Herz nicht mitgeht?«, formulierte Heinrich Federer, ein Schweizer Priester, um die vorletzte Jahrhundertwende.

Ein wundervoll erleichternder Rat für den Weg lautet: »Lebe leicht, reise mit leichtem Gepäck.« Tatsächlich ist es ein zauberhaftes Gefühl, alles Wesentliche, was man braucht, dabeizuhaben und zu wissen, dass es leicht in einen Rucksack passt, so dass gehen leichtfällt und man (sich) nicht schleppen muss.

Und der wohl wichtigste Rat stammt wiederum aus Spanien in Gestalt des uralten Pilgergrußes »Ultreïa!«, was so viel bedeutet wie »Geh vorwärts, geh über dich selbst hinaus«. Über sich hinaus zu gehen und zu wachsen ist die zauberhafte Aussicht, die Fasten-Wandern jedem auf jeder kleinen und der großen Lebensreise bietet.

Den Begleitern am Wegrand empfiehlt der deutsche Dichter Friedrich Rückert (1788–1866): »Sei freundlich beflissen in deinem Hause den Pilger zu laben, weil ohn' es zu wissen, schon manche so Engel bewirtet haben.« Und er zitiert dabei uraltes Wissen, nämlich aus der Bibel. Im Brief an die Hebräer heißt es in einem Kapitel mit vielen Ratschlägen für ein gutes Leben: »Gastfrei zu sein vergesst nicht; denn dadurch haben einige ohne ihr Wissen Engel beherbergt.« (Hebräerbrief 13,2)

Und tatsächlich kann Fasten-Wandern ein wichtiger Schritt sein, aus vermeintlichen Teufelskreisen auszubrechen und sich und anderen zum Engel zu werden.

Paulo Coelho erinnert uns ebenfalls an unseren Engel: »Der Weg dauert nicht ewig: Es ist ein Segen, ihn eine Zeitlang zu gehen, aber eines Tages wird er enden, also sei jederzeit vorbereitet, dich zu verabschieden. Sosehr dich auch manche Landschaften zum Staunen bringen oder dich einige Strecken einschüchtern mögen, die zu gehen viel Mühe kosten, halte nichts fest. Weder die euphorischen Stunden noch die endlosen Tage, in denen alles schwierig erscheint und der Fortschritt langsam ist. Früher oder später wird ein Engel kommen, und dein Weg wird zu Ende sein, vergiss das nicht.« Und in den Abendstunden ließen sich dann, um den Körper zu regenerieren und den Geist zu beflügeln, wundervoll(e) Filme ansehen wie »Der Engel mit den dunklen Flügeln«, »Michael« oder »Stadt der Engel«.

Die Dauer von Fasten-Wander-Zeiten

»Der Weg dauert nicht ewig«, sagt Paulo Coelho. Aber wie lange dauert eine Fasten-Wanderung denn nun tatsächlich? Das frühere normale Buchinger-Fasten mit seinen Fastenkrisen in den ersten drei Tagen und seinem medizinischen Anstrich machte eigentlich erst ab einer Woche Sinn, um nach dem schwierigen Anfang dann auch noch den verdienten Lohn zu ernten. Heute aber mit den Grünen Smoothies, die meist das Darmreinigungsthema ganz nebenbei lösen und dann noch so gut schmecken, sieht die Sache schon ganz anders und viel entspannter aus. Wir können also ganz flexible Zeiten für das Fasten-Wandern ins Auge fassen.

Beim Fasten-Wandern mit Gemüsesuppe oder Rohkosteinlagen sind außerdem schon die ersten Tage ein Genuss. Insofern lohnen sich auch kürzere Zeiten, von einem verlängerten Wochenende bis zu einem einzelnen Fasten-Wander-Tag. Auch ein einzelner Tag kann schon spürbar entlasten. Außerdem erspart er die Einkehr in oft laute und dann nervende Landgasthöfe, in denen sensible Esser oft sowieso nicht gut bedient sind. In einem Gasthof einen Smoothie oder gar eine salzfreie Gemüsesuppe zu bekommen, das ist immer noch Glückssache. Ein oder zwei Thermoskannen oder Wasserflaschen mitzunehmen fällt dagegen ganz leicht und ist ein kleines, lohnendes Rückentraining.

Aber natürlich wäre eine ganze Woche die schönste Möglichkeit, bietet sie doch in ihrem Zyklus auch das ganze Spektrum der klassischen sieben Ur- oder Lebensprinzipien. In den Gesellschaften der Antike ging man noch davon aus, mit diesen sieben Archetypen die Ganzheit zu beschreiben. Dieses

Bewusstsein ist immerhin so tief in unserer Seele verankert, dass die Menschen zur Zeit der Französischen Revolution, als alles aufs Dezimalsystem umgestellt wurde, sich selbst unter Gefahr der Hinrichtung nicht vom Siebener-Rhythmus der Woche abbringen ließen.

Die sieben klassischen Lebensprinzipien

Diese sieben Lebensprinzipien können die Qualität jedes Tages offenbaren und so zum Anlass für entsprechende Rituale und Meditationen werden. Mit Hilfe der Lebensprinzipien lässt sich aber auch die Landschaft auswählen, in der man am liebsten wandert, vor allem wenn man weiß, welche dieser Archetypen das eigene Leben besonders stark prägen. Praktisch jeder kennt über das Geburtsdatum sein Sternzeichen. Wer noch seinen Aszendenten und Mond kennt, hat schon ein ganz gutes Bild der eigenen Ausrichtung.

Ein Beispiel mag das erläutern. Fasten ist ein Prozess der Reduktion aufs Wesentliche. Manche Menschen haben dieses Thema bereits in ihrem Lebensfahrplan: Steinbock-Betonte und solche, in deren Leben(sfahrplan) der Planet Saturn eine prominente Rolle spielt. Sie fühlen sich manchmal auch zu entsprechenden Landschaften wie dem Hochgebirge hingezogen. Und natürlich lässt sich in felsigen Bergregionen vorzüglich fasten-wandern. Aber das ist nicht jedermanns Sache. Wer mehr vom Einfluss der Venus geprägt ist, bevorzugt eher liebliche Landschaften, wie sie so typisch die (steirische) Toskana bietet.

Schauen wir uns die sieben klassischen Urprinzipien an, wie sie sich in den Wochentagen spiegeln und sehr gut das Programm des entsprechenden Tages mitbestimmen könnten.

● **SAMSTAG** Der Samstag (engl.: Saturday) bringt das archetypisch weibliche Saturnprinzip der Reduktion aufs Wesentliche ins Spiel. Dazu gehört auch das Fasten, und hier haben auch Krankheit und Vorbeugung ihren Platz. Das Prinzip hat aber zwei Seiten, eine destruktive (Krankheit, Kargheit, Armut) und eine konstruktive (Vorbeugung, Achtsamkeit, Aufmerksamkeit, Selbstverantwortung). Selbstverständlich ist es immer besser, nützlicher und auch angenehmer, die konstruktive Seite eines Prinzips zu leben und etwa zu fasten, statt krank zu werden. So ergibt sich auch auf dieser Ebene, warum Fasten eine so wundervolle generelle Vorbeugung gegen Krankheit insgesamt ist. Fasten-wandernd entscheiden wir uns tatsächlich für die konstruktive Version. Und Achtsamkeit, Aufmerksamkeit und Selbstverantwortung sind auch ganz wundervolle und zugleich praktische Begleiter beim Wandern.

● **SONNTAG** Am Sonntag ist mit dem archetypisch männlichen Sonnenprinzip die eigene Mitte angesprochen und damit auch das Herz als Zentrum unseres Blutkreislaufs, aber auch unseres Energiesystems. Das Blut ist Ausdruck der Lebensenergie. Zusätzlich ist das Herz-Chakra Anahata noch das mittlere der sieben Chakren oder okkulten Energie-Zentren. Fasten-wandernd tun wir in körperlicher und seelischer Hinsicht viel für unser Herz und können die Zeit ideal nutzen, um unserer Mitte näherzukommen und zurückzufinden zu unseren Herzensthemen, -angelegenheiten und -wünschen. Am Abend eines Fasten-Wander-Tages ließe sich dem Thema zum Beispiel mit dem Malen eines Mandalas begegnen, etwa mit Hilfe des Malblocks »Mandalas der Welt« oder auch ganz frei der eigenen Kreativität folgend, die auch hierhergehört.

● **MONTAG** Am Montag ist das weibliche Mondprinzip mit seiner Einfühlsamkeit und Resonanzfähigkeit angesprochen, seinem Mitgefühl und Familiensinn. Das Prinzip lässt sich auch in einer Fasten-Wander-Gruppe wundervoll erleben, indem die Sorge um die anderen, die sogenannte Fürsorge gelebt wird, etwa in Rücksichtnahme auf die Schwächeren und deren Unterstützung. Dieses urweibliche Prinzip, zu dem alles Mütterliche und so auch Mutter Natur gehört, kann für Trost sorgen, wo dieser notwendig wird. Fasten-Wandern in Mutter Natur entspricht diesem Prinzip, aber auch das Gefühl berührende Themen gehören hierher, außerdem alle Wassererfahrungen. So gesehen wäre der Montag ein besonders guter Tag für ein genussvolles Bad.

● **DIENSTAG** Am Dienstag sind mit dem männlichen Marsprinzip Lebensenergie, Kraft und Mut gefordert, Entscheidungsfähigkeit und auch Konfrontationsbereitschaft. Hier können sich erste Schritte in Neuland besonders günstig anbahnen, weil uns der Mut des Neuanfangs zuwächst. Es ist eine ideale Zeitqualität, um die heißen Eisen unseres Lebens in Angriff zu nehmen und den Lebenskampf zu wagen und anzupacken. Mutige neue Wege beim Fasten-Wandern können all das erleichtern, sowohl in seelischer wie geographischer Hinsicht.

● **MITTWOCH** Am Mittwoch steht mit Zwillings-Merkur ein männliches, mit Jungfrau-Merkur aber auch zugleich ein weibliches Prinzip im Mittelpunkt. Ersterem geht es um Kontakt und Kommunikation, Letzterem um Gesundheit und Vorsorge. Beides spielt beim Fasten-Wandern eine große und manchmal sogar entscheidende Rolle. Kommunikation macht aus einer Ansammlung von Menschen erst eine Gruppe. Aber nicht nur der Kontakt zu anderen Gruppenmitgliedern, sondern auch zu sich selbst und zur Natur ist wichtig. Dieser Tag ist wie geschaffen für einen konstruktiven Austausch mit allen.

● **DONNERSTAG** Am Donnerstag wird das archetypisch männliche Jupiterprinzip Thema: mit Wachstums- und Expansionswünschen, der Vorliebe für die (Lebens-)Philosophie als Liebe zur Weisheit und für den tieferen Sinn. Fasten-wandernd den Sinn des Lebens zu ergründen und sich auf den ureigenen Weg zu sich selbst zu machen ist ganz im Sinn dieses Tages. Insofern gehören hierher natürlich alle Pilgerreisen. Eine Fasten-Wanderung auf dem klassischen Jakobsweg nach Santiago di Compostela würde diesem Prinzip sehr gut gerecht, aber auch eine Wanderung auf anderen Pilgerstraßen, wo es darum geht, sich selbst und damit zugleich Gott zu finden. Auf dem alten Tempel von Delphi soll gestanden haben: »Erkenne dich selbst«. Und innen dann: »Damit du Gott erkennst«.

● **FREITAG** Der Freitag ist Freya, der germanischen Liebesgöttin, gewidmet wie auch der antiken Venus-Aphrodite (ital.: venerdi, frz.: vendredi). Beiden geht es um Frieden und Versöhnung, um Ausgleich, Harmonie, Schönheit und Kultur. Fasten sorgt für inneren Ausgleich und bringt zurück in Harmonie. Sich schöne Landschaften zu erwandern wie die (südsteirische) Toskana kann die Liebe zum eigenen Körper, zur Natur und zu sich selbst vertiefen und so dem Venusprinzip gerecht werden. Alle sinnlichen Fastenübungen gehören hierher. Es wäre eine lohnende und beglückende Aufgabe, nicht nur den erotischen Tastsinn, sondern die Sinnlichkeit in allen Sinnen zu finden.

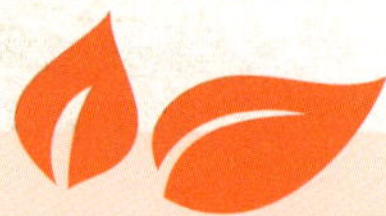

Archaische Wanderhilfen

Das Gehen mit Stöcken hat mit dem Aufschwung des Nordic Walking neue Aufmerksamkeit auf sich gezogen. Auch Bergwanderer schämen sich nicht mehr, ihre Gelenke beim Bergabgehen mit Stockeinsatz zu entlasten. Eine archaische Entsprechung haben die modernen Leichtgewicht-Stöcke im uralten Wanderstab. Ich suche mir beim Bergwandern gern einen rustikalen und ruhig etwas klobig-gewichtigen Stecken und nutze ihn, um mich in verschiedener Hinsicht darauf zu stützen. Um Einseitigkeit zu vermeiden, lasse ich ihn immer wieder von einer Hand zur anderen wandern.

So ein Wanderstab bringt auch die sonst unterforderten Arme mit ins Spiel, und bergauf lässt sich – je nach Weg mit der Geschwindigkeit spielend – eine konditionsaufbauende Bewegungsart im Sauerstoffgleichgewicht verwirklichen. Wer schon einmal den Naturheilkundigen Wolf-Dieter Storl durch den Wald stapfen sah, mit seinem an Merlins Zauberstab erinnernden archaischen Wanderstecken, der mag ein Gefühl bekommen, was gemeint ist. Der Stab ist nicht nur Stütze, sondern auch ein Geschenk der Natur, das Bedeutung bekommen kann. Schließlich hat auch der Magier, die erste Station der zweiundzwanzig großen Arkana des Tarots, einen Stab als eine seiner vier magischen Waffen in der Hand und hält ihn hoch.

Der Sufi-Mystiker Gurdjieff sagte von ihm, der Stab diene dazu, den Automaten in sich zu erschlagen, also alle Gewohnheiten und Routinen hinter sich zu lassen. Und am besten erschlägt man diese Automaten mit Bewusstheit und Achtsamkeit. So könnte der Wanderstab an die Forderung nach Bewusstheit auf dem Weg erinnern.

Der Narr, die 22. Station auf dem Entwicklungsweg des Tarots, hat Befreiung gefunden, aber seinen Wanderstab immer noch dabei. Er trägt ihn – jedenfalls im Rider-Deck – locker und entspannt über der Schulter.

Es ist auch spannend, welcher Stock und ob überhaupt einer zu mir will. Natürlich kann man sich auch zwei solcher archaischen Wanderstecken suchen, um beide Arme gleichmäßig zu belasten. Sie sind dann nicht gleich, wie ja auch die Arme bei den meisten nicht. Durch entsprechenden Seitenwechsel lassen sich Unterschiede und vielleicht sogar Missverhältnisse gezielt ausgleichen. Und wir könnten uns natürlich auch unseren ganz persönlichen Wanderstab schnitzen, was eine ebenso schöne wie symbolträchtige Beschäftigung beim Fasten-Wandern ist.

Den richtigen Weg finden

Von einem klassischen Wanderführer erwartet man vor allem Wegbeschreibungen. Dieser Fasten-Wander-Führer liefert sie auch, aber natürlich vor allem innere Wegbeschreibungen. Fasten-Wandern kann überall schön sein, selbst am Meer, wo Wandern oder gar Laufen im Sand eher etwas Beschwerliches, aber auch sehr Ursprünglich-Archaisches hat. Für uns hat sich unter den geschilderten Aspekten der Herausforderung für Körper und Seele vor allem das Wandern in den Bergen und mir persönlich am liebsten in Hügellandschaften bewährt. Hier ist es leicht, Alternativen für alle konditionellen Möglichkeiten und Fähigkeiten zu finden.Vor allem aber finden sich hier die schönsten und deutlichsten Analogien zum seelischen Entwicklungsweg.

Manchmal bringt der (Lebens-)Weg eben auch steilere Anstiege mit sich, und das mag – selbst wenn als Lohn ein schöner Ausblick winkt – manche(r) als beschwerlich empfinden. Symbolisch kann das Wissen helfen, dass wir fast alle Aufstiege lieben und viele von uns davon im übertragenen Sinn träumen – etwa im Hinblick auf die Karriere. Beim Fasten-Wandern bringen sie auch mehr als die Abstiege – was Kalorien-Verbrennung und die daraus folgende Ausscheidung von Giften und Schlacken mittels Schwitzen angeht.

Abstiege sind – körperlich gesehen – angenehmer, weil bequemer und leichter, aber im Leben bringen sie oft noch mehr Herausforderungen und Lernerfahrung mit sich. So können wir fasten-wandernd spüren und erleben, wie wir mit beidem umgehen. Der Blick auf Auf- und Abstiege bringt uns in Kontakt mit der Welt der Gegensätze und dem Polaritätsgesetz, dem ersten und wichtigsten unter den Schicksalsgesetzen, aus dem das Schattenprinzip mit all seinen Dramen folgt.

Selbst bei der Auswahl von Naturlandschaften und der bevorzugten Gegend für eine Fasten-Wanderung kann uns heute die moderne Wissenschaft weiterhelfen und wichtige Schützen- und Entscheidungshilfe leisten. Große Geister der Vergangenheit wie Jean-Jacques Rousseau mit seinem Gedanken »Zurück zur Natur« oder der Arzt, Psychologe und Philosoph William James legten immer Zeugnis von der Heilkraft der Natur ab und empfahlen, möglichst viel Zeit in ihr zu verbringen. Heute gibt es selbst darüber schon wissenschaftliche Untersuchungen.

Zwei Professoren für Umweltpsychologie der University of Michigan, Rachel und Stephen Kaplan, belegen mit ihrer »Attention Restoration Theory« (Aufmerksamkeits-Wiederherstellungs-Theorie), wie Naturfaszination als besondere Form der Aufmerksamkeit unsere Kapazität für gerichtete Aufmerksamkeit wiederherstellen kann. Wie notwendig das ist, zeigt nicht nur das wachsende Heer der Kinder mit ADHD bzw. ADHS (Attention Deficit Hyperactivity Disorder = Aufmerksamkeitsdefizit-Hyperaktivitätsstörung), sondern auch unser Alltag. Überall, ob in Schule, Ausbildung, Beruf oder Partnerschaft, benötigen wir (mehr) Aufmerksamkeit und Achtsamkeit. Kein Wunder, dass dazu auch immer mehr Seminare angeboten werden.

Der schwedische Umweltpsychologe an der Universität von Schweden in Alnarp, Patrik Grahn, konnte zeigen, welchen Unterschied es ausmacht, ob Kinder auf einem typischen Stadtspielplatz mit Plattengehwegen inmitten von Hochhäusern spielen oder auf einem Spielplatz in einem Obstgarten inmitten von Wäldern und Wiesen, wo sie bei fast jedem Wetter im Freien sind. Die »Stadtkinder« zeigten eine deutlich schlechtere körperliche Koordination, aber auch Defizite in der Konzentrations- und Kommunikationsfähigkeit.

Wissenschaftler der University of Illinois zeigten in mehreren Studien, wie deutlich Kinder mit und ohne Aufmerksamkeitsmangel im Hinblick auf Konzentration und Aufmerksamkeit von Naturerfahrungen profitierten und wie groß die Rolle der Naturfaszination dabei war. Symptome wie Unruhe, Hyperaktivität und Konzentrationsschwäche im Rahmen von ADHS ließen sich durch regelmäßiges Spielen in der Natur lindern.

Clemens Arvay hat in seinem schon mehrfach erwähnten Buch *Der Biophilia-Effekt* viele Argumente zusammengetragen, die uns die Natur nicht nur als Wander-, sondern vor allem als Lebens- und Regenerationsraum belegen. Wissenschaftler untersuchten menschliche »Versuchskaninchen« in Natur- und Stadtlandschaften, maßen ihre Stresshormone im Blut sowie ihre

Gehirnaktivität und interviewten sie. Naturlandschaften schnitten dabei immer besser ab als Stadtlandschaften. Naturähnliche Parks wie englische Gärten in Städten kamen ebenfalls gut weg, jedenfalls besser als naturentfremdete Gärten im Stil geschniegelter französischer Parks wie der von Versailles. Die Wissenschaftler untersuchten sogar, welche Landschaftsarten und -elemente Menschen besonders guttun, weil sie etwa das Stressniveau besonders senken und die archaischen Gehirnanteile aus dem Anspannungsmodus von »fliehen oder kämpfen« auf Entspannung umpolen.

Landschaftselemente, die Menschen guttun

- *Stehende, glitzernde Gewässer wie Seen, Teiche und Lagunen*
- *Ruhige Gewässer wie plätschernde Bäche und strömende Flüsse*
- *Meeresstrände*
- *Blumen, blühende Bäume und Sträucher, blühende Landstriche*
- *Gärten mit Obst und Gemüse*
- *Beerenhecken*
- *Ruhige Plätze mit sichtbaren oder riechbaren Pilzen*
- *Bäume und Büsche voller Vögel, deren Gesang zu hören ist*
- *Majestätische Bäume mit ausladenden Kronen, die Schutz bieten*
- *Bäume, die zum Klettern einladen und Überblick versprechen*
- *Lichtungen oder Wiesen mit verstreuten Bäumen und Büschen wie in der Savanne*

Nach diesen Kriterien haben wir unser Fasten-(Wander-)Zentrum TamanGa geplant, und das hat sich schon vielfach bewährt. Wenn man von jedem Platz aus das Murmeln und Fließen von Wasser hört, wirkt das beruhigend auf die Seele.

Auf der Suche danach, welcher Landschaftstyp der Favorit ist, fanden die Forscher tatsächlich deutliche Unterschiede in der Effizienz der Stressreduktion. Die menschlichen Versuchskaninchen wurden in entsprechenden Feldversuchen in verschiedenste Landschaftsarten gebracht und dabei ihre Stressparameter in Blut und Speichel ebenso gemessen wie die Gehirnwellenmuster. Die erfolgreichste Landschaft zum Stressabbau ist die »Savanne«, also weite, überschaubare, grasbewachsene, vorzugsweise grüne Flächen mit eingestreuten Büschen und Bäumen, allerdings nicht so dicht und unübersichtlich wie im Wald, sondern eher mit lichtem Abstand. Also ein Park wie der Englische Garten in München oder der Central Park in New York.

Auch das, was wir als romantische Obsthaine und anheimelnde Streuobstwiesen bezeichnen, hat diesen lichten Savannen-Charakter. Auf Wiesen freut unsere uralte Seele sich an Büschen und Bäumen, die im Sonnenlicht stehen, im Wald liebt sie die Lichtungen. Offensichtlich mag sie das Spiel des Lichts besonders, ob auf den Blättern der Pflanzen, auf sanft bewegtem Wasser oder auf Früchten. Sie liebt Licht, wohl weil es sie und den Organismus nährt. Schließlich ist auch all unsere Nahrung aus dem Licht der Sonne durch Photosynthese entstanden.

Beliebt sind »Savannenlandschaften« aber wohl auch, weil sie Überblick erlauben und Gefahren rechtzeitig erkennen lassen. Beruhigende Übersicht, Lebendigkeit und Fruchtbarkeit sind der Seele wichtig. Hinzu kommt die Möglichkeit, Schutz zu finden. Das Baumhaus, ein Traum meiner Seele, den wahrscheinlich viele nachempfinden können, bietet all das: gesunde Natur-Atmosphäre, Schutz und Überblick. Und natürlich beinhaltet das Licht der Sonne auch immer die Assoziation mit Erleuchtung.

So betrachtet, erscheinen die Oliven und Obsthaine, in denen sich die Philosophen der Antike so gern mit ihren Schülern trafen, plötzlich in einem ganz neuen Licht. Meine psychotherapeutischen Beratungsspaziergänge, die so viel mehr bringen als die Praxis-Hockerei, werden mir in ihrer Wirksamkeit verständlicher. Baumkreise, Obsthaine und heimelige Plätze auf Streuobstwiesen sind der modernen Landwirtschaft ein Dorn im Auge – sie stören die Effizienz. So wurden mittels Flurbereinigung schon so viele schön gewachsene Kulturlandschaften in landwirtschaftliche Industriezonen verwandelt. Unsere Seele jedoch liebt die alten, natürlich gewachsenen Landschaften, und ich habe sie immer gern angelegt – schon im Heilkunde-Zentrum in Johanniskirchen und jetzt in TamanGa. Natürlich hatte ich statt effektiver Landwirtschaft eher Räume für Gruppen- und Psychotherapie im Auge. Und ich glaube und schmecke sogar, sie würden landwirtschaftlich zwar nicht mehr, aber Besseres hergeben.

Bei Seminaren in TamanGa neige ich dazu, möglichst viele Gruppentreffen draußen abzuhalten, im Steinkreis im Schatten von Bäumen, im wachsenden Weidendom oder wenigstens in archaischen Räumen wie der Jurte oder dem offenen Yogahaus im Bali-Stil. Vieles spricht dafür, dass auch wir Menschen wie die Tiere noch Reste jenes Instinkts oder inneren Gefühls haben, die uns spüren oder über die innere Stimme hören lassen, was gute und was sehr gute Lebensräume für uns sind. Jahrmillionen der Evolution dürften uns das tief eingeprägt haben. So wundert es nicht, wenn Wissenschaftler es heute auch in den tiefsten und archaischsten Ebenen unseres Gehirns messen können.

Landschaftssymbolik der Seele

Neben all dem Wissen und der Wissenschaft gibt es aber auch noch das Ahnen und unsere Seelen-Bilder-Welt als Brücke zu unserem alten Wissen und unseren Ahnen. Symbolik berührt, was C. G. Jung das kollektive Unbewusste nannte und wovon Hindu-Rishis auf den Spuren der Akasha-Chronik träumten.

DER WALD DES UNBEWUSSTEN Der dunkle Wald ist konkret und im Märchen der Ort des Schattens und der Schatten(gestalten). Die Seele erkennt ihn als solchen und liebt deshalb seine Lichtungen besonders, wo das Licht der Bewusstheit ins Unbewusst-Gefährliche dringt und für seelische Entlastung sorgt. Im Wald ist es immer ein wenig kühler, und je nach Jahreszeit lieben oder fürchten wir seine schattigen Plätze. In der Tiefe unserer Seele aber macht er immer auch – je nach Offenheit – mehr oder weniger tiefe Schattenarbeit mit uns. André Heller hat das einmal wundervoll auf den Punkt gebracht. Er fragte: Was denkt ein Wolf, wenn er mitten in dunkler Nacht im dunklen Wald einem Wolf begegnet? Antwort: »Aha, ein Wolf.« Was aber denkt ein Mensch, der mitten in dunkler Nacht im dunklen Wald einen anderen Menschen trifft? »Oh Schreck, ein Mörder!« Dieser Unterschied hat mit unserem mehr oder (meist) weniger bewussten Schatten zu tun. Der potenzielle Mörder im Menschen hat Angst vor dem potenziellen Mörder im anderen. Der dunkle Wald und die dunkle Nacht befördern diese Angst und bieten uns so eine Chance zur »Schattenarbeit«.

Fasten-wandernd sind wir zum Glück meist nur tagsüber unterwegs, aber im Wald ist trotzdem immer mit dem Unbewussten zu rechnen. Gerade deshalb ist es auch psychologisch so wichtig, in ihm zu wandern. Wenn wir den konkreten Wald betreten, dringen wir damit auch ins Unbewusste ein, denn dafür steht symbolisch der Wald.

Dabei zeigte uns die Forschung ja bereits, wie gesund und heilsam der Wald für uns ist, und tatsächlich gibt es auch nichts Heilenderes als Schattentherapie. Aber unsere Seele hat doch Angst oder zumindest großen Respekt davor. Wissenschaftler stellten inzwischen tatsächlich fest, wie Aufenthalte im Wald bei Versuchspersonen deutlich Verminderungen von Angst- und Erschöpfungszuständen bewirkten, Stimmungsstörungen sich besserten und insgesamt mehr Klarheit erlebt wurde. Subjektive Energie und Kraft nahmen deutlich zu. Außerdem ließ sich messen, wie entspannend Waldaufenthalte wirkten. Blutdruck und Stressniveau wurden gesenkt.

Vergleichen wir das subjektive Erleben bei der Vorstellung, eine Nacht im dunklen Wald zu verbringen, mit diesen wissenschaftlichen Fakten, sehen

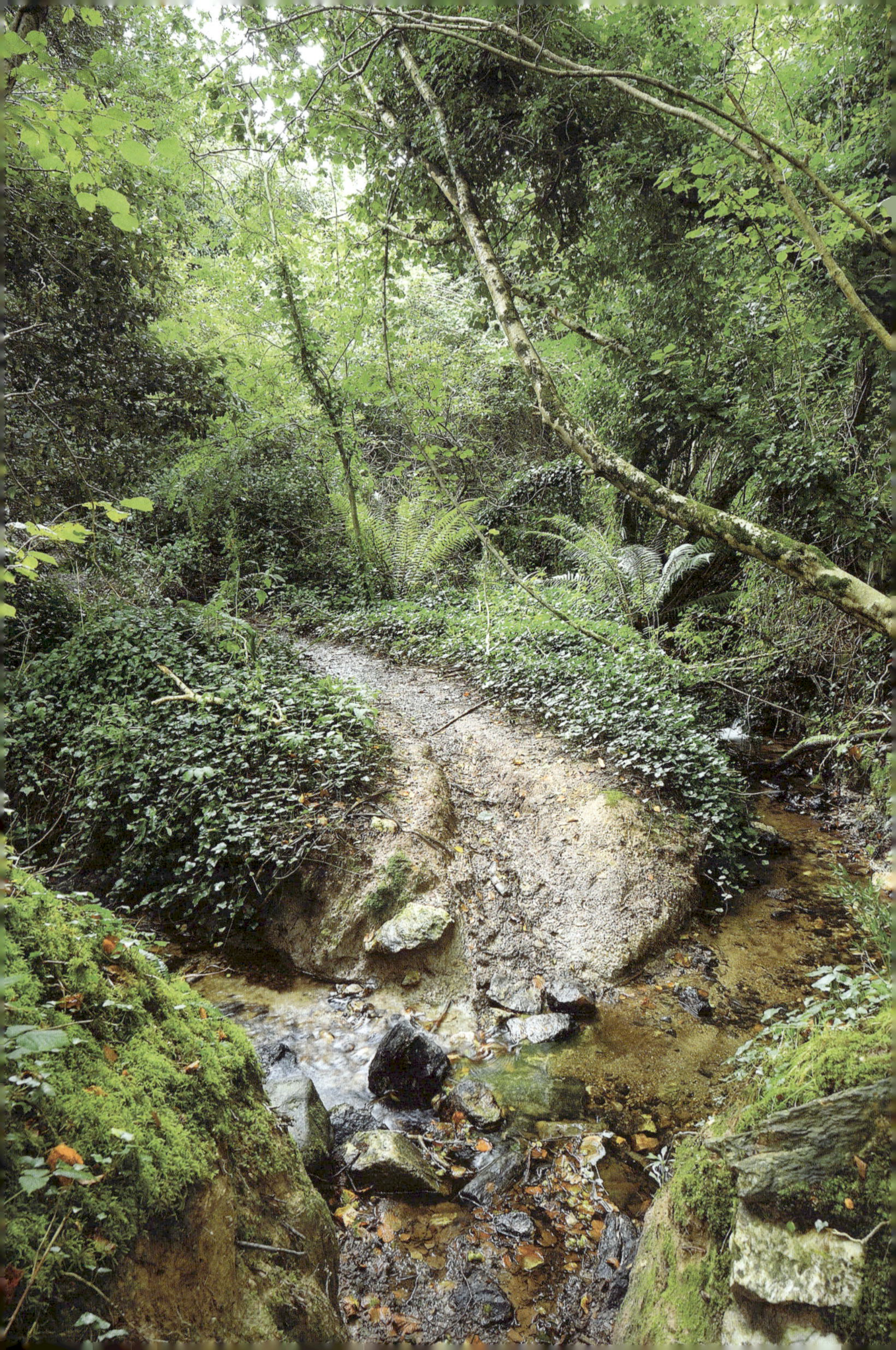

wir im Übrigen, was für uns mehr zählt: die materielle wissenschaftliche Welt mit ihren harten und eigentlich beruhigenden Daten oder die Psyche mit ihrem ganz eigenen, archaischen Schattenprogramm.

DER BERG ALS MANDALA Würde man einen Berg – jeden beliebigen Berg – von oben betrachten, aus der Perspektive des (Welt-)Alls, dann sähe man ein Mandala mit dem Gipfel als Mittelpunkt. Bei einer Bergwanderung machen wir uns also symbolisch auf den Weg zur Mitte. Wie bei jeder ebenfalls auf die Mitte zielenden Meditation können wir dabei zweierlei erleben: die Erleuchtung oder alles, was ihr im Weg steht. Meistens und die längste Zeit wohl Letzteres. Insofern ist eine Bergwanderung eine Einladung an das Leben, uns mit der Symbolik des Heimweges der Seele in der zweiten Lebenshälfte vertraut zu machen.

Beim Fasten-Wandern können auch Hügel zu Bergen werden, und tatsächlich haben sie auch dieselbe Symbolik. Insofern bringen Auf- und Abstiege natürliche Dynamik und Lebendigkeit und vor allem die Erfahrung der Polarität ins Wanderleben.

BACHTÄLER UND KLAMM-WANDERUNGEN Tiefe Einschnitte in Mutter Erde zeigen uns ihre Wunden. Der größte, der Grand Canyon, ist durch den Colorado River entstanden. Der zweitgrößte, der Fish River Canyon in Namibia, entstand durch den gleichnamigen Fluss. Im Laufe der Erdgeschichte haben sie sich tief in Mutter Erde gegraben und ihre Spuren auf ihrem Antlitz hinterlassen. Kleinere Einschnitte wie eine Klamm in den Alpen oder im Mittelgebirge können uns mit dem uranischen Urprinzip oder Archetyp konfrontieren.

Wir gehen in TamanGa gern mit unseren Gruppen in die Heiligengeistklamm, und ein Teil der Gruppe lässt es sich meist nicht nehmen, im Wasser des Baches bergauf zu wandern und zu klettern. Gegen den (kleinen) Strom zu gehen, in Richtung seiner Quelle, ist eine schöne und ebenfalls sehr symbolische Erfahrung, kehren wir doch damit zu Anfang und Ursprung zurück. Und natürlich ist es nie leicht, gegen den Strom anzugehen, beim Schwimmen gerät man dabei leicht ins »Schwimmen« und Schlingern. Aber in jedem Leben wird es Momente geben, wo wir das dem ureigenen Weg und Anspruch schulden. Beim Fasten-Wandern mit seiner mit jedem Tag und Schritt wachsenden Offenheit kann so innerlich einiges in Gang kommen und wieder mit der Quelle der eigenen Courage, dem wilden Herzen, verbinden.

KULTURLANDSCHAFTEN Kulturlandschaften verbinden uns mit dem ständigen Kampf zwischen Natur und Kultur in uns. Ist es doch diese Auseinandersetzung unserer uralten Natur mit ihren Trieben, Instinkten, aber auch Seelen-Bilder-Welten und der Kultur mit ihren Ansprüchen von Religion und Lebensphilosophie, die unsere Lebensspannung ausmacht. Öffnen wir uns bewusst dieser Spannung, wird es auch spannend auf dem Weg. Fasten-Wanderungen mit ihrer seelischen Offenheit und Bereitschaft, den eigenen Weg zu gehen, können uns zeigen, wo wir persönlich stehen und wie sich unsere inneren Seelenlandschaften in den äußeren spiegeln. Sie zeigen uns auch unsere entsprechenden Vorlieben und Wege für unser Vorankommen.

Gelingt es uns, der Kultur mit ihren hohen Ansprüchen und disziplinierenden Vorgaben, und vor allem Ge- und Verboten, zu gehorchen? Oder bricht immer auch wieder unsere noch wilde ungezähmte Natur hervor, die nichts von den Regeln der guten moralischen Lebensführung weiß und nicht einmal die Gesetze der Ehe kennt? Wo stehe und gehe ich auf dieser Gratwanderung, die wie jede natürliche Gratwanderung immer auch die Gefahr des Absturzes in beide Extreme in sich birgt? Darin liegt die Gefahr und die Chance, auf dem eigenen Weg zu bleiben.

Halte ich mich wie die Schriftgelehrten an alle Gebote und Regeln und lasse mein Leben zu erstarrter Routine verkommen wie die klassischen Spießer? Die zeichnen sich dadurch aus, dass sie sich über lebendige, mit dem Leben ringende Menschen gern den Mund zerreißen. Oder treiben mich im anderen Extrem meine Triebe vor sich her und Regeln und Gesetze werden ignoriert, weil sich meine ungebändigte Natur ständig Bahn brechen muss und ich sie gar nicht in den Griff bekomme?

Wo wandere ich im Weingarten des Herrn? Dieser Garten braucht in Gestalt seiner Weinstöcke offensichtlich viel Achtsamkeit, Aufmerksamkeit und Pflege. Ohne diese Pflege – etwa auch in Form der Beschneidung von Wildwuchs – trägt der Wein keine Reben und ermöglicht weder Rausch noch Ekstase. Andererseits waren Christus gerade die Schriftgelehrten ein Greuel, und er verbrachte sein Leben mit den Jüngern und Maria Magdalena, von denen er verlangte, sie sollten die Toten die Toten begraben lassen und ihren bisherigen Weg abrupt abbrechen, um seinem neuen Weg der bedingungslosen Liebe mit ihren ganz eigenen Gesetzen zu folgen.

Was sagen mir verschiedene Landschaften über mich und meinen (Lebens-) Weg? Welche Landschaften sprechen mich innerlich mehr an, und was sagt mir das über mich?

Wie geht es mir etwa in den anspruchsvollen, kulturdurchtränkten französischen Gärten von Versailles oder Herrenchiemsee? Oder in wenig anspruchsvollen und effizienzorientierten modernen Fichtenäckern? Zwischen Feldern ohne Hecken und Wege, wo moderne Landwirtschaft herrscht und die alte Landschaft zerstört hat? In alter, unzerstörter Landschaft, die viel enthält, was die Effizienz stört, aber die Seele fördert und erfreut? Wie in der Wildnis jenseits der letzten Trampelpfade? Verlasse ich überhaupt gern vorgegebene Wege und Spuren, etwa auf Skitouren, selbst auf die Gefahr hin, schrecklichen Schattenerfahrungen und vielleicht sogar Gevatter Tod zu begegnen?

So erlauben uns Kultur- und Naturlandschaften unsere eigene Standortbestimmung. Reine Kulturlandschaft aus Äckern oder Weinbergen wird vielen bald langweilig. Die Natur in ihrer Wildheit und Unwegsamkeit kann uns zu viel werden – fad wird sie nie.

Beim Fasten-Wandern macht's wie im Leben die Mischung. In der Toskana begegnen sich die beiden Pole wundervoll und machen sie deshalb wohl auch so überaus beliebt. In ihrem wilden Herzen findet sich noch überwiegend Natur und mischt sich verführerisch-harmonisch an ihren Rändern mit Kultur in Weinbergen und Feldern. Und all das auf Hügeln, die in ihrer Harmonie der Gegensätze die Seele berühren. Die südsteirische Toskana, ein ebenso bevorzugtes Fasten-Wander-Land, bildet das österreichische Ebenbild. Auch hier werden die Augen auf unseren Wegen von der Harmonie zwischen Natur und Kultur, Berg und Tal verwöhnt, und auf den erklommenen Hügeln belohnen uns traumhafte Ausblicke. Traumhaft insofern, als unsere Seelen gern von Landschaften träumen, wo sich Natur und Kultur wie in uns selbst verbinden.

Solche Landschaften der Mischung von freier urwüchsiger Natur und achtsam gepflegter Kultur eröffnen uns wundervolle Möglichkeiten, auch mit der individuellen Mischung in uns selbst besser klarzukommen. Die Glücksforschung belegt heute, wie Naturfaszination bei Erwachsenen und Kindern sogenannte Flow-Erlebnisse ermöglicht. Fasten-Wandern bringt uns wie kaum etwas anderes in jenes Fließen, von dem schon der Vorsokratiker Heraklit mit seinem panta rhei (alles fließt) schwärmte. Und Kultur schließlich gibt uns die Sicherheit, uns solch außergewöhnliche Erlebnisse des Fließens zu erlauben.

Rituelle Wege und alte Pilgerstraßen

Natürlich lässt sich auch wundervoll auf den alten Pilgerstraßen unserer Kulturgeschichte fasten-wandern. Hier tritt die Kultur gegenüber der Natur ganz in den Vordergrund. Fasten macht den Weg sogar einfacher und uns unabhängiger, und so sind zunehmend Fasten-Wander-Gruppen auf dem Jakobsweg, dem Inka- und dem Appalachian-Trail unterwegs.

In *Die Liste vor der Kiste* habe ich ausführlich über Pilgerreisen geschrieben und kann diese Erfahrung aus eigenem Erleben nur empfehlen. Sich so einem uralten Feld anzuschließen und hinzugeben kann einiges in uns bewegen. Als Allererster in der Morgendämmerung in Machu Picchu anzukommen, wo der Inka-Trail spektakulär endet, hat etwas ganz Besonderes und eröffnet wohl fast jedem die Erhabenheit dieser versunkenen Kultur. Die Erfahrung ist obendrein brandaktuell, denn die einst so mächtige Kultur ist seinerzeit europäischer Goldgier zum Opfer gefallen, genau wie es heute der europäischen Kultur durch die amerikanische droht, in diesem Fall die USamerikanische, die den Tanz ums Goldene Kalb auf die Spitze treibt und alles der Geld-Welt-Religion unterwerfen will.

Man braucht kein registrierter Christ zu sein, um in Santiago de Compostela am Ende des Jakobsweges sich selbst und seinen Wurzeln und denen der eigenen (christlichen) Kultur nähergekommen zu sein. Auch die Vereinigten Staaten des Geldes, ob in Gestalt von USA oder EU, waren ursprünglich, an ihren Wurzeln, ganz anders gemeint. Da hieß es, eher käme ein Kamel durch ein Nadelöhr als ein Reicher in den Himmel. Sowohl Fasten als auch stetiges Wandern auf eigenen Füßen und Wurzeln können solche und andere mit den kulturellen Wurzeln verbundene tiefe Erkenntnisse hervorbringen und für (über)fällige Rückbesinnung sorgen.

Pilgerreisen brauchen Stationen auf dem Weg. Das kann beim Fasten wegen der besonderen Hygieneanforderungen etwas problematisch sein. Wobei die hier von uns propagierte, von Darmreinigung im Sinne von Einläufen unabhängige Art schon wieder einfacher ist. Allerdings muss dann natürlich für entsprechenden Suppen- und Smoothie-Nachschub gesorgt werden. Beides ist unter Umständen schwierig, ähnlich wie die Beschaffung von Rohkost, wenn diese nicht direkt vom Wegrand stammt, was auch eine Möglichkeit ist.

Wer sich auf die Rohkost-Variante einlässt, hat recht gute Chancen. So können selbst von aller Tradition unabhängige Alpenüberquerungen fastenwandernd gelingen, auch wenn die Hütten natürlich nicht auf entsprechende Versorgung eingestellt sind und auch in der Regel nicht die richtigen Abstände für Fastende haben. Hier ist unbedingt darauf zu achten, dass man nicht mit Ehrgeizprogrammen das Fasten über den schmalen Grat von der Tour zur Tortur treibt.

Von einem Zentrum aus fasten-wandern

Organisatorisch sind sternförmige, auf ein Zentrum bezogene Fasten-Wander-Ausflüge natürlich am leichtesten zu organisieren. Dann hat man ein Zuhause als Basis, von wo aus auch herausfordernde Wanderungen leichter fallen, wenn Bad, Sauna, Restaurant usw. bekannt und vor allem gesichert sind. Jeden Tag kann man »nach Hause« zurückkehren, die Versorgung ist gewährleistet. Das ist wie bei Kreuzfahrten, wo das eigene Wohn-Schlafzimmer immer mitreist.

Auch wenn es natürlich am schönsten ist, immer zu Fuß zu starten, kann es sich auch lohnen, Kompromisse für besonders schöne Touren zu machen und möglichst kurze Anreisen mit Kleinbus oder Privatwagen in Kauf zu nehmen, um so etwa langes Gehen auf Asphaltstraßen zu vermeiden.

Von zu Hause aus fasten-wandern

Und schließlich kann man natürlich auch das eigene Zuhause zum Zentrum seiner Fasten-Wanderausflüge machen. Unser Zwölf-Tage-Programm ab Seite 153 zeigt Ihnen mit Tagesplänen, Tipps und Rezepten, wie das gehen könnte.

Um das heimische Wege-Repertoire zu vergrößern, gibt es einen ebenso einfachen wie wirksamen Trick: die auch symbolisch spannende Entdeckung der Verschiedenheit von Hin- und Rückweg. Auf meinen eigenen Wanderungen fällt mir immer wieder auf, wie wenig die beiden miteinander zu tun haben – genau wie im richtigen Leben. Denn wir schauen uns beim Gehen und Wandern viel zu selten um. Einfach weil wir viel mehr auf Fortschritt denn auf Rücksicht getrimmt werden – fast von Anfang an und mit der Zeit und unserem Vorwärtskommen auf dem (Lebens-)Weg sogar immer noch mehr.

Dabei bekämen wir eine ganz andere Perspektive, wenn wir denselben Weg einmal vorwärts und beim nächsten Mal rückwärts gingen. Daraus lässt sich sogar eine Meditation machen, die uns die völlige Andersartigkeit von Hin- und Rückweg im Leben sehr anschaulich vor Augen führt.

Bei meinem schweizerischen Haus- und Lieblingsberg Bürgenstock gehe ich gern immer wieder denselben Weg, einen Tag in die eine, am nächsten in die andere Richtung, fast wie beim Kinhin der Zen-Tradition, wo es ja auch nicht um Abwechslung geht. Im Gegenteil, diese ist gerade unerwünscht, weil der Geist in der bewussten Monotonie der immer gleichen rituellen Bewegung zur Ruhe kommen soll. Die Natur lehrt uns dabei das Staunen, denn sie lässt uns während der Wanderungen immer wieder Neues, noch nie Gesehenes entdecken.

Das kann uns einerseits klarmachen, wie wenig genau wir schauen. So könnte eine kontemplative Komponente in diese Art des Fasten-Wanderns kommen, die vom archetypisch männlichen Sehen zum archetypisch weiblichen Schauen und schließlich zur Schau führt. Mit der Zeit werden wir uns richtig zu Hause fühlen auf solch einem Hausberg und vertraute Steine, Wurzeln, Bäume, Muster und den ganzen verblüffenden Zauber der Natur entdecken. Noch nie hat der Vierwaldstättersee gleich ausgesehen, wenn er zu mir heraufschaute und ich auf ihn hinab. Das verhindern schon ständig andere Wetterlagen und meine stets unterschiedliche Stimmung.

Der Nachvollzug und das Wiederholen vorgegebener Muster auf derselben Strecke kann uns damit aussöhnen, dass wir alle demselben Grundmuster folgen und im Wesentlichen vorgegebene Aufgaben erfüllen müssen: von der Empfängnis über Geburt, Pubertät, Adoleszenz, Lebensmitte, Alter bis zur (Er-)Lösung im Tod. Jede(r) erlebt diese Übergänge natürlich ganz individuell und eigen, aber sie sind doch grundsätzlich für alle da und sogar zwingend. Das (Lebens-)Mandala macht das so überaus deutlich.

Und genauso natürlich können wir den umgekehrten Weg wählen und immer wieder andere, neue Wege gehen. Bis hin zu richtiggehenden Orientierungswanderungen, bei denen wir uns mit Karte und Kompass zurechtfinden müssen wie im Leben, das uns ja auch immer wieder Neues bietet, jedenfalls wenn wir es mutig leben. Tatsächlich geht es im Leben ja auch darum, sich immer wieder zu orientieren (was so viel heißt wie: nach Osten ausrichten) und in der Neuausrichtung das Licht zu finden. Auch das Licht der Erkenntnis und Erleuchtung.

Auf dem eigenen vertrauten Weg heimisch zu werden hat ähnlich viel Charme, wie immer wieder neue Wege zu finden.

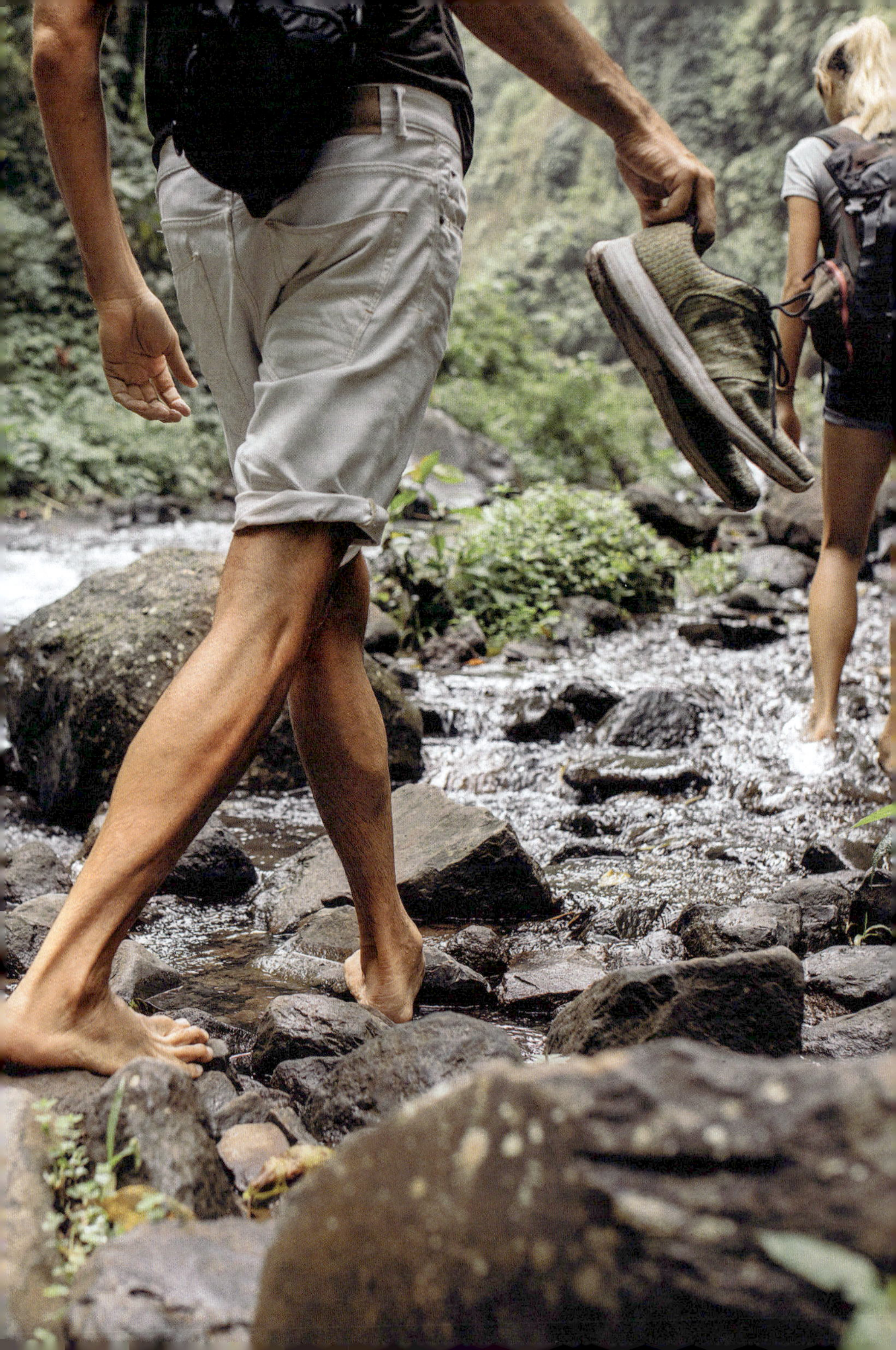

Das Schuhwerk – oder Barfußgehen als Chance

Die längste Zeit unserer Geschichte über haben wir auf unseren Wegen in der Natur auch vom Schuhwerk her versucht, uns gegen die große Mutter (Natur) zu verschanzen und zu schützen. Die Menschen trugen früher und manche tragen bis heute klobige Berg- und Wanderschuhe. Die waren schwer, und der Weg wurde so eher beschwerlich. Zugleich waren wir mit dicken Gummisohlen »bestens« von Mutter Erde isoliert. So sind wir ihr selbst in der Natur wenig nahe gekommen. Zusätzlich führte die herrschende Ideologie, Natur und mit ihr alles Mütterliche zu bekämpfen, zu einem feindlichen Distanz-Verhältnis und einer Vermeidung von echtem Kontakt. Vielmehr ging es darum, der Natur »Herr zu werden«, sie zu domestizieren und letztlich zu unterwerfen.

Wer in meiner Jugend (berg)wandern wollte, ging meist allein. Den meisten war es wohl zu beschwerlich und die Natur zu fremd geworden. Die Leute machten es sich aber auch schwerer als nötig, und viele tun das noch immer. Mittlerweile sieht man viel zu vielen Menschen die Schwere und Beschwerlichkeit ihres Lebens an. Aber als hätten viele diesen Weg inzwischen als Sackgasse erkannt, erleben wir auch eine wundervolle Renaissance der großen Mutter Natur. Als äußeres Zeichen sind die Parkplätze zu Füßen der Berge voll, die Gipfel geradezu überfüllt und die Wanderwege gut begangen. Auf dem Weg nach Santiago waren bei meiner Wanderung vor gut vierzig Jahren die Hospize noch mehrheitlich geschlossen; heute bekommt man in der Pilgerhochsaison kaum noch einen Schlafplatz.

Und so, wie die Angst vor der großen Mutter langsam wich, kamen statt der schweren Wanderstiefel immer leichtere auf, die schon bald den Ausdruck Stiefel nicht mehr rechtfertigten und dann nicht einmal mehr den von Schuhen. Barfuß-Schuhe wurden der letzte Schrei, je leichter, desto besser.

Der wirklich letzte Schrei ist Barfußgehen, obwohl daran niemand verdient – was für ein wundervolles Zeichen, sich wieder solche Dinge zu trauen und zu leisten und der Konsumgesellschaft der Konzerne zu widerstehen. Die Barfußgeher spüren Mutter Erde wieder und können sich endlich auch wieder Schritt für Schritt erden. Ganz nebenbei wird ihre Wandergeschwindigkeit langsamer und dadurch noch ehrlicher, und ihre Schritte werden bewusster und wacher.

Sabrina Fox hat ihr wundervolles Buch mit dem genialen Titel *Auf freiem Fuß* in einem ganzen konsequenten Barfuß-Jahr geschrieben. Eine Woche davon machte sie auch Station in TamanGa beim Fasten-Wandern und hat uns mit ihren irdisch-erdenden Einsichten und Fußgefühlen beschenkt und bereichert. Das Jahr liegt hinter ihr – es hat ihr sehr gutgetan, und sie ist immer noch auf freiem Fuß (unterwegs), besser denn je. Inzwischen hat sie sich von weiterem beschwerlichen »Ballast« befreit. Und ihr ehrliches, freches, mutiges und anmachendes Taschenbuch – eine ideale Lektüre beim Fasten-Wandern – wird hoffentlich jene Barfuß-Welle auslösen, die sich unsere Füße schon längst mehr als verdient haben. Ich schreibe das auf Bali – mehrheitlich auf freiem Fuß.

Ich weiß gut, was für eine Qual es immer ist, sich in beengende Schuhe zu zwängen, um beispielsweise auf Bühnen zu stehen, ohne anstößig zu sein. Einmal habe ich es gleich im Anschluss an die Barfußzeit in Bologna nicht mehr ausgehalten und musste die schmerzenden Schuhe trotz großer Zuhörerschaft ausziehen. Die meisten hatten wohl Verständnis, und nicht wenige haben es einfach nachgemacht.

Als ich vor Jahren mit meiner Frau Rita Fasel unser Buch *Die Spuren der Seele* in Vorträgen vorstellte, wo es um unser Handwerkszeug und unsere Wurzeln, die Füße, geht, animierte ich die Zuhörer, doch ihre Schuhe auszuziehen, um sich ein besseres Bild von ihren Wurzeln machen zu können. Mir fiel auf, wie viele sie anschließend für die restliche Stunde gleich ausgezogen ließen – offensichtlich erleichtert über ihre Entdeckungen und die neu gewonnene Freiheit.

Wer allerdings so konsequent wie Sabrina Fox auf freiem Fuß leben will, braucht Mut, hat dafür aber mehr vom Leben. Allein schon wegen der ständigen Fußreflexzonenmassage wird er sich gesundheitlich besser fühlen. Tatsächlich bildet sich auf der Fußsohle der ganze Mensch ab und wird barfuß gehend und wandernd ständig »behandelt«. Und natürlich gehen und wandern wir barfuß ungleich bewusster, spüren wir doch die Erde so viel näher und besser.

Noch entscheidender ist wohl die erfahrbare Erdung. Wer sie verliert, ist verloren. Wir hören es überall, wie wichtig es ist, die Füße auf dem Boden zu behalten und mit beiden Füßen fest auf demselben zu stehen. Wenn wir es dann tun, hat das wundervolle Auswirkungen. Unser Körper und unser Leben bekommen ein solideres Fundament. Wir fühlen uns verbundener mit der großen Mutter und damit auch ungleich sicherer auf unseren Beinen, selbständiger und geradezu als »Selbstläufer«.

Es ist wie bei Pflanzen: Alles hängt entscheidend von den Wurzeln ab, auch wenn wir die meist gar nicht sehen. Das ist auch der Grund, warum die Indianer wissen: Wir dürfen nur wagen, den Kopf zum Vater im Himmel zu erheben, wenn wir gut in Mutter Erde verwurzelt sind.

Bei Menschen in der spirituellen Szene ist es häufig nicht zu übersehen, wie sehr es ihnen an Erdung und Bodenhaftung fehlt. Da wäre Barfußwandern eine sehr effektive Therapie. Insofern ist Fasten-Wandern für sie auch die mit weitem Abstand beste Fastenart. Denn sie verhindert sehr wirksam weiteres Abheben und übertriebenes Leichtigkeitsgetue. Spätestens seit Milan Kunderas Buch wissen wir um die Schattenseiten der »Unerträglichen Leichtigkeit des Seins«.

Beim Fasten ist ja überhaupt die Hybris oder Arroganz die einzige große Gefahr, wie schon Hildegard von Bingen so treffend erkannte und beschrieb. Sie ging davon aus, dass Fasten von den fünfunddreißig ihr damals bekannten Lastern, Süchten oder Gebrechen neunundzwanzig erfolgreich therapierte, fünf unbeeinflusst ließ und nur eines verstärkte: die Hybris. Und das ist bis heute so. Fasten hat unglaublich viele Einsatzmöglichkeiten in der Medizin. Sie sind natürlich heute ins Unheimliche gewachsen, auch wegen der Krankheitsbilder, Symptome und Syndrome, die wir uns schaffen und die fleißige Pharma-Mediziner erfinden.

Die Arroganz aber bleibt die einzige wirkliche Gefahr beim Fasten. Schon nach wenigen Fastentagen neigen Fastende oft dazu, aus schwindelerregenden Höhen auf die Niederungen herabzuschauen, wo das gemeine Volk raucht, trinkt und noch Schlimmeres treibt. Aber eine bekannte Gefahr ist bekanntlich nur eine halbe, und so ist es gut, sich von Anfang an darauf einzustellen, dass man durch Nahrungsverzicht oder andere besondere Nahrung noch lange kein besserer Mensch wird. Zum Glück ist beim Fasten-Wandern der Unterschied in der Öffentlichkeit nicht so groß, weil man ja Suppe oder Rohkost isst und auch nicht den gewöhnungsbedürftigen Fastengeruch ausströmt, was die Smoothies mit ihrem Chlorophyll-Reichtum ebenso wirksam wie angenehm verhindern.

Barfuß fasten-wandernd fällt uns also eine weitere wundervolle Synergie zu: Wir gönnen uns ganz nebenbei – zumindest streckenweise – etwas sehr Gesundes. Und das hat wiederum Auswirkungen auf alles andere und trägt zum Gelingen des Ganzen ganz wundervoll bei. Auf allen Organ- und Gewebe-Ebenen tiefgehend und täglich massiert und irgendwann auch geheilt, gut verwurzelt mit gestärktem Fundament sicher im Leben stehend, wandert es sich noch besser und leichter. Und ehe wir uns versehen und es auch recht verstehen, bessert sich so auch die Beziehung zur großen Mutter und damit zum Mütterlichen schlechthin, zu uns selbst und zur eigenen Mutter. Ist das aber geschehen, gelingt es auf den geistigen Spuren der Indianer, gut in Mutter Erde verwurzelt, natürlich auch leichter, sich mit dem großen Vater (im Himmel) zu verbinden.

Fasten-Wandern ist also nicht nur eine bezaubernde Chance, Unwesentliches zu verlieren wie Übergewicht und Sorgen, sondern auch und vor allem wesentlicher zu werden. Und Barfußwandern trägt noch mehr dazu bei.

Mit wem mache ich mich auf den Weg?

Will ich allein gehen? In einer kleinen oder etwas größeren Gruppe, begleitet oder auf eigene Faust? Mit meinem Partner oder meiner Partnerin? Mit Freunden oder mit dem einen ganz speziellen Freund, der besten Freundin? Diese Frage ist wichtig, und deshalb sollen die Überlegungen dazu hier auch einen gewissen Raum einnehmen.

Hape Kerkeling sagt, wir haben es schon gehört, man müsse allein gehen, wenn man sich selbst finden will. Das ist ein wichtiges Argument. Aber man kann auch in Rücksicht und Achtsamkeit Zeiten des Alleinseins finden, wenn man in einer Gruppe fasten-wandert. Dafür sprechen unsere Erfahrungen sehr.

Ein entscheidender Aspekt dabei ist die Stille. Wer im Schweigen geht, ob allein oder mit anderen, kommt in einen anderen Fluss, Gedanken steigen auf, das Wesentliche wird sichtbar. Wie auch immer Sie sich also entscheiden: Sorgen Sie für ein hohes Maß an gegenseitiger Rücksicht und für feste, selbstverständliche Zeiten des Schweigens.

In einer Gruppe gehen

Selbst wenn wir schweigend wandern, geschieht in einer Gruppe ganz anderes, als wenn wir uns allein aufmachen. Und Aufmachen gelingt in der Gruppe naturgemäß noch leichter – jedenfalls anderen Menschen gegenüber. Sich selbst und der Natur gegenüber mag es für viele allein leichter gehen.

Beim Fasten-Wandern stehen wir nicht nur auf eigenen Beinen, wir sind auch auf uns gestellt und gehen und kommen allein voran. Wir sind selbständig unterwegs. Damit folgen wir der alten Erfahrung unserer Vorfahren, die noch wussten, wie wichtig Bewegung für die Gesundheit ist. Wandern können wir, wie fasten, nur selbst. Aber wir müssen es nicht allein tun, sondern können uns der Unterstützung einer Gruppe versichern. Auch das entspricht einer alten Erfahrung, die der langjährige ärztliche Freund und Weggefährte Dr. Walther Lechler aus seiner Jahrzehnte währenden Arbeit mit Süchtigen so treffend formulierte: »Nur Du allein kannst es schaffen, aber Du kannst es nicht allein schaffen.« Ersteres ist so wahr und Letzteres oft auch.

Jedenfalls muss es niemand allein schaffen, denn es gibt die anderen, die Gleichgesinnten und in unserem Fall im wahrsten Sinne des Wortes die Weggefährten und Wandergenossen. Mit ihnen zusammen kann Fasten-Wandern mehr und weiter bringen. Nicht zuletzt auch mehr Genuss. Und es gibt noch viele Gründe, warum eine Gruppe beim Fasten-Wandern wichtig sein kann. Sie trägt uns, auch wenn wir natürlich unser körperliches Gewicht immer selbst zu tragen haben.

In der Gruppe ist auch deshalb vieles leichter, weil geteiltes Leid nur noch halbes Leid ist. Tatsächlich kann ja beim Duett Fasten und Wandern durch den besonders raschen Abbau von Altlasten so einiges hochkommen. Auch beim (gemeinsamen) Wandern wird manches auftauchen, wenn man es nicht durch ständige Unterhaltung unten hält, dafür garantiert der (Lebens-)Weg in seiner Symbolik. Austausch und gute Gespräche unter Gleichgesinnten können dann vieles erleichtern – ganz besonders ehrliches Mitteilen.

Das wiederum fällt beim Fasten leichter als sonst, weil ehrliches Loslassen in seiner Natur liegt. Alle Gewebe lassen los, und Überflüssiges macht sich auf allen (Ausscheidungs-)Wegen davon. Beim Wandern kommt noch der ehrliche Schweiß hinzu, die ehrliche Anstrengung bei Anstiegen und die Erleichterung, wenn es wieder hinab ins Tal geht. Anspannung und Entspannung kommen physiologisch bei jedem Schritt zusammen, und so wird Wandern auch zu einem Exerzitium in Sachen Polaritätsgesetz, der größten Herausforderung unseres Lebens und dem anspruchsvollsten der Schicksalsgesetze. Eine Gruppe, die für echten persönlichen Austausch offen ist, kann da einiges zur Klärung beitragen.

Die Gruppe mag auch viel zur Stimmungsverbesserung leisten, wenn wir sie als eigenes Wesen begreifen und achten und ihre Chancen erkennen und nutzen. So kann sie beim Fasten-Wandern schwierige Wegabschnitte erleichtern. Der äußere Weg als Symbol des Lebensweges legt das jederzeit nahe. Bei einem eigenen Durchhänger gibt es sicher immer eine Person, die gerade gut drauf ist und Trost spenden oder aufmuntern kann. Die Gruppe spiegelt – wie ein kleines Universum – die Vielfalt der Menschen und ihrer Erfahrungsräume und wird so für jede(n) Einzelne(n) zu einem Abbild des immerwährenden Auf und Ab. Panta rhei – alles fließt.

Rein praktisch lassen sich natürlich auch die Notwendigkeiten in einer Gruppe leichter planen und organisieren. Einer kocht für alle und viele genießen es, ohne selbst Arbeit damit zu haben. Andererseits könnte gemeinsames Suppenkochen anregen und Vorfreude aufkommen lassen …

Vieles lässt sich an Einzelne delegieren und so für alle vereinfachen. Es ist selbstverständlich angenehm, wenn die Rohkost fertig und frisch ist, wenn die Gruppe nach Hause kommt, weil ein Telefonanruf das rechtzeitig in die Wege geleitet hat. Aber es bringt auch viel Freude, sie – wie in uralten Zeiten – gemeinsam zu sammeln und ansprechend anzurichten. Hier mag schon deutlich werden, dass es natürlich – wie überall – auch hier nach dem »Schattenprinzip« immer einen Gegenpol gibt.

Geteiltes Leid ist nicht nur halbes Leid, die Gruppe kann uns auch mitnehmen und wirklich stützen, manchmal sogar tragen. Teamarbeit bringt oft viel mehr, kann natürlich aber auch Zeit in endlosen Diskussionen kosten. Demokratie kann schwierig werden, besonders in Gruppen mit einem Bewusstseinsanspruch, der bis ins Spirituelle reicht und eigentlich auf die Überwindung des Egos zielt. Das fordert offensichtlich das Schattenprinzip geradezu heraus.

Vieles spricht dafür, dass Fasten in der Gruppe leichter und erfüllender, aber manchmal herausfordernder ist als zu zweit oder allein. Der Mensch ist ein Zoon politikon, ein politisches oder eben Gruppenlebewesen, und fühlt sich in einer ihm wohlgesinnten Gruppe sicherer und deshalb entspannter und gelassener. Die Gruppe kann die Stimmung bestimmen, und dazu lässt sich auch die eigene Stimme in einzigartiger Weise nutzen.

Fasten-Wandern als Paar

Natürlich stimmt auch der Gegenpol, und beides, zu zweit gemeinsam oder allein fastend zu wandern, bietet verblüffende Chancen. Der gemeinsame Weg jedoch verbindet. Nicht umsonst fragt der Junge das Mädchen zu Anfang der Beziehung: »Gehst du mit mir?« Gehen sie dann fasten-wandernd miteinander, kann sie das in verblüffender Weise (wieder) zusammenbringen – vielleicht so nahe wie zu Beginn. Es gibt kaum bessere Möglichkeiten, als zusammen wandernd und fastend sich einander zu öffnen und auszusprechen, um den gemeinsamen Weg zu bestätigen oder wiederzufinden. Vielleicht können beide sogar auch die schweigende Gemeinschaft genießen und sich ohne Worte verstehen?

Die scheinbare Langeweile der Unterforderung, die Männer öfter beklagen, ist allerdings nichts gegen die Gefahr der Überforderung, die Frauen oft erleiden. In einer Paargemeinschaft sollte und könnte immerhin beides rascher zum Vorschein kommen. In Gruppen bilden wir deshalb manchmal bis zu drei Unterabteilungen mit je einem Fastenleiter, um Überforderungen zu vermeiden. Ein Paar könnte sich in dieser Situation durch Bewusstheit einiges klarmachen, das weit über die Fasten-Wander-Situation hinausreicht.

Die wundervolle Chance besteht darin, in einen gemeinsamen Rhythmus zu finden. Natürlich lässt sich, um einer Unterforderung vorzubeugen, der Gleichschritt zugunsten eines Vorauseilens verändern. Dann kann er an einem Treffpunkt auf sie warten. Hat er einige Zeit zu warten, ist das gar kein Problem, denn er könnte etwa Meditation oder Kontemplation üben oder was ihm Freude macht. Die Gefahr liegt allerdings darin, weiterwandern zu wollen, sobald sie auftaucht. Das führt dazu, dass sie überhaupt keine Ruhepausen bekommt und erst recht in der Überforderung landet. Auch hier wäre der Bezug zum alltäglichen Leben immer zu beachten.

Das ist allerdings ebenso eine Gefahr bei der Unterteilung von größeren Gruppen in kleinere. Immer haben die (Konditions-)Stärkeren auf die Schwächeren nicht nur zu warten, sondern ihnen auch noch angemessene Regenerationspausen zuzugestehen. Sonst kommen nicht nur, aber besonders beim Fasten die Schwächeren in unerträgliche Situationen.

Werden solche Dinge bewusst in der Partnerschaft erlebt und gelernt, ist das von großem Vorteil für die gemeinsame Entwicklung. Fasten-Wandern ist eine tolle und wundervolle Chance dazu. Das Schattenprinzip ist aber immer nah und lässt auch tolldreiste Erfahrungen und manch blaues Wunder zu. Wir sind nun einmal verschieden, alle voneinander und auch die Geschlechter untereinander, und das darf ohne alle Wertung sein.

Letztlich ist es sinnvoll, auf Ausgleichsmöglichkeiten zu achten. Der konditionell Stärkere kann in seinem Rucksack die Sachen von beiden tragen, nicht zuletzt das Wasser. Das kann beide auf eine eigene Art erfreuen. Sie fühlt sich umsorgt, er kann sich als der Sorgende und Stärkere empfinden und das genießen. Er kann obendrein barfuß gehen und sie leichte Laufschuhe nutzen. Tatsächlich gibt es heute Schuhe, die gewichtsmäßig kaum noch spürbar sind, aber deren Sohlen ihr Steine und Spitzen ersparen.

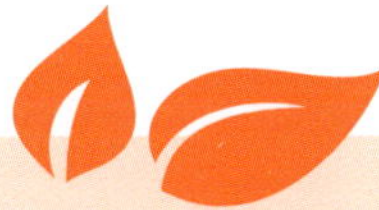

Reden beim Fasten-Wandern?

Natürlich muss beim Fasten-Wandern nicht die ganze Zeit geschwiegen werden. Gute Gespräche tun allen Beteiligten wohl, sofern sie gut dosiert und achtsam geführt werden. Allerdings ist Sprechen tatsächlich anstrengend und verbraucht deutlich mehr Energie. Und nicht jedes Thema eignet sich für so ein Wandergespräch. Viele Paare machen jedoch die Erfahrung, dass sich beim Fasten-Wandern über Themen reden lässt, die zu Hause auf dem Sofa eher Abwehr erzeugen.

Gleichgeschlechtliche Paare sind beim Fasten-Wandern oft besser unterwegs, weil einander auch konditionell näher. Auch sie haben zwar oft eine Geschlechterrollenverteilung. Allerdings schlägt sich diese meist nicht so sehr in unterschiedlicher körperlicher Leistungsfähigkeit nieder.

Mit besten Freunden fasten-wandern

In einer Fasten-Wander-Partnerschaft mit der besten Freundin könnten die Gemeinsamkeiten am größten sein, wenn etwa beide in der Yin-Rolle aufgehen und sich zusammen an landschaftlichen Schönheiten, dem besonderen Licht der Tages- und Jahreszeiten, der Fülle der hilfreichen Kräuter usw. freuen können. Außerdem ist die Offenheit und innere Freiheit beim Fasten-Wandern ein besonders schönes Erlebnis unter besten Freund(inn)en. Zusammen auf dem Weg können sie sich austauschen und sind meist auch in ähnlichen Bereichen »bewandert«, was sie noch enger verbinden kann.

Eine beste Freundin kann in vielen Fällen die Psychotherapie ersparen und dem Leben viel mehr Tiefe und Freude schenken. Fasten-wandernd haben beide – selbst in ansonsten hektischen Zeiten – wieder Zeit füreinander, könnten sich Zeit für auf der Seele brennende Themen nehmen und für gemeinsamen Genuss und verschönernde Bewegung und Übungen. Sie könnten sich nach dem Wandern massieren, was die geforderten Füße besonders schätzen würden, oder kosmetische Behandlungen geben bzw. diese gemeinsam genießen.

Männer hätten Fasten-Wandern mit dem besten Freund noch nötiger. Aber sie neigen insgesamt weniger zum Fasten und haben auch immer seltener einen besten Freund. Beides sind übrigens schwerwiegende gesundheitliche Nachteile, wie etwa bei drohendem Burn-out sehr deutlich wird. Wo sie sich aber doch zusammen auf den Weg machen, wird ihnen dieser oft mehr Spaß machen, wenn er fordernder und anspruchsvoller ist, mehr nach Training schmeckt, was etwa durch den richtigen Einsatz von Nordic-Walking-Stöcken erreichbar ist.

Die Fastensuppe zusammen zu schnippeln und zu kochen, ein Heimspiel für beste Freundinnen, ist bei Männern meist weniger positiv besetzt. Aber möglicherweise ist gerade hier einiges an Achtsamkeit zu lernen oder es ergibt sich doch die Chance, ein Gasthaus zu finden, das sich nach entsprechender Vorwarnung auf die seltsamen Vorlieben und Bedürfnisse von Fasten-Wanderern einstellt.

Oder doch allein?

Sich ganz allein auf den Weg zu machen kann ebenfalls größte Chancen mit sich bringen, denn dabei gibt es keine Ablenkung und Ausreden mehr. In der Stille des Schweigens, des Waldes und der Berge ist uns Gott am nächsten. Oder anders ausgedrückt: Wir kommen so der Einheit nahe.

Im Allein-Wandern liegt die große Gelegenheit, mit sich selbst ins Reine zu kommen. Beim Fasten-Wandern gelingt das besonders gut und leicht. Ich kann mich ideal auf mich einstellen und meinen Rhythmus finden, mich so fordern, wie ich optimal gefördert bin.

Wandernd auf dem Weg in meinem eigenen Rhythmus kann ich meinen Lebensweg überdenken und verarbeiten, was hinter mir liegt. Beim Fasten-Wandern haben wir eine ideale Ausgangslage, uns zu entwickeln, indem wir Altes verarbeiten, während wir uns für Neues öffnen – wir müssen uns nur erinnern, wie sehr körperliche Bewegung Bewusstseinsbewegung unterstützt. Das ist eine große Chance, wenn wir uns allein und folglich schweigend auf den Weg machen. Das Ideal dabei ist, den ständigen inneren Dialog des Geistes zur Ruhe zu bringen. Auch da bietet die Natur mit der Ruhe, die sie ausstrahlt, wundervolle Hilfen.

Tatsächlich nutzen wir daher auch in Gruppen das Schweigen, besonders bei Aufstiegen, um uns solche Erfahrungsräume zu öffnen und die Hoffnung auf Einheitserfahrungen zu wahren. Bei schweigendem Fasten-Wandern, ganz für uns all-ein, sind natürlich diese Chancen bestens gewahrt.

So viel Licht bringt natürlich immer auch Schatten mit sich. Die Grundvoraussetzungen angenehmen Fasten-Wanderns wie die wunderträchtige Gemüsesuppe und die himmlischen Smoothies können den einsamen Wanderer in ihrer Herstellung schon ganz schön (über)fordern. Aber auch da gibt es Möglichkeiten, sich entsprechend zu helfen oder helfen zu lassen. Naturgemäß kommt alleiniges Fasten-Wandern nur in Frage für Fasten- und Wander-Erfahrene, da sich sonst unkalkulierbare Gefahren auftun, vor allem wenn man sich auf Wege wagt, die fernab von fremder Hilfsmöglichkeit liegen.

NAHRUNG FÜR UNTERWEGS

Fasten-Wandern braucht, auch wenn das im ersten Moment paradox klingt, die richtige Nahrung. Das gilt für Körper und Seele. Mit erprobten Suppen und Smoothies geben wir dem Körper wichtige Nährstoffe und fördern gleichzeitig die Reinigung des Darms. Und mit Meditationen und Übungen nähren wir Geist und Seele.

Körpernahrung

Gemüsesuppe – die richtige Fastennahrung

Körper und Geist entlasten, reinigen und neu aufbauen: Diesem Plan kommen wir beim Fasten-Wandern auf vielfältige Weise entgegen. Zum einen mit der inzwischen schon legendären, vor Jahrzehnten aus einer Empfehlung der American Heart Association weiterentwickelten Fasten-Gemüsesuppe. Sie hat mittlerweile als Hollywood-Fastensuppe oder Kohlsuppe eine gewisse Berühmtheit, ja sogar Kultstatus erreicht.

Mit Recht eilt ihr der Ruf voraus, damit lasse sich spielend leicht abnehmen und sogar noch von Fasten sprechen. Das liegt an den mit Bedacht gewählten Gemüse-Bestandteilen, deren Verstoffwechselung fast genauso viel Energie verbraucht, wie dadurch gewonnen wird. Für den Körper ist es also eine Art Nullsummenspiel: Er verbraucht, was er gewinnt. Aber die Seele hat so viel zu essen, wie sie will, und ist deswegen guter Stimmung und macht mit. Solche Nullsummenspiele beleidigen sie auch nicht, ist sie derlei doch nach Jahrtausenden der Evolution ebenfalls gewohnt. In unendlich langen Zeiten vor der Hochzucht der Früchte aus Rosengewächsen, der Gemüse aus Unkräutern und der Getreide aus Gräsersamen musste sie sich oft mit wenig, manchmal gar mit nichts Substanziellem zufriedengeben.

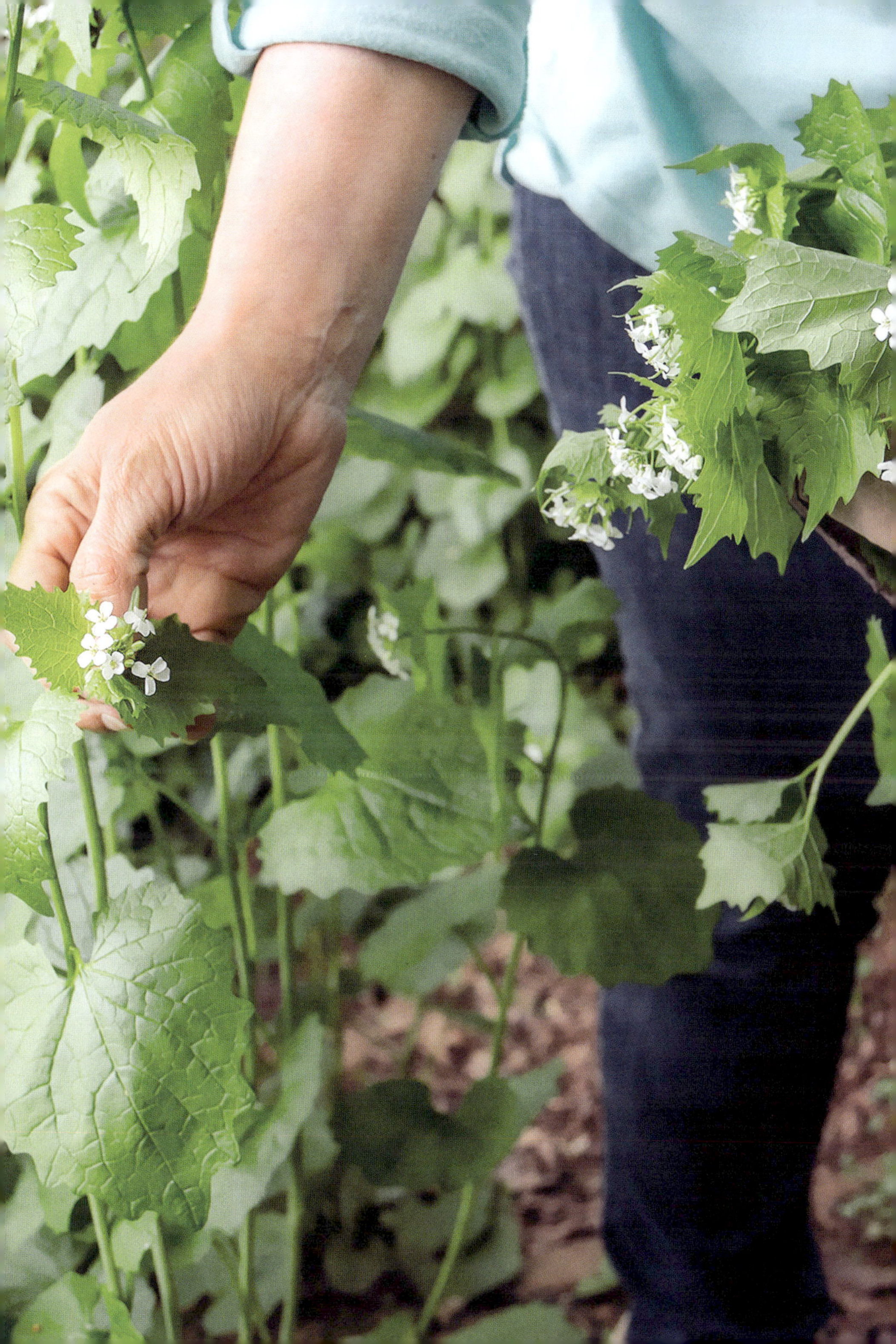

Sogar Leben retten kann dieses Nullsummenspiel. Von meinem Vater, einem Montanistik-Ingenieur, der wenig von Naturmedizin wusste, habe ich erfahren, wie er die lange Kriegsgefangenschaft mit Essen von Gras überlebte. Viele Leidensgenossen seien in der Situation verhungert, während sein Darm wenigstens zu tun hatte. Und heute, Jahre nach seinem Tod, denke ich dabei natürlich an Ann Wigmore, die Gründerin des Hippokrates-Instituts in den USA, die mit Gräsern und insbesondere Weizengras wahre Wunder der Heilung bewirkte.

Wenn die Fastensuppe noch nett variiert wird, wie es die Fastensuppen-Feen in TamanGa tun, die sie selbst noch farblich dem Tagesprinzip anpassen, wird das Ganze zum Heimspiel für Seele und Körper, der erst spät – wenn überhaupt – merkt, was da läuft beziehungsweise wie wenig da geht. Die Suppe – mit Gewürzen und Blumen verziert, aber immer ohne Salz – wird ständig, auch in der Konsistenz, verändert. Ist sie morgens etwa püriert, lässt sie sich gut in Thermoskannen oder Flaschen auf die Wanderungen mitnehmen. Abends mag sie dann zur Abwechslung die ganzen Gemüsestücke enthalten, was der Seele – wie alle Abwechslung – guttut. Und der Körper bekommt dadurch richtig etwas zwischen die Zähne. Kauen beruhigt den besorgten Seelenanteil in uns neuerlich, ist es doch etwas Gewohntes, Bekanntes, Vertrautes und Verlässliches. Es jetzt richtig zu genießen ist obendrein für unsere Ernährung nach dem Fasten Gold wert.

Von der Suppe gibt es inzwischen zahlreiche Varianten. Kaum ein Sterne- oder Haubenkoch, der sich noch nicht daran versucht hätte. Nachfolgend unser persönliches Grundrezept mit verschiedenen Variationsmöglichkeiten. Beachten Sie aber bitte: Die Fastenbrühe ist durch die vielen Gewürze sehr basenbildend und sollte komplett ohne Salz gekocht und serviert werden. Wenn Sie aus Zeitgründen oder mangels genügender Zutaten Brühwürfel verwenden wollen, nehmen Sie bitte ungesalzene in Bio-Qualität. Besser wäre jedoch, die Basisbrühe immer selbst aus Gemüse in Bio-Qualität auszukochen.

Die Brühe können Sie auf Vorrat kochen und z.B. in Glasflaschen abfüllen. Im Kühlschrank hält sie sich bis zu einer Woche.

FASTENBRÜHE NACH BUCHINGER-GRUNDREZEPT

600 g Gemüse wie Lauch, Kartoffeln, Möhren,
Pastinaken, Fenchel, Sellerie, Zucchini
frische oder getrocknete Kräuter wie Thymian,
Rosmarin, Salbei, Liebstöckel
1/2 TL Kümmel
1/2 TL Nelken
1/2 TL Wacholderbeeren
2 Lorbeerblätter
1 Zwiebel, gehackt
2–3 Knoblauchzehen
3 l Wasser

- Den Lauch fein schneiden, das restliche Gemüse würfeln oder in der Küchenmaschine raffeln. Alle Zutaten ins Wasser geben, zum Kochen bringen und ca. 30 Minuten köcheln lassen. Danach die Suppe durch ein Haarsieb abseihen.

Info: Wenn Sie nicht zellstofffrei fasten wollen, können Sie das Gemüse auch weniger lang kochen und dann pürieren oder die Suppe wie eine Minestrone genießen. Wenn Sie Ihre Fastenwoche als Basenkur durchführen möchten, sind auch Kartoffeln oder Kürbis geeignet. Beide sind sättigend und basenbildend.

Die Gemüsezutaten der Brühe können Sie nach Lust, Laune und Saison variieren. Für farbliche wie geschmackliche Abwechslung sorgen z. B. Rote Bete und Tomaten. Experimentieren Sie ruhig auch mit den Gewürzen – ersetzen Sie beispielsweise den Kümmel durch eine Prise geriebene Muskatnuss, Kumin und Kardamom, ein andermal verwenden Sie eine Currymischung, etwas Tomatenmark, Zitronenschale oder auch einen Spritzer Orangensaft. Beim Fasten werden Ihre Geruchsnerven so fein, dass Sie sich leicht inspirieren lassen können.

Smoothies – grün und köstlich

Morgens schmeckt – zumindest nach einigen Tagen – ein sogenannter Grüner Smoothie meist noch besser als die Suppe, wobei er keine Alternative darstellen muss. Er lässt sich farblich, geschmacklich und in der Konsistenz fast beliebig variieren und kann inzwischen auf ein Millionenheer von Anhängern blicken. Ursprünglich von Victoria Boutenko als Grüner Smoothie wegen seines hohen Chlorophyllgehaltes kreiert, ist er mittlerweile wie kaum ein anderes Getränk variiert, verfeinert, verbessert und leider gelegentlich auch »verbösert« worden.

Medizinisch gesehen bleibt sein besonderer Charme mit dem Reichtum des Originals an grünen Pflanzen(-Blättern) verbunden. Chlorophyll sorgt für das Grün, die Farbe des Wachstums und der Hoffnung. Es ist ein ganz ähnliches Molekül wie Hämoglobin, das unser Blut rot färbt durch das im Zentrum stehende Eisen(atom). Dieses versorgt uns mit Energie und transportiert sie im Organismus. Entsprechend ist Chlorophyll für die Pflanzen von ähnlich zentraler Bedeutung wie das Blut für uns. Beim Chlorophyll sitzt anstelle des Eisens im Zentrum ein Magnesiumatom, das Mineral der starken Nerven. Tatsächlich tun uns Chlorophyll und Magnesium in unserer heutigen hektischen Zeit sehr gut. Der Trick von Victoria Boutenko, so ein einfaches Getränk so vielen schmackhaft zu machen und all das Wertvolle aus den Pflanzenzellen herauszuholen, liegt in der Zubereitungsart.

Dazu braucht es sehr hochtourig drehende, sogenannte Hochgeschwindigkeits-Mixer, wie sie heute in allen möglichen Varianten und Preislagen angeboten werden. Durch die hohe Geschwindigkeit werden nicht nur die Zellen geöffnet, sondern das Ganze wird auch angenehm schaumig und wohlschmeckend. Damit erinnern die Smoothies geschmacklich und vom Aussehen her in ihrer bezaubernden Leichtigkeit an die schaumgeborene Liebesgöttin Venus-Aphrodite, und nicht wenige Fasten-Wanderer verlieben sich auch sofort Hals über Kopf in sie.

Mittlerweile ist eine unübersehbare Fülle von Rezepten im Umlauf. Ein Grundrezept finden Sie gleich hier.

GRÜNER SMOOTHIE GRUNDREZEPT

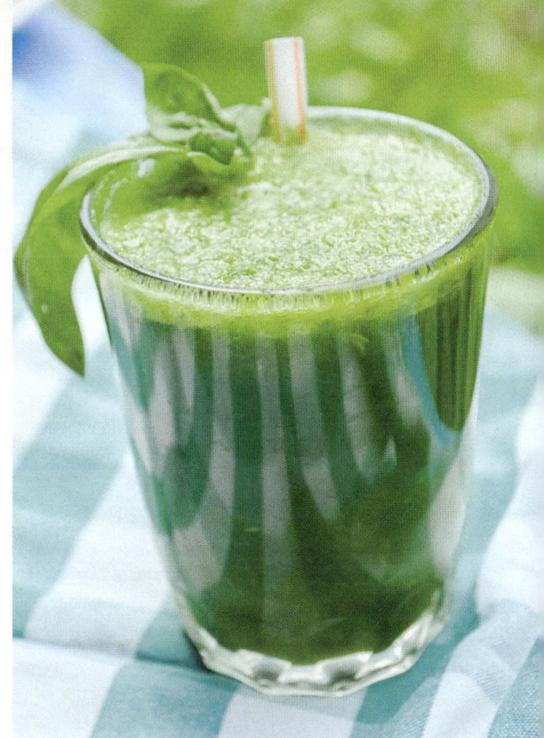

2 Äpfel
1 Zitrone mit einem Teil der Schale
1 Banane
2–3 Handvoll Brennnesseln, Grünkohl oder Spinat
300–500 ml Wasser

- Die Äpfel und die Zitrone vierteln, die Banane schälen und halbieren. Alle Zutaten in den Mixbehälter geben, 1 Minute mixen und am besten sofort genießen.

Info: Die Brennnesseln stehen stellvertretend für alle Ihnen bekannten Wildkräuter, wobei sie angenehm mild sind und so auch Smoothie-Neulingen geschmacklich entgegenkommen. Wildkräuter besitzen ein Vielfaches an Mineralien, Vitaminen und anderen Vitalstoffen gegenüber unseren Blattgemüsen.

Bei den Blattgemüsen ist Grünkohl einer der Spitzenreiter in Bezug auf den Nährstoffgehalt, und auch Spinat, Feldsalat, Mangold oder Kohlrabiblätter können gut im Smoothie verwendet werden. Wurzelgemüse gehören nicht in den Smoothie, sondern sollten lieber als Salat gegessen oder als frisch gepresster Saft getrunken werden. Das hängt damit zusammen, dass die in ihnen enthaltene Stärke nicht durch Wasser verdünnt werden sollte, da sie so schlechter verdaut wird.

Um einem Grünen Smoothie geschmacklich den letzten Schliff zu geben und auch, um das Chlorophyll zu stabilisieren, hat sich eine reife Zitrone am besten bewährt. Wenn Sie mit anderen sauren Früchten Smoothies kreieren, hat das die gleiche Wirkung.

Äpfel und Banane stehen als Beispiele für den Obstanteil. Natürlich wäre es immer am besten, reifes Saisonobst zu verwenden, möglichst naturnah angebaut oder idealerweise wild (z. B. Brombeeren, Himbeeren). Die Banane ist hilfreich, um Smoothies die cremige Konsistenz zu geben, kann aber auch weggelassen werden.

Ihrer Gesundheit und der Umwelt zuliebe empfehlen wir, möglichst immer biologisch angebautes Obst und Gemüse zu verwenden.

Tatsächlich kann man sich mit Smoothies, die sich in allen Farben – vom Gelb der Kurkuma über das Rot der Erdbeeren bis hin zum tiefen Blau der Blaubeeren – und in allen möglichen Geschmacksrichtungen zubereiten lassen, auch ernähren. Beim Fasten-Wandern kann es uns darum natürlich gerade nicht gehen, und wir bleiben der ursprünglichen Idee weitgehend verpflichtet, wobei auch wir den Geschmack mit Früchten verbessern, um uns das Wanderleben zu versüßen. Allerdings weiß ich aus Untersuchungen von Prof. Andreas Michalsen von der Universitätsklinik der Charité in Berlin, dass Früchte während des Fastens den Wachstumsfaktor IGF-1 weniger stark sinken lassen, was für die heilsamen Wirkungen des Fastens bei Krebs wichtig wäre.

Insgesamt ist der Smoothie das ideale Pendant zur modernen hochverdünnten Nahrung, die schon deshalb dick macht, weil wir gewohnt sind zu essen, bis der Magen voll ist. Dabei kommen aber mit moderner hochverdichteter Nahrung ungleich mehr Kalorien zusammen als früher. Insofern ist der Smoothie eine ähnlich trickreiche Ernährungsvariante wie die Fastensuppe – nur eben auf bezaubernd venusische Art. Die Zutaten können wir auf den Wanderungen sogar selbst suchen oder (in TamanGa) im Biogarten sammeln. Natürlich sind sie ganz frisch am besten. Bei Kräuterwanderungen, die sich mit dem Fasten-Wandern wundervoll kombinieren lassen, fällt das Smoothie-Grün gleichsam wie nebenbei ab. Zweite und dritte Portionen der Smoothies lassen sich gut auf Fasten-Wanderungen mitnehmen.

Rohkost-Geschenke von Mutter Natur

In unseren gemeinsamen Fasten-Wander-Wochen und besonders beim Genuss-Fasten-Wandern haben sich auch kleine Rohkostsammlungen auf dem Weg bewährt. Diese haben den wunderbaren Nebeneffekt, uns beim Finden und Kosten zu zeigen, wie vielfältig die Angebote von Mutter Natur sind. Es ist so einfach und schön, uns ihr wieder zu nähern und von ihr nähren zu lassen. Und schon während einer Woche kann sich das dankbare und zugleich erhebende Gefühl einstellen, was für eine große, wundervoll nährende Mutter wir an ihr haben, ganz abgesehen von den Naturschönheiten, mit denen sie uns beschenkt.

Kaum etwas steht am Wegesrand, das gar nicht essbar oder auch nur ungenießbar wäre. Und nur ganz weniges ist wirklich giftig wie die Herbstzeitlose (Colchicum) oder der Schierling (Conium). Auch die Stauden des weißen Germer (Veratrum album) sollten wir stehen lassen, ebenso wie die des Eisenhuts (Aconitum). Insgesamt sind die wirklich giftigen Pflanzen rasch zu lernen. Und der ganze Rest ist ein Geschenk der Natur an uns. Wenn aber schon Kühe, die längst nicht so dumm sind, wie wir sie oft nennen, den gelben Hahnenfuß stehen lassen, sollten wir das auch tun, einfach weil er kaum genießbar ist.

Ansonsten bietet uns Mutter Natur mit ihren Kräutern und Gräsern, Blumen und Stauden, ihren Büschen und Bäumen eine schier unübersehbare Fülle an Köstlichkeiten, die zum Kosten und Sammeln einladen und uns unserer großen Mutter wieder nahe bringen können.

Fasten-Wandern als Weiterentwicklung der Mayr-Kur – Kauschule und Darmmassage

Wer ein wenig Rohkost mit auf die Fasten-Wanderung nimmt oder sich mit anderen um die Suppenschüssel versammelt, hat die Chance einer richtiggehenden Kauschule, wie sie von der Mayr-Kur bekannt ist. Eine Möhre oder ein Kohlrabi, mit auf den Weg genommen, bietet ideale Gelegenheit, das Gemüse Schritt für Schritt und Biss für Biss wandernd und kauend zu flüssigem Saft zu verarbeiten. Gut kauen und damit auch zugleich langsam essen zu lernen ist eine große Chance für ein gesünderes Leben. Auch die Gemüsesuppe mit großen und jedenfalls festen Gemüsestücken bietet gute Gelegenheit, auf dieser Ebene noch einen substanziellen Fortschritt zu besserer Verdauung zu schaffen. Unsere Verdauung beginnt tatsächlich im Mund beim Kauen und Einspeicheln, und objektiv werden schon hier Kohlenhydrate durch die Amylase des Speichels verdaut. Das verbessert die Ausgangslage für die Gesamtverdauung deutlich, denn natürlich liegt auch hier im Anfang bereits alles.

Tatsächlich können wir die beiden Hauptanliegen der Mayr-Kur fastenwandernd gleichsam nebenbei und mit etwas anderen weiterentwickelten Maßnahmen verwirklichen. Während sich die Darmmassage, das zweite Bein der Mayr-Kur, mit jedem Schritt und Atemzug von selbst und nebenbei ergibt, ist bezüglich der Kauschule heutzutage einiges zu verbessern.

Auch die Gepflogenheiten der Mayr-Kur lassen sich heute gut weiterentwickeln und dabei substanziell verbessern. Wir werden nicht ausgerechnet alte Brötchen mit Kuhmilch einspeicheln. Das würde F. X. Mayr, der Begründer der Kur, nach heutiger Erkenntnislage bezüglich Weißmehl, Kuhmilch und der Notwendigkeit frischer Nahrung mit Sicherheit ebenfalls nicht mehr empfehlen. Im Gegenteil würde er wohl, um sich Biophotonen, das Leuchten des Lebens zu sichern, seine Kauschüler an etwas Frischem von erlesener Bio-Qualität üben lassen. Dazu eignet sich ein wenig ausgewählte Rohkost ganz ideal, wie schon ganz zu Beginn des Lebens als idealer Einstieg in Babys erste Kauversuche.

Wer sich während des Fasten-Wanderns angewöhnt, hingebungsvoll zu kauen, wird durch diese Kauschule automatisch langsamer essen lernen, was für alle Verdauungsprobleme von großem Vorteil ist. Ausgesprochen bewusstes Kauen ist auf den Wanderungen eine willkommene Abwechslung und stört den Fastenprozess nicht. Tatsächlich ist beim sogenannten Buchinger-Fasten ebenfalls ein frisch gepresster Obst- oder Gemüsesaft erlaubt. Letzterer hat obendrein den Vorteil, das Wachstumshormon IGF-1 weiter absinken zu lassen. IGF-1 sorgt für schnelle Zellteilung und reduziert die sogenannte Apoptose, den Zellselbstmord alter, verbrauchter und geschädigter Zellen. Gerade letzteres Phänomen ist wichtig und unterstützend beim Fasten und macht es zu einer exzellenten Unterstützung jeder Krebstherapie. Insofern ist langsames genüssliches Kauen von Gemüse gesundheitlich dem von Früchten unbedingt vorzuziehen. Durch exzessives Kauen entstandener Gemüsesaft ist also doppelt sinnvoll und unterstützend für späteres gesundes Essen.

Neben der Kauschule ist bei der Mayr-Kur an zweiter Stelle die Darmmassage zu nennen. Fasten-Wandern fordert die Atmung, abhängig von der damit verbundenen Anstrengung. Die rhythmischen Bewegungen unseres Hauptatemmuskels, des Zwerchfells, massieren auf natürliche Weise den Bauch und damit auch den Darm. So bringt Wandern nicht nur die Beinmuskeln, sondern über den Atem auch den Darm in Schwung. Die Qualität dieser natürlichen Darmmassage, die mit dem Fasten-Wandern einhergeht, ist allerdings abhängig von gut funktionierenden Bauchmuskeln. Wo diese mangels Übung erschlafft und zurückgebildet sind, wird das Zwerchfell beim Einatmen lediglich den Bauch nach vorn drücken. Sind die Bauchmuskeln aber in guter Form, bilden sie vom Rippenbogen bis zum Schambein eine durchgehende Muskelplatte, die das verhindert. In dieser Situation ermöglichen tiefe Atemzüge die erwünschte und natürliche rhythmische Massage des Darmes. Insofern ist ein begleitendes Kräftigungs- und damit Aufbauprogramm für die Bauchmuskeln beim Fasten-Wandern sehr sinnvoll. Entsprechende Übungen finden Sie an späterer Stelle.

Die Mayr-Variante des Fastens ergibt so mit Fasten-Wandern kombiniert eine weitere wundervolle Synergie. Gehen bringt ganz natürlich Bewegung in den ganzen Körper. Forciertes Gehen aber wie bei Anstiegen intensiviert die Atmung noch mehr und bringt so die Zwerchfell-Kuppel verstärkt dazu, bei jedem Einatemzug massierend auf den Darm zu drücken. So gesehen hat die Landschaft, durch die uns die Fasten-Wanderungen führen, erheblichen Einfluss auf diesen Massageeffekt. Wandern in hügeliger Landschaft oder sogar im Gebirge ist natürlich noch ungleich wirksamer als ebenerdiges Wandern. Bei Letzterem könnte allerdings die Gehgeschwindigkeit den Massageeffekt intensivieren. Solche Synergien werden wir beim Fasten-Wandern noch häufig finden.

Darmreinigung beim Fasten-Wandern – ganz von selbst

Die beschriebenen Suppen, Smoothies und Rohkosteinlagen haben alle die Gemeinsamkeit, nicht nur ballaststoffreich zu sein, sondern eigentlich reine faserige Ballaststoffe zu bieten. Kombiniert mit viel gutem Wasser, am besten reifem Quellwasser, oder auch verdünntem, trübem Apfelsaft, können sie sogar mild abführend wirken. So fördern sie den Stuhlgang in Kombination mit der reichlichen Bewegung wie kaum etwas anderes. Damit aber entfällt das sonst beim Fasten anstehende Darmreinigungsprogramm. Entscheidend ist ja nur, mindestens jeden zweiten Tag Stuhlgang zu haben. Auf welche Weise man das erreicht, spielt eigentlich eine Nebenrolle, der Einlauf ist kein Selbstzweck. Durch den Ballaststoffreichtum dieser Fastennahrung und die Massage beim Wandern lernt der Organismus meist relativ rasch, in eigener Regie wieder für Ordnung und Sauberkeit im Darm zu sorgen. Natürlich ließe sich noch zusätzlich mit Abführtees und Einläufen nachhelfen, aber sobald sich der Organismus auf das ganze Fasten-Wander-Programm eingelassen hat, ist derlei meist überflüssig.

Allerdings kann ein Einlauf bei Fasten-Wanderungen Vorteile bieten. Unter Umständen gelingt die Umstellung schneller, anfängliche Kopfschmerzen und muskuläre Anspannungen bis hinauf in Nacken und Schultern werden gelindert oder sogar aufgelöst.

Eine Verlagerung der Därme nach vorn in einen Kugel- oder Hängebauch wäre jetzt gut durch ein Aufbauprogramm der Bauchmuskeln langsam wieder rückgängig zu machen. Die Fasten-Wander-Zeit ist wundervoll geeignet, solch ein Programm in Gang zu bringen. Es braucht aber noch etwas mehr dazu als nur das Gehen. Andererseits lässt sich dadurch nicht nur die ständige Darmmassage zurückgewinnen, sondern das Bauchfett wird durch diesen zusätzlichen Anreiz zum Wandern noch rascher zurückgehen. Damit ersparen wir uns seine sehr unguten hormonellen Wirkungen wie auch viele andere Unannehmlichkeiten. Immerhin steigt das Alzheimer-Risiko mit jedem Zentimeter Bauchumfang. Und ganz nebenbei wird die Silhouette ansehnlicher. Ein über die Zeit sehr effektives Bauchmuskel-Programm braucht nicht mehr als drei Minuten pro Tag.

»Fasten ist notwendig, denn die Seele wird durch zu viel Blut und Fett erstickt und ist dann nicht fähig, göttliche und himmlische Dinge einzusehen und zu beurteilen.«

Galenos, Arzt am römischen Kaiserhof

Das Bauchmuskel-Programm

→ **ÜBUNG 1:** Man legt sich auf den Rücken zu Füßen eines Stuhls, auf den sich die Beine bequem so ablegen lassen, dass sich zwischen Unterschenkeln und Oberschenkeln einerseits und Oberschenkeln und Rumpf andererseits jeweils ein rechter Winkel bildet. Dann fasst man mit den Fingern sanft die eigenen Ohr(läppch)en, kommt mit dem Oberkörper mittels Bauchmuskeln hoch und berührt möglichst mit den Ellbogen die Oberschenkel.

Anfangs wird diese Übung wahrscheinlich nur ansatzweise möglich sein, aber mit der Zeit immer besser gelingen und weitergehen. Wem das wegen weitgehend ausgefallener Bauchmuskeln zu frustrierend erscheint, der kann sich mit der erleichterten Festhalte-Variante von Übung 2 und mittels Übung 3 langsam, aber sicher an die erste Übung heranarbeiten. So wird ihr Gelingen auch zu einer Art Erfolgskontrolle des ganzen Aufbauprogramms.

→ **ÜBUNG 2:** Man legt sich bequem auf den Rücken, die Arme hinter dem Kopf entspannt auf dem Boden. Nun hebt man langsam und ohne Schwung zu holen den Unterleib mit angezogenen Beinen hoch und bringt ihn über den Kopf in eine Kerzenposition, ohne aber die Beine zu strecken oder die Arme zu Hilfe zu nehmen.

Wenn das aus anfänglichem Mangel an Bauchmuskeln noch nicht geht, hilft es, sich mit den Händen hinter dem Kopf irgendwo festzuhalten (etwa an einem Tischbein), bis die Übung später auch ohne diese Hilfe gelingt.

→ **ÜBUNG 3:** Man nimmt sanft den Hinterkopf in beide verschränkte Hände und hebt ihn vom Boden ab, ebenso die Beine, so dass diese knapp über dem Boden in der Luft schweben. Nun gilt es, die Beine erhobenen Hauptes langsam und bewusst rhythmisch anzuziehen und auszustrecken.

Wie oft sind die Übungen zu wiederholen? Die schlechte Nachricht: Alle Kräftigungsübungen sind so lange zu wiederholen, bis die angesprochenen Muskeln brennen, womit sie ihre Überforderung signalisieren – und dann noch fünfmal. Diese geringe Überforderung ist als Anreiz notwendig, um mehr Muskeln aufzubauen.

Die gute Nachricht: Bei vielen werden fünf Wiederholungen anfangs und für einige Zeit reichen.

Die noch bessere Nachricht: Wenn später mehr Wiederholungen nötig sind, bis das Brennen eintritt, ist das ein Zeichen, dass das Programm Erfolg hat und der Muskelaufbau in Gang gekommen ist. Motivierend mag die Erkenntnis sein, dass mit den Bauchmuskeln nicht nur die natürliche Darmmassage zurückkommt, sondern wichtige gesundheitliche und auch ästhetische Vorteile hinzukommen.

Keineswegs geht es darum, sich einen Waschbrettbauch anzutrainieren. Bauchmuskeln können auch wunderschön unter einer weichen weiblichen Fettschicht wachsen, die den Bauchnabel sanft mit einem weichen Hügelring einfasst. Männer fasziniert dieser sanfte Ring ungemein. Nicht ohne Grund gibt es das arabische Sprichwort: Eine Frau ohne Bauch ist wie ein Himmel ohne Sterne.

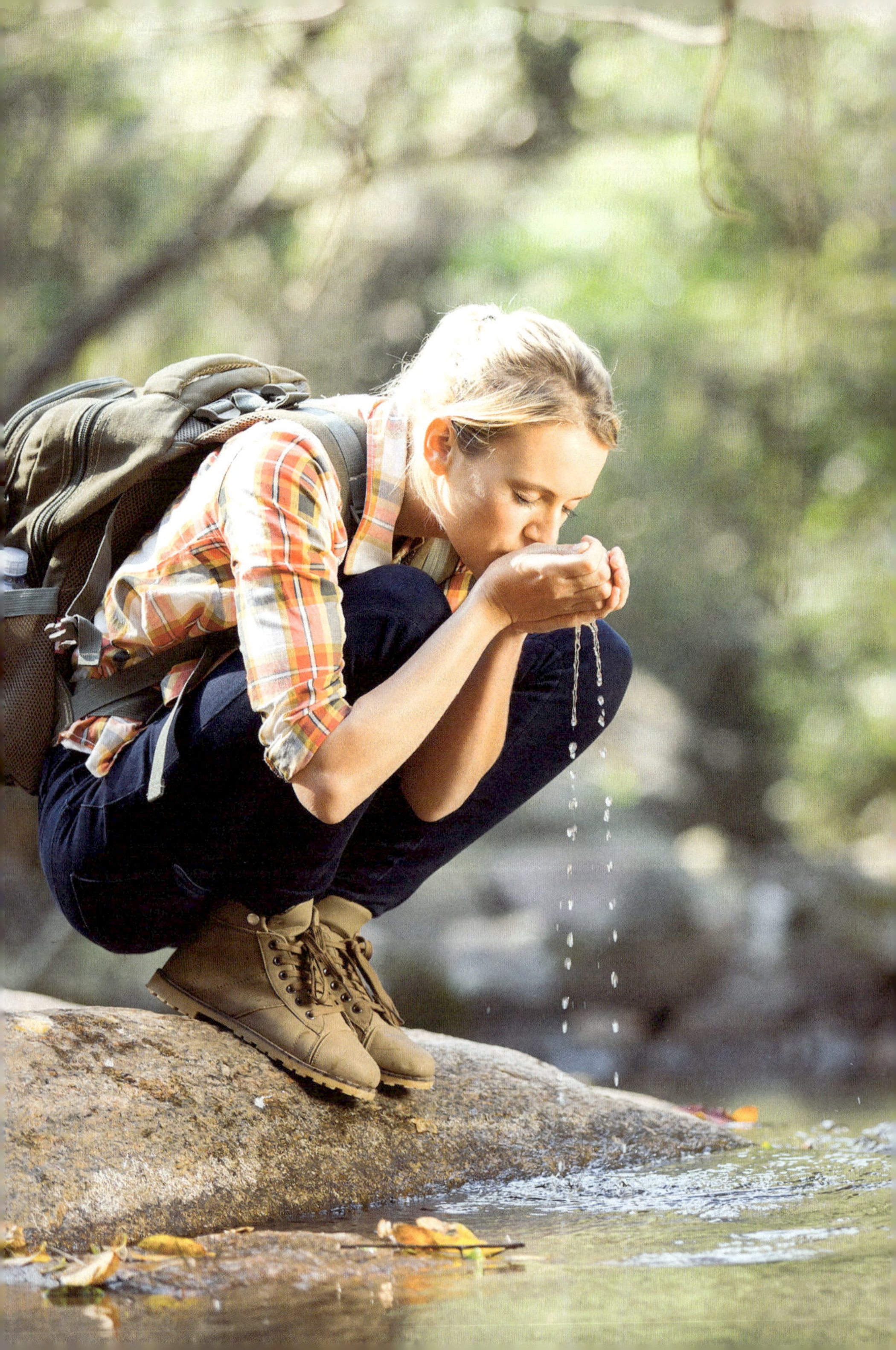

Wasser, Trinken und Schwitzen

Beim Fasten-Wandern ist Trinken noch wichtiger als beim sonstigen Fasten, weil wir bei Bewegung mehr schwitzen und insofern höhere Wasserverluste haben. Trinken ist überhaupt und generell noch wichtiger als Essen, und beim Fasten, wo Essen weitestgehend wegfällt, tritt es noch mehr in den Vordergrund. Das beste natürliche Maß ohne Literangaben wäre, tagsüber immer für hellen Urin zu sorgen. Konkrete Mengenangaben machen keinen Sinn, da sie vom Ausmaß der körperlichen Betätigung und vom Schwitzen abhängen, das wiederum typabhängig ist.

Auf herausfordernden Wanderungen mag das auch deutlich über die ansonsten üblichen zwei Liter hinausgehen. Was immer wir herausschwitzen, sollten wir zusätzlich wieder trinken und zu den üblichen zwei Litern pro Tag hinzuzählen. Keinesfalls darf man es auf Gewichtsverluste durch Schwitzen anlegen, weder beim Wandern noch in Sauna oder Tepidarium. Besonders Letzteres, als Wärmekammer mit 37 Grad, hat sich für uns nach Fasten-Wanderungen zum Regenerieren und Dehnen bewährt.

Schwitzen durch Bewegung, eben durch Wandern, ist generell gesünder als passives Schwitzen durch äußere Wärmezufuhr. Trotzdem ist diese immer noch eine gute Möglichkeit für den Organismus, seinen Stoffwechsel anzuheizen und über die Schweißabsonderung Überflüssiges loszuwerden. Die zum Fasten(-Wandern) am besten passende, weil mildeste Form ist das Tepidarium, die Wärmekammer der alten Römer, die mit Temperaturen in der Nähe der Körpertemperatur von 37 bis 38 Grad zu mildem Schwitzen über längere Zeiträume, ruhig auch von einer Stunde und mehr, führt. Die finnische Sauna mit Temperaturen oberhalb von 90 Grad verursacht dagegen Schweißausbrüche, mit denen der Organismus über die Verdunstungskälte verhindert, seine Kerntemperatur in Fieberbereiche ansteigen zu lassen.

Zum Fasten-Wandern gut passende Alternativen sind Bio-Sauna und Schwitzgrotte. Bei ihren Temperaturen zwischen 50 und 60 Grad ist der Organismus ohne Überforderung in der Lage, zusätzlich loszuwerden, was sich an Schlacken über die Haut ausscheiden lässt.

Lebendiges Wasser aus reifen Quellen

Gutes Wasser ist – nicht nur beim Fasten – noch wichtiger als gute Lebensmittel. In TamanGa, unserem Fasten-Zentrum in der Südsteiermark, in dem wir verschiedene Fasten-Wander-Wochen anbieten, unternehmen wir viel, um gutes Wasser zu erhalten. Die Möglichkeiten, Wasser noch zu verbessern, werden ja immer umfänglicher. Eine Anfrage beim Wasserwerk kann klären, inwieweit Verbesserungen notwendig sind.

Leider ist das heute häufig der Fall, da die Wasserwerke immer mehr Kompromisse machen. Ein Grund ist die starke Belastung des Grundwassers durch die Massentierhaltung. So wird das Leitungswasserangebot immer ungenießbarer. Seit ich für Marion Schimmelpfennigs Buch *Die Mineralwasser- und Getränke-Mafia* das Vorwort schrieb, habe ich da viele Illusionen verloren. Auch (noch) kommunale Wasserwerke geraten zusammen mit der Politik verstärkt unter den Druck und die Macht von Konzernen, und die Wasserqualität kommt dabei erschreckend unter die Räder. Was aber tun, wenn das richtige Wasser so essenziell für das Fasten ist?

Meine Wassergeschichte

Zum Glück habe ich mich über die Jahrzehnte meines Arztseins immer für Wasser interessiert und meinen Patienten und Leser(innen) empfohlen, täglich genug gutes Wasser zu trinken. Aber was ist genug und vor allem gut?

Das Maß ist noch einfach: zwei Liter sauberes Wasser pro Tag, das frei von Schadstoffen wie Nitrat ist.

Aber was ist gut (genug)? Zu Beginn habe ich noch gutes Grundwasser aus der Leitung empfohlen. Aber das gibt es – vor allem aufgrund von Verseuchung durch die Massentierhaltung – immer seltener. Ursprünglich las ich die Arbeiten des österreichischen Wasserpapstes Viktor Schauberger und suchte mein persönliches Wasserglück bei Grander und Blocher. Dann habe ich lange viel Geld in verschiedene Reinigungs-, Verbesserungs- und Veredelungssysteme für Leitungswasser gesteckt und die meisten Systeme und Geräte ausprobiert.

In TamanGa steht heute noch die Gegenstromosmose-Anlage der Vorgänger, die mit großem Anspruch »Best Water« verspricht. Aber ist ein solches völlig von allen Teilchen entleertes Wasser wirklich am besten? Kommt es nicht wesentlich auf die Art der Teilchen und ihre Zusammensetzung an? Bestes Quell- und auch Regenwasser ist tatsächlich arm an Teilchen, aber es enthält noch einige Mineralien, und seine Gesamtkomposition hängt von ihnen ab. In Ländern mit verschmutztem Wasser ist Gegenstromosmose sicher gut, aber bestes Wasser muss einfach besser schmecken.

Daneben steht die Elektrolyse-Anlage für basisches Wasser, das wegen seiner antioxidativen Wirkung während Fasten- und Detox-Zeiten unbestrittene Vorteile hat und das ich während meiner Fasten(-Wander-)Kurse auch lange empfohlen habe, aber auf Dauer schmeckte es vielen nicht.

Am liebsten getrunken haben meine Fastenden das »hexagonale Wasser«, das verblüffend frisch schmeckt und auf geheimnisvolle Weise einen ganz besonderen Aggregatzustand aus Leitungswasser hervorzaubern soll. Es ist auch das Wasser, das die TamanGaler selbst auf Dauer bevorzugt tranken.

Über die Zeit stellte sich jedoch heraus, dass die von bester, selbst und mit Achtsamkeit angebauter, Vollwertkost verwöhnten und sensibilisierten TamanGaler einer nach dem anderen anfingen, sich vom Wasser einer 15 Kilometer entfernten Quelle zu bedienen. Wer so aufwendig und im Schichtdienst sein persönliches Wasser besorgt, muss Gründe haben. Diese fand ich bei meinen Recherchen immer im Geschmack. Jedenfalls verlor ich so den Mut, teure Geräte für den Heim- und vor allem Dauerbetrieb zu empfehlen. Stattdessen erwachten meine alte Vorliebe und mein Interesse für reifes, das heißt natürliches Quellwasser wieder, Wasser also, das von selbst, seiner eigenen Natur folgend, als artesische Quelle nach langer Reise durch Mutter Erde wieder an die Oberfläche tritt. Ein Geschenk der Natur also, das sich von sich aus und aus freien Stücken anbietet. Aller technische Aufwand erübrigt sich, wenn man eine solche Quelle nutzen kann. Dumm nur, dass wir nicht alle eine im Garten haben.

Wie immer in meinem Leben stieß ich schon bald auf die Lösung. Solch lebendiges Wasser, erfuhr ich von dem Wasser-Liebhaber Johann Abfalter, zeichne sich – in Glasflaschen abgefüllt – durch große Stabilität aus, es kippe nicht einmal, wenn man eine Woche mit dem Mund aus der Flasche trinke. Im Gegenteil, er belegte mir mit Untersuchungen, dass der Keimgehalt mit der Zeit und im Gegensatz zu anderem Wasser sogar geringer wird, wenn man es stehen lässt. Mit der Zeit des Stehens entwickelt es keinerlei abgestandenen Geschmack.

An mir selbst und meinem Umfeld erlebe ich nun seit Monaten, dass ein solches lebendiges Wasser aus natürlichen Quellen die ideale (Lebens)Basis ist. Wo das gewährleistet ist, sollte der individuelle Geschmack bei der persönlichen Wasserwahl entscheiden. Ich machte einen sensorischen Test, also einen Geschmackstest, zuerst zwischen sieben reifen Quellwassern im Kreis von Wissenschaftlern und Kollegen und erlebte die »Lichtquelle« aus dem Hause St. Leonhards als mir am besten schmeckend. Anschließend testete ich weitere reife Quellwasser, es blieb aber geschmacklich bei der ersten Wahl.

Dieses Wasser – selbstverständlich aus Glasflaschen – trinkend, durfte ich erleben, wie gut es mir damit geht. Mein engster Mitarbeiter machte mit seiner »Sonnenquelle« von Anfang an ähnliche Erfahrungen. Inzwischen habe ich viele solcher sensorischen Tests mit Kursteilnehmern durchgeführt und erlebte die beeindruckenden Wirkungen. Vor allem freut mich als Fastenarzt, wenn vor allem Frauen, die sich bis dahin schwertaten, die genügende Menge zu trinken, ihr ganz persönliches Wasser als so weich und angenehm, geradezu süffig empfanden und kein Problem mehr hatten, ihre zwei Liter täglich zu trinken.

Natürlich bin ich als Arzt ständig verlockt, aus einer langsam wachsenden Auswahl guter Quellwasser nach Krankheitsbildern zu verordnen. Rückwirkend erlebe ich aber immer wieder staunend, wie der individuelle Geschmackstest das viel besser kann. Mit ihm übergeben wir die Entscheidung dem inneren Arzt. Und wenn ich seine Ergebnisse mit vorhandenen Zuordnungslisten der Erfahrungsmedizin vergleiche, bin ich oft erstaunt.

Das ist dieselbe Erfahrung, die ich schon in *Das Geheimnis der Lebensenergie in unserer Nahrung* dargestellt habe. Hätte ich von Anfang an auf meinen Geschmack geachtet, hätte ich schon immer so gegessen wie jetzt: pflanzlich-vollwertig und glutenfrei. Das Gleiche finde ich jetzt beim Wasser: auf der guten Basis reifen Quellwassers dem eigenen Geschmack folgen und seine individuelle Quelle auswählen.

Und ich bin offen dafür, dass die Quelle mit der Zeit und meiner Befindlichkeit wechseln kann, so, wie eben Geschmäcker sich verändern und Menschen sich entwickeln. Immer mehr bestätigt sich mein Gefühl, dass unser Organismus mit seiner Körperintelligenz genau nach dem verlangt, was er – und damit wir – braucht. So wird Trinken zu einer natürlichen Therapiemaßnahme, die jedes Fasten(-Wandern) sehr unterstützt.

Schlaf als Nahrung

Von ungeheurer Wichtigkeit für den Erfolg des Fasten-Wanderns ist guter, erholsamer Schlaf. Tatsächlich kann Wachstum immer nur im Schlaf geschehen, von den Muskeln bis zum Bewusstsein. Das ist wissenschaftlich schon lange klar, wenn auch noch viel zu wenige daraus bisher Konsequenzen ziehen. Wie wichtig selbst die Schulmedizin das regenerierende Wachstum im Schlaf nimmt, zeigt ihre Wiederentdeckung des alten Tempelschlafes in Gestalt des künstlichen Komas. Dabei legt sie den Patienten, insbesondere in scheinbar aussichtslosen Situationen, in einen künstlichen Schlaf, bei dem der innere Arzt dann wahre Wunder wirken kann.

Schlaf ist auch entscheidend für alle Regenerations- und Reparaturmaßnahmen des Organismus beim Fasten. Beide setzen guten Schlaf voraus und kommen durch ihn erst richtig in Gang. Wobei er nicht besonders lang sein muss. Tatsächlich gibt es Phasen beim Fasten, wo das Schlafbedürfnis sogar deutlich sinkt. Wenn der Körper aber Schlaf verlangt, sollte er ihn immer, besonders aber beim Fasten bekommen, um anstehende Regeneration und notwendige Reparaturen durchführen zu können und Lernprozesse auf

Dauer im System zu verankern. Letzteres ist sogar wissenschaftlich bestätigt: Alles Gelernte wird erst durch anschließenden Schlaf langfristig behalten. Sogar Vögel können tagsüber gehörte neue Melodien erst nach ausreichendem Schlaf auswendig nachsingen. Bei uns Menschen wissen wir aus Erfahrung längst, dass erlerntes Wissen sich im anschließenden Schlaf verankert. Selbst tagsüber gesetzte Reize zum Muskelaufbau lassen sich erst nachts in konkretem Muskelwachstum realisieren.

Insofern kommt dem Schlaf beim Fasten-Wandern wie bei allen Fastenarten vorrangige Bedeutung zu. Wer richtig müde ist und schlafen kann, sollte dem immer und unbedingt nachgeben – am besten in den dafür prädestinierten Zeiten, also nachts und mittags.

Fasten-Wandern ist auch eine ideale Gelegenheit, seinen Schlafrhythmus wieder mehr dem der Natur anzupassen, zumal wir möglichst viel draußen in der Natur sind. Kaum ist das der Fall, fallen fast alle Menschen wie von selbst wieder zurück in den Schoß von Mutter Natur und in ihren Rhythmus.

Im Dschungel gibt es bei Sonnenaufgang nur die eine Option: aufwachen. Zu laut schreien Tukane und Affen zur Begrüßung der Sonne. Die schwüle Hitze des Mittags legt ihrerseits eine entsprechende Ruhe- und Schlafpause nahe.

Auf Berghütten beginnt das Leben oft noch früher mit dem ersten Licht der Aurora. Zeit ist Sicherheit und früher Aufbruch wichtig. Da ist es verständlich, wenn mittags auf und unter dem Gipfel eine Regenerationspause fällig wird und die Abendaktivitäten sich nicht lange in die Nacht hinein ziehen.

Beim Segeln auf dem Meer beginnt das Leben in aller Regel ebenfalls mit Sonnenaufgang, und alles Weitere ergibt sich daraus. Bei Wüstenwanderungen ist die Zeit nach Sonnenaufgang die einzige, die gutes Vorankommen ermöglicht, weil die Kälte der Nacht sich in angenehme Kühle wandelt. Aber das währt nicht lange. Die schier unerträgliche Mittagshitze erlaubt nur Verkriechen.

Wo immer wir uns also Mutter Natur wieder annähern, fallen wir in ihre Rhythmen zurück. Fasten-wandernd bewegen wir uns, wann immer möglich, in Mutter Natur und tun gut daran, uns ihren Wegen auch innerlich wieder zu nähern. Nach einem frühen Beginn liegt eine ausgiebige Mittags(schlaf)pause nahe – gern auf dem Weg und in der Natur. Ein Mittagsschlaf unter einem Baum oder auf einer Wiese hat sogar seinen besonderen Charme. Im Schatten von Bäumen lässt sich auf verschiedenen Ebenen besonders gut regenerieren. Da verbinden sich die inzwischen wissenschaftlich belegbaren Heilungsreize von Bäumen und Wäldern mit den ebenso natürlichen Regenerationsmöglichkeiten des Schlafs und den besonderen des Mittagsschlafs. Täglicher Mittagsschlaf reduziert (bei Männern) die Herzinfarkt-Wahrscheinlichkeit um über 50 Prozent. Sicher ist er bei Frauen ähnlich hilfreich, nur wurde das noch nicht wissenschaftlich untersucht, wohl weil die Infarktgefahr bei ihnen noch immer und ganz zu Unrecht gering geschätzt wird.

»Das Fasten ist die Speise der Seele. Wie die körperliche Speise stärkt, so macht das Fasten die Seele kräftiger und verschafft ihr beweglichere Flügel, hebt sie empor und lässt sie über himmlische Dinge nachdenken, indem sie über Lüste und die Freuden des gegenwärtigen Lebens erhaben macht.«

Johannes Chrysostomus

Fastennahrung vom Feinsten – Rezepte und Tipps

Simone Vetters

Fastentees

Während unserer Fasten-Wander-Wochen haben sich bestimmte Kräuter als wirkungsvolle Helfer so hervorgetan, dass sie hier Erwähnung finden sollen. Für Tee-Verweigerer kann man gut schmackhafte Kräuter wie Pfefferminze oder Zitronenverbene beimischen, die den Geschmack glätten bzw. angenehmer machen. Pfefferminze hat allerdings einen kühlenden Effekt und sollte in den kalten Jahreszeiten nur sparsam zum Einsatz kommen.

Die klassischen Beschwerden, die beim Fasten auftreten können, sind ein labiler Kreislauf mit Schwindelgefühl, vor allem am Morgen, migräneartige Kopfschmerzen während des Kaffee- oder Glutenentzugs oder ein Melden des Verdauungstrakts, sei es durch Sodbrennen, Übelkeit oder einfach Magengrummeln.

Es gibt einige klassische Tees, die hier in der Regel schnell helfen.

Fenchel-Anis-Kümmel – beruhigend für irritierte Bäuche

Allen stillenden Müttern ist diese harmonisierende, wärmende, beruhigende Mischung bekannt, und sie ist auch in den ersten Fastentagen bestens geeignet, um Nachschub verlangende Mägen mit der Leere zu versöhnen. Ein Magenknurren legt sich hiermit meist schnell.

Rosmarin – der Muntermacher

Am zweiten und dritten Fastentag verspüren vor allem einige Frauen Kreislaufprobleme und kommen nicht so recht in die Gänge. Bei Männern tritt diese Begleiterscheinung eher selten auf. Hier hilft phantastisch schnell ein Tässchen Rosmarintee. Er regt die Durchblutung an, stabilisiert den Blutdruck und macht müde Geister munter.

Ingwer – Wärmespender und Entgiftungsgenie

Während der gesamten Fastenzeit hilft Ingwer als Wärmespender und bei der Entgiftung des Verdauungstrakts. Er wirkt antibakteriell und durchblutungsfördernd und hilft bei Übelkeit, Migräne, Verdauungsbeschwerden, Muskelschmerzen und Rheuma. Er putzt unser System sozusagen durch – bis in die feinen Kapillaren.

Schneiden Sie für den Tee einige Scheibchen Ingwer von der Knolle und geben Sie sie in einen Liter heißes Wasser, das Sie dann über den Tag verteilt trinken. Wenn Sie Ingwer sehr lieben, können Sie auch einen Teil in kochendes Wasser reiben (z. B. mit der Knoblauchreibe) und einige Minuten auskochen. Zum Süßen empfehlen wir Xylit oder – noch besser, weil gar keinen glykämischen Index und null Kalorien – Eryfly.

Schafgarbe – Wunderhelfer für alle Anfangsbeschwerden

Wie im Zwölf-Tage-Programm noch zu erwähnen sein wird, hilft Schafgarbe bei allen Fastenbeschwerden schnell und nachhaltig. Wenn man kein frisches Kraut zur Hand hat, lässt sich Schafgarbentee in Bioläden, Drogerien oder Apotheken kaufen – direkt auf der Wanderung können wir aber auch die Blume selbst um Heilung bitten. Das Kraut wirkt fast so gut wie die Blüten (Blüte nur zwischen Mitte Juni und Anfang Oktober), und wir können einige Blättchen oder eine Blüte kauen, sei es bei Magenkrämpfen, Kopfschmerzen, Nackenverspannungen oder Menstruationsbeschwerden.

Für den Tee überbrühen Sie eine Blüte oder einige Blätter pro Tasse und lassen sie einige Minuten ziehen.

Sonstige Getränke für die Fastenzeit

Sie können überlegen, ob Sie die Fastenzeit komplett mit flüssiger, zellstofffreier Nahrung gestalten wollen. Dann wären – neben möglichst gutem Quellwasser – Tees, Zitronenwasser, salzfreie Gemüsebrühe und gepresste Säfte ratsam. Hinzu kommen grüne Bestandteile wie Grassaft oder Spirulina.

In diesem Fall empfehlen wir manchmal, unterstützend Einläufe zu machen, um den Darm zu entlasten und einer Rückvergiftung vorzubeugen.

Wenn Sie es sich leichtmachen wollen, einen Hochleistungsmixer besitzen und nicht die Geduld für Einläufe aufbringen, können Sie auch die sanftere Fastenvariante wählen, indem Sie Grüne Smoothies und andere belebende, fruchtzuckerarme Mixgetränke integrieren. Die Ballaststoffe aus Obst, Chiasaat, Brennnesselsamen und Blättern wirken sich positiv auf eine Darmreinigung aus, wenn Einläufe nicht gewünscht werden. Das für die Schleimhäute aggressive Glaubersalz empfehlen wir ausdrücklich nicht. Wer damit gute Erfahrungen gemacht hat und Glaubersalz einsetzen möchte, kann das natürlich tun, in den allermeisten Fällen allerdings geht es besser ohne. Mild abführende Wirkung hat zum Beispiel ein halber Liter Sauerkrautsaft (er sollte möglichst sehr wenig Salz enthalten und nicht täglich getrunken werden, da sich Salz im Bindegewebe einlagert und die Entwässerung bremst) oder Cassia Fistula, eine tropische Frucht, deren Fruchtmark zu leichten Durchfällen führt.

SPIRULINA-SHAKE

3 g Spirulinapulver (entspricht ca. 6 Presslingen, je nach Hersteller)
3 Spalten einer Grapefruit
250 ml Wasser

- Alle Zutaten mixen und genießen, dabei gut einspeicheln! Spirulina wird am besten über die Mundschleimhäute aufgenommen.

Info: Wenn Ihnen die Presslinge schmecken, brauchen Sie sie nicht zu mixen, sondern können sie pur verzehren. Lutschen Sie sie am besten direkt morgens nach dem Aufwachen, so erhalten Sie direkt zu Tagesbeginn einen Vitalstoffschub.

GRASSAFT

Wenn Sie eine Walzenpresse, einen Fleischwolf oder Entsafter mit Handkurbel besitzen, lohnt sich die Herstellung von Grassaft. Die Grasfaser selbst ist für unsere Verdauung nicht geeignet und kann Knäuel im Magen-Darm-Trakt bilden. Gras aber gehört zu den heilkräftigsten Pflanzen ohne schädliche Nebenwirkungen (die meisten Kräuter besitzen sehr heilkräftige Stoffe, die aber bei Überdosierung Probleme bereiten oder bei Dauereinnahme zu einem Gewöhnungseffekt führen). Schon Ann Wigmore experimentierte mit Grassaft und begleitete damit viele Patienten auf ihrem Heilungsweg. Das heute noch erfolgreich praktizierende Hippokrates-Institut unter der Leitung von Dr. Brian Clement gibt ihre Erkenntnisse weiter.

Wenn Sie keine Saftpresse, aber einen Mixer besitzen, dann können Sie das Gras auch mit entsprechender Wassermenge mixen und den grünen Trunk durch ein Haarsieb oder Tuch abseihen.

Geeignete Gräser sind

- alle Getreidegrassorten
  (können selbst gezogen oder online bestellt werden),
- alle Raygrassorten und
- deutsches Weidelgras.

Unser Kollege Bruno Weihsbrodt hat sich intensiv mit dem Anbau von Gräsern zur Saftherstellung beschäftigt. Weitere Informationen finden Sie auf seiner Homepage www.issgras.at.

Wenn Sie mit der Presse arbeiten, reichen von diesem hoch konzentrierten Getränk schon ein bis zwei Schnapsgläschen (0,2–0,4 cl), um den Tagesbedarf der meisten Vitamine zu decken.

Falls Sie inspiriert sind, recherchieren Sie im Internet oder besorgen Sie sich ein Buch über Grassaft als Vitalstoffquelle! Sehr begeisternd wirkt hier die Geschichte der vierundsiebzigjährigen Annette Larkins, die täglich frischen Weizengrassaft trinkt und sich rohköstlich ernährt. Sie sieht tatsächlich aus wie vierzig – ohne Botox oder plastische Chirurgie.

Sollte Ihnen die Frischgrasverarbeitung als zu aufwendig erscheinen: Es gibt auch Graspulver zu kaufen, allerdings empfehlen wir dann lieber frische Wild- oder Salatkräuter, denn in ihnen steckt mehr Lebensenergie. Andererseits: besser Pulver als gar kein Grün!

ERFRISCHUNG PUR

1/2 Gurke
1 Apfel
1 Zitrone mit 1/3 der Schale
einige Minzeblätter
einige Brennnesselspitzen oder Brennnesselsamen
500 ml Quellwasser

- Alle Zutaten 1 Minute lang mixen und genießen.

Info: Der Trunk als ideales Fastengetränk für den Sommer wirkt belebend und erfrischend, remineralisiert und entsäuert. Wenn es draußen kühl ist, sollten Sie die Minze allerdings lieber durch etwas Rosmarin oder Ingwer ersetzen. Sie können hier auch gern mit Ihren Lieblingskräutern experimentieren: Mit Dill, Koriander oder Giersch schmeckt dieser Powerdrink ebenfalls – ganz nach Ihren Gelüsten!

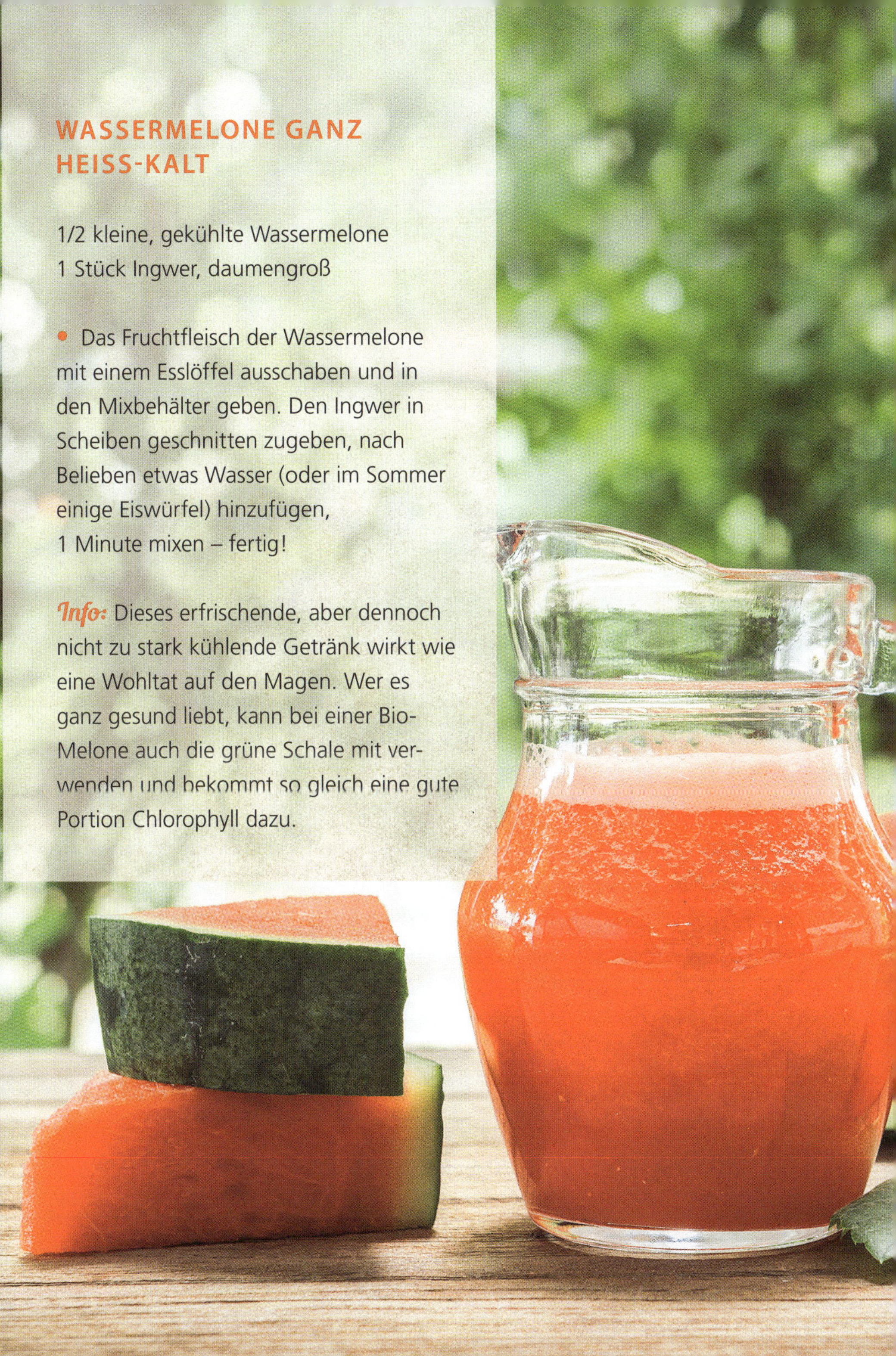

WASSERMELONE GANZ HEISS-KALT

1/2 kleine, gekühlte Wassermelone
1 Stück Ingwer, daumengroß

- Das Fruchtfleisch der Wassermelone mit einem Esslöffel ausschaben und in den Mixbehälter geben. Den Ingwer in Scheiben geschnitten zugeben, nach Belieben etwas Wasser (oder im Sommer einige Eiswürfel) hinzufügen,
1 Minute mixen – fertig!

Info: Dieses erfrischende, aber dennoch nicht zu stark kühlende Getränk wirkt wie eine Wohltat auf den Magen. Wer es ganz gesund liebt, kann bei einer Bio-Melone auch die grüne Schale mit verwenden und bekommt so gleich eine gute Portion Chlorophyll dazu.

Gemüsebrühen und Smoothies

Unter Fastenden nehmen wir oft eine strikte Trennung wahr: Es gibt Smoothie-Freunde und Suppenfans. Die einen kommen meist nicht sonderlich gut mit dem anderen zurecht. Das mag daran liegen, dass beim Buchinger-Fasten, der ursprünglich verbreitetsten gesundheitlich orientierten Fastenform unserer Breiten, jegliche Art von Zellstoff absolut tabu war, weil Buchinger davon ausging, er störe den Fastenprozess. Dr. Otto Buchinger gründete 1920 seine erste Fastenklinik und wurde während der Lebensreformphase damit bereits populär.

Die Smoothie-Orientierten kommen aus der Rohkostrichtung und sind beeinflusst von der »Smoothie-Mutter« Victoria Boutenko. Sie geht davon aus, dem Körper durch eine Vitalstoffschwemme am besten zu helfen, weil wir alle unter chronischem Nährstoffmangel leiden. Sie gibt der Frische den Vorzug. Ausgekochte Brühe ohne lebendigen Inhalt wird hier eher verschmäht.

Wie so oft haben beide Ansätze ihre Berechtigung, wobei zu Buchingers Zeiten die Forschung bezüglich Vitalstoffen, Enzymen und Antioxidanzien längst nicht den heutigen Wissensstand hatte. Buchinger würde heute sicher auch auf die Wichtigkeit der Vitalstoffe hinweisen.

Vereinfacht lässt sich folgende Beobachtung weitergeben: Buchinger-Fasten tut denjenigen gut, die sich abends etwas Warmes wünschen, das nicht nach Kräutertee schmeckt. Allerdings sollten Sie darauf achten, dass Ihre Brühe salzlos bleibt. Ein Trick, um für herzhaften Geschmack zu sorgen, ist der Breuß-Kur entliehen: Braten Sie für den Suppenfond als Erstes eine Zwiebel kräftig an. Dieser Geschmack geht dann auf die Suppe über, macht allerdings auch Appetit bei der Zubereitung. Denn Brataromen wecken bei den meisten Menschen Erinnerungen an Festtagsmahle oder Grillabende …

Viele Buchinger-Freunde berichten, dass sie sich ganz ohne feste Bestandteile noch leichter und beschwingter fühlen. Die andere Seite der Medaille ist allerdings, dass beim Fasten mit Grünen Smoothies weniger unangenehme Begleiterscheinungen an den ersten beiden Fastentagen auftreten. Übelkeit, Kopfschmerzen und Kreislaufschwäche finden wir hier seltener bei unseren

Teilnehmern. Die Remineralisierung ist besser, da durch die gute Vitalstoffversorgung Mängel im Körper schneller ausgeglichen werden. Die Antioxidanzien, also Fänger der freien Radikale, sind hier reichlicher vorhanden und fungieren als eine Art Mikro-Polizei. Alle ungebetenen Gäste werden mit ihrer Hilfe abtransportiert.

Beim Buchinger-Fasten ist es so noch wichtiger, genügend gutes Wasser zu trinken und morgens Bitterkräuter oder Heilerde zu sich zu nehmen, da die Zufuhr von Radikalfängern weitestgehend entfällt. Hier gäbe es die Möglichkeit, schmackhafte Press-Säfte zuzubereiten, die in kleinen Mengen getrunken werden können. Die Heilwirkung und den Antioxidanzienreichtum des Blattgrüns kann sich auch zunutze machen, wer eine Walzenpresse zur Verfügung hat.

Natürlich ist es auch problemlos möglich, beide Ansätze zu verbinden, wie wir es in unseren Frühjahrs- und Herbst-Fasten-Kursen »Körper – Tempel der Seele« und unseren Fasten-Wander-Kursen machen. Da gibt es morgens Smoothies und abends Gemüsebrühe. Und das ginge natürlich auch beim Fasten-Wandern zu Hause.

Saftkombinationen für ein zellstofffreies Fasten

Für die hier vorgeschlagenen Variationen, die Sie beliebig verändern können, benötigen Sie eine Walzenpresse. Mit einer Saftpresse ist sogar das Entsaften von stärkehaltigem Gemüse möglich, da die Stärke sich absetzt und nicht im Saft verbleibt. Eine rohe Kartoffel täglich mit zu entsaften tut der Leber gute Dienste. Hier sollten Sie warten, bis sich die Stärke abgesetzt hat, um dann den stärkefreien Saft abzugießen.

Wenn Sie keine Walzenpresse, sondern nur eine Zentrifuge haben, ist die Chlorophyllausbeute bei krautigen Pflanzen oder Blattgemüse sehr gering.

APFEL – ZITRONE – GRAS

3 Äpfel
1 Zitrone
1 Handvoll junges, saftiges Gras

- Das Obst klein schneiden und abwechselnd mit einigen Grashalmen durch die Presse geben.

Info: Den Saft direkt nach dem Pressen trinken, er hat jetzt die höchste Wertigkeit. Die Zitrone gibt dem Saft die erfrischende Note und stabilisiert das Chlorophyll.

APFEL – ZITRONE – LÖWENZAHN

3 Äpfel
1 Zitrone
10 Blätter Löwenzahn (nach Belieben mehr, der Saft wird dann entsprechend bitterer)

- Das Obst klein schneiden und abwechselnd mit den Löwenzahnblättern durch die Presse geben.

Info: Den Saft direkt nach dem Pressen trinken wegen der jetzt höchsten Wertigkeit. Die Zitrone sorgt für die erfrischende Note und stabilisiert das Chlorophyll.

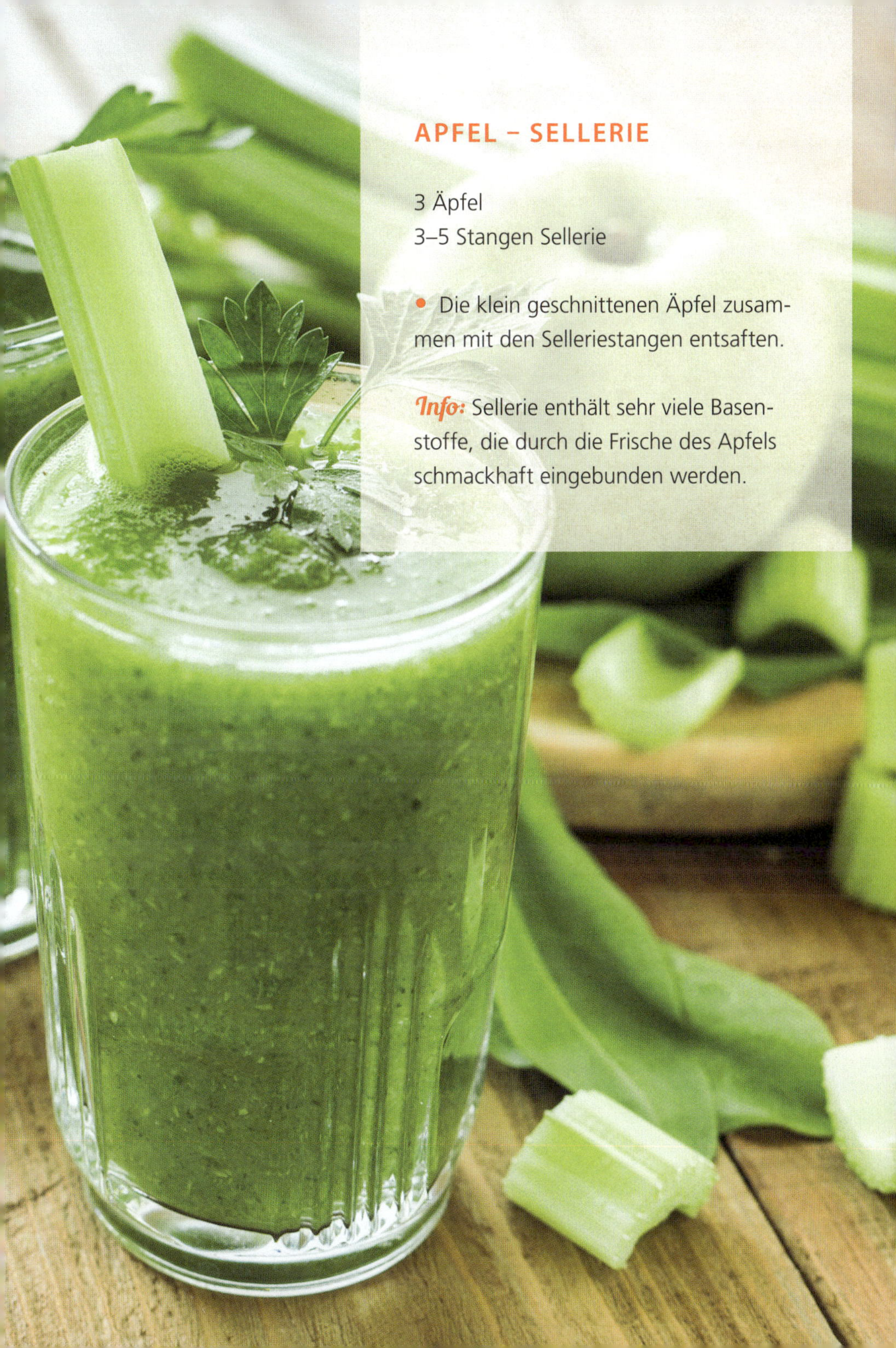

APFEL – SELLERIE

3 Äpfel
3–5 Stangen Sellerie

- Die klein geschnittenen Äpfel zusammen mit den Selleriestangen entsaften.

Info: Sellerie enthält sehr viele Basenstoffe, die durch die Frische des Apfels schmackhaft eingebunden werden.

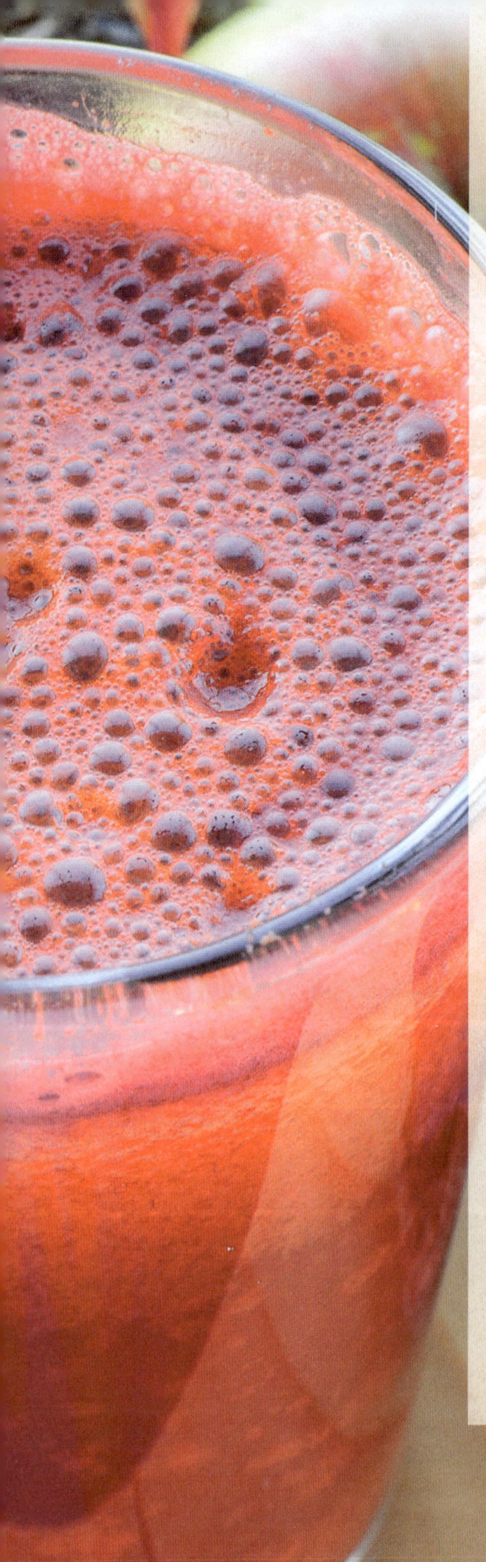

KAROTTE – ZITRONE – ORANGE

5 Karotten
1 Zitrone mit einem Teil der Schale
2 Orangen, geschält
2 Tropfen Zimt- oder Mohnöl
nach Belieben

- Karotten und Zitrone zusammen mit den Orangen durch den Entsafter lassen.

Info: Die Säure der Zitrone verhindert, dass der Saft braun wird, also schnell oxidiert. Die Fruchtaromen und die Süße der Orangen machen den Saft zu einem leckeren Geschmackserlebnis. Nach Belieben mit Zimt- oder Mohnöl abschmecken.

ROTE BETE – APFEL – ZITRONE

1–3 Knollen Rote Bete (je nach Größe)
3 Äpfel
1 Zitrone mit einem Teil der Schale

- Die Roten Beten und Äpfel klein schneiden und durch den Entsafter lassen – diese Mischung schäumt ziemlich, der Schaum ist jedoch auch gesund.

Rohkostwochen statt Fasten?

Wir haben die Erfahrung gemacht, dass viele Menschen eine Fastenzeit und Regenerationspause mit reduzierter Rohkost mehr inspiriert. Beim strengen Fasten ist dafür meist der Aha-Effekt größer und für Fastenneulinge enorm beeindruckend. Wie wenig brauche ich eigentlich, um mich glücklich und frei zu fühlen? Wenn man aber eine große Bedürftigkeit nach der Süße des Lebens, nach Liebe, einem freien Leben und Abenteuer verspürt und diese gewohnheitsmäßig mit Essen stillt statt mit der Umsetzung möglicher Herzenswünsche, dann besteht die Gefahr, dass sich während der Woche ein sehr großes Verlangen nach Süßigkeiten, Käsebroten, Pizza und anderen nicht sehr gesundheitsförderlichen Schmausereien einschleicht.

Unsere Beobachtung ist, dass während entschärfter Fastenwochen, in denen wir Smoothies, leckere Powershakes und einfache Rohkost, dekoriert mit Blüten und Wildkräutern, als Fastenmahlzeiten einbauen, sehr viel mehr Inspiration mit in den Alltag genommen wird und so nachhaltiger alte Muster durchbrochen werden. Sicherlich 40 bis 50 Prozent der Teilnehmer haben mittlerweile den Grünen Smoothie als Frühstück übernommen und berichten von viel mehr Leichtigkeit am Vormittag, besserer Konzentration und insgesamt mehr Lebensenergie.

Fastenwochen mit Rohkostprogramm sind zum Beispiel das Genussfasten und die Detoxwoche in TamanGa. Auch ein solches Programm können Sie natürlich zu Hause umsetzen, indem Sie Powershakes und Rohkostvariationen – am besten ohne Salz, Marinaden, Dressing (appetitanregend) und Nüsse und immer ohne Getreide – in Ihre Fastenwoche übernehmen, die so den Charakter einer aufbauenden Entschlackungswoche bekommt.

Fasten-Wandern als Nahrung für Geist und Seele

Bewusstes Gehen als Schule der Achtsamkeit

Fasten-Wandern ist eine wundervolle Gelegenheit, die Bewusstheit zu erhöhen und zu üben. Es entspricht also durchaus dem, was heute unter Mindfulness Erfolge und sogar Triumphe feiert, vor allem in den USA. Letztlich steht dahinter die alte Achtsamkeit und Aufmerksamkeit, die im Buddhismus schon immer hoch im Kurs stand. Je achtsamer wir leben, desto erfüllter und erhebender fühlt es sich an und desto wacher und bewusster werden wir dabei.

Gehmeditationen wie das Kinhin des Zen-Buddhismus, wo jeder Fuß bewusst und bedächtig vor den anderen gesetzt wird, machen aus dem Gehen ein seit Jahrhunderten bestens bewährtes Ritual, das Bewusstheit und Achtsamkeit in ganz ähnlicher Weise fördert wie die Sitzmeditation, die es nur scheinbar unterbricht, auch wenn es zwischen den Sitzperioden stattfindet. Solche Geh-Übungen sind natürlich sehr leicht in jede Fasten-Wander-Zeit einzubauen.

Kinhin ist die reduzierteste und ritualisierteste Form des Gehens, findet im Zendo, dem Meditationssaal, statt, und sein Rhythmus wird von den Klanghölzern des Zen-Meisters vorgegeben. Es lässt sich jedoch auch allein durchführen, etwa in Form eines zehnminütigen langsamen Gehens im Kreis. Dieses Gehen im Kreis, weit davon entfernt, sich nur im Kreis zu drehen, zeigt deutlicher als jede andere Geh-Form, dass es nicht um das Ankommen oder das Erreichen eines Zieles geht, sondern einzig um das Ritual des Gehens. Der deutscher Schriftsteller Ludwig Strauss (1892–1953) trifft das sehr genau: »Oft liegt das Ziel nicht am Ende des Weges, sondern irgendwo an seinem Rand.«

Der französische Dichter Antoine de Saint-Exupéry (1900–1944) vertritt gleichsam den Gegenpol, wenn er sagt: »Einzig die Richtung hat einen Sinn. Es kommt darauf an, dass du auf etwas zugehst, nicht, dass du ankommst.« Aber auch er betont damit noch das Gehen gegenüber dem Ankommen.

Die Haltung des Kinhin ist für alle Wanderwege ideal, auch wenn diese in der Natur natürlich ungleich mehr Achtsamkeit für den Untergrund fordern und auch viel individueller sind. Wir gehen dabei auf ein Ziel zu – wie hoffentlich im Leben –, drehen uns also nicht im Kreis, aber entscheidend ist lange vor dem Ankommen das achtsame Gehen auf dem eigenen Weg.

Ähnlich bewusst ließe sich auch auf Wald- und Wiesenwegen gehen, so dass Schritt für Schritt mit Bewusstheit gefüllt wird. Bewährt für Gruppen haben sich dabei Schweigestrecken, denn Unterhaltung hält im wahrsten Sinne des Wortes unten und fördert die Unbewusstheit. Lebensenergie und Stimmung bleiben bei gewöhnlichen Unterhaltungen wenn nicht unten, so doch niedrig, während Schweigen eine ungleich stärkere Kraft entfaltet.

So gibt es typischerweise auch in westlichen Klöstern strenge Schweigezeiten und parallel dazu nicht selten Gehmeditationen, von denen noch die kunst- und wundervollen Kreuzgänge Zeugnis ablegen. Die Erfahrungen in richtiggehenden Schweigeklöstern wie denen der Zisterzienser zeugen bis heute von der großen Kraft des Schweigens einerseits und der bewussten rituellen Bewegung andererseits. Daher wäre jedes Kloster mit Kreuzgang am Wegrand eine willkommene Einladung, einmal sehr bewusst – vielleicht sogar eine halbe Stunde – das bewusste rituelle Gehen des östlichen Kinhin auch in christlicher Umgebung nachzuempfinden und damit auch wieder zubeleben.

Mit allen Sinnen gehen – und sehen

So wertvoll und wundervoll Gehmeditationen an solchen Kultstätten alter Kultur sind, in freier Natur offenbaren sie noch ganz andere Reize, weil sie hier die Sinne ungleich mehr in Anspruch nehmen und wieder zum Wesentlichen leiten können.

Wir sind so einseitig auf die funktionale Seite unserer Sinne gepolt, dass wir schon kaum noch bemerken, wie sehr uns ihre sinnlichere, archetypisch weibliche Seite vor lauter Leistungs- und Effizienzstreben abhandengekommen ist. Immer mehr dem (finanziellen) Ergebnis verpflichtet, haben wir fast vergessen, dass uns die Sinne auch sinnlichen Genuss vermitteln können und wollen. Beim Sehen und Hören und selbst Riechen und Schmecken geht es fast nur noch um Informationsgewinn.

Dabei könnten wir neben unseren Beinen und Füßen auch unsere Augen über zauberhafte Landschaften wandern und schweifen lassen. Wir dürfen es beim Fasten-Wandern genießen, wenn sie fasziniert und berührt verweilen wollen, um Bilder hereinzulassen, die solcherart wieder zu Seelenbildern werden und bei uns moderne unterernährte Seelen-Bilder-Welten nähren. Diese Art von Sehschule passt wundervoll zum Fasten-Wandern und kann uns helfen, zu einer ganz neuen Schau zu finden und weiter zu unserer Vision.

Kein Wunder, dass die Indianer nicht ohne sie leben wollten und dass sie auch westlichen Menschen so sehr fehlt. Auch wenn sie es nur noch selten merken. Wir brauchen nicht nach Neuseeland zu reisen, um wieder neu sehen und vor allem schauen zu lernen. Wobei Ausflüge in solche Seelen-Bilder-Welten bestimmt auch wunderbare Motive finden würden. Mit dem Fokus aufs Schauen statt Sehen kann Fasten-Wandern eine beeindruckend sinnliche Qualität entfalten.

Zeitlose Geh- und Seh-Meditation

Eine ganz besondere Geh- und Seh-Erfahrung brachte mir der Besuch der Atman-Ausstellung von Bernd Kolb in Berlin. Riesige, auf magische Art von innen heraus leuchtende Porträts von Menschen, die noch in der Seelenwelt leben, von einem Meister der Bilder auf geheimnisvolle Art eingefangen, waren am Ende langer dunkler Gänge in einer alten Fabrik aufgestellt. Wir Besucher wurden geführt, aber nicht wie in der Art gewöhnlicher Kunstführungen mit Erklärungen, sondern ganz anders. Wir waren einfach aufgefordert, uns langsam Schritt für Schritt auf sehr bewusste Art den großen, lebendigen Gesichtern zu nähern. Die Langsamkeit entfaltete ihren ganzen Zauber, und aus dem Gehen wurde eine Wanderung zwischen den Welten, wie der Weg aus der profanen in eine sakrale Welt. Aus dem Sehen wurde so allmählich Schauen und Sich-Ausliefern ans innere Erleben. Bei dieser langsamen, bewussten Annäherung an ein fernes Ziel entwickelte sich ganz von selbst und von innen heraus eine zauberhafte Sicht, die bis zu Einsicht reichte – eine wirkliche Bilderschau aus einer anderen Welt, die Sehnsucht weckte. Und dabei ging es nur um bewusstes Gehen und Sehen.

Fasten-Wandern in Seelenlandschaften

Die Art der Landschaft hat natürlich immer auch symbolischen Charakter. Hügelige Kulturlandschaften mit Waldgebieten bringen uns mit den beiden entscheidenden Aspekten unseres Lebens, Natur und Kultur, in Verbindung und erinnern ans Auf und Ab des Lebens. Nach C. G. Jung gilt der Hinweg im Lebensmandala der Auseinandersetzung mit der Natur, der Rück- oder Heimweg aber ist der Kultur gewidmet. Eine Landschaft, die beides spiegelt, kann unsere Seele also mit beiden Lebenshälften und ihren Themen in Verbindung bringen, so, wie es in der frühen Literatur Homers Ilias und Odyssee vermögen.

Seenlandschaften sind Seelenlandschaften par excellence, etwa die Mecklenburger Seenplatte. Sie verbinden uns mit Gefühlswelten und Seelenthemen. Fasten-Wanderungen am Meer bringen mit dem Salzwasser zusätzlich noch das Salz des Lebens ein und ebenso den Seelenbezug und das Fernweh.

Wüsten-Wanderungen sind wegen der Hitze und des erhöhten Wasserbedarfs weniger zum Fasten-Wandern geeignet. Sie können uns mit Kargheit und Genügsamkeit konfrontieren, aber auch die Auseinandersetzung mit Endlichkeit und Tod fördern. Als Ausdruck des Lebensprinzips Saturn, zu dem auch Fasten gehört, sind sie zwar sehr herausfordernd, aber von umso größerer symbolischer Bedeutung. Auch in unserer christlich-jüdischen Tradition spielen Wüstenwanderungen eine große Rolle.

Tiefe Schluchten und Täler erinnern an Einschnitte in unserem Leben, die so tief gehen können wie der Grand Canyon und unverhofft ganz neue

Erfahrung hervorbringen. Aufwärtswandern in einer Klamm bringt uns obendrein Schritt um Schritt der Quelle näher, der äußeren und der eigenen. Solch eine Klamm-Wanderung könnte unter dem Motto »Zur eigenen Quelle gehen« auch ein Exerzitium der Sinnsuche werden.

Im Gebirge können wir aus fruchtbaren Tälern durch ständig karger werdende Landschaften bis in Felsregionen gelangen, wo das Leben allmählich zurückbleibt und wo sich unser Wandern ins Steigen und schließlich ins Klettern verwandelt. Am Ende lassen nackte Felsen mit ihrer saturninen Klarheit alles Lebendige zurücktreten, bis nur noch Struktur und Strenge übrig bleiben. Wie beim Fasten ist hier alles aufs Wesentliche reduziert. Überflüssiges bleibt »auf der Strecke«. Hier begegnen wir auch im Außen dem Archetyp, zu dem Fasten gehört. Der einsame Wanderer im Fels, in der Wüste oder im Eis ist geradezu ein Symbol für das Saturnprinzip.

So können die Motive der ausgewählten Landschaft die eigene Motivation zum Fasten-Wandern noch verstärken. Tatsächlich sind es fast immer innere Bilder, denen wir im Außen folgen. Auch die Motivation zum Fasten-Wandern braucht ein Motiv, ein inneres Bild, dem wir nachgehen auf der Suche nach uns selbst.

Mit allen Sinnen Fasten-Wandern

Unser Hören kann sich bei bewusstem Fasten und Wandern ebenso gut entwickeln, etwa wenn wir vom Vogelgezwitscher begleitet wandern oder an Wasserläufen dessen Rhythmus und Melodie plötzlich wieder sehr bewusst erleben. Auch den Wind in den Bäumen und den Ton unserer Schritte können wir bewusst hören – etwa im Herbstlaub. Dann wird das Hören zum Horchen. Entsprechende Übungsstrecken in der Natur können wundervolle Vorbereitungen sein, auch wieder auf unsere innere Stimme zu horchen. Besonders, wenn wir schweigend unsere »äußere« Stimme zügeln. Sie ist bei ständiger Unterhaltung und entsprechendem Plappern geradezu ein Abbild des inneren Dauergeschwätzes unseres heute in aller Regel hyperaktiven

Gehirns. Gehen wir aber schweigend, kann uns Horchen geschehen. Und so mag Fasten-Wandern allmählich unsere innere Stimme wiederbeleben. Für unseren Entwicklungsweg ist es überaus wichtig, auf diese innere Stimme zu horchen und ihr zu gehorchen. Meister Eckhard sagt sehr treffend: »Ich sitze auf einem Stein und horche, was Gott in mir spreche.«

Fasten-Wandern ist aber auch eine himmlische Chance für unseren Geschmackssinn, bietet doch die belebte Natur eine wahre Schatztruhe an Anregungen für unsere Geschmacksknospen. Das meiste, was Mutter Natur uns bereitwillig offenbart, ist ess- und damit auch kostbar. Hier kann sich eine ganz neue Ebene der Sinnlichkeit eröffnen, die auch die spätere Zeit des Essens wundervoll befruchtet. So kann eine Fasten-Wanderung tatsächlich zu einem Feuerwerk für unsere Geschmacksknospen werden. Und so ein wenig Rohkost wird das Fasten-Wandern ebenso wenig stören wie die klassische Gemüsesuppe.

Hier schließt sich harmonisch der Geruchssinn an, denn natürlich werden wir an den Pflanzen und Blüten auch riechen und ihren Duft genießen, sie vielleicht schon daran erkennen lernen. Fasten-Wandern ist überhaupt eine sehr gute Gelegenheit, einen guten Riecher zu entwickeln. Ein gutes Näschen kann uns auf vielen Wegen und weit über die Wanderwege hinaus nützen. Fasten sensibilisiert ja generell, aber besonders mit dem oft sehr verschütteten Geruchssinn von Großstädtern habe ich schon manches Wiedererwachen miterleben dürfen. Ein gut ausgebildeter Geruchssinn ist auch für die Essenszeit danach eine wundervolle Chance, sich vor drohenden Gefahren zu schützen. Man riecht sie dann im wahrsten Sinne des Wortes schon, bevor etwas den Mund erreicht.

Natürlich können wir auch den Tastsinn fasten-wandernd fordern und fördern. Eine sehr schöne Übung zu zweit ist der sogenannte Photograph-Walk, bei dem ein Fasten-Wanderer den anderen führt. Der Geführte trägt eine Augenbinde und kann lernen, sich anzuvertrauen. Der Sehende sucht für ihn Motive in der Natur, die aufgenommen und ins Fotoalbum der Seele integriert werden sollen. Das kann von Landschaftsaufnahmen bis zu Makro-Aufnahmen von Blütenkelchen gehen. Wichtig ist es, dabei den Bildausschnitt anzugeben, damit sich der menschliche Fotoapparat entsprechend einstellen kann, also von Weitwinkel bis zum extremen Zoom. Dann öffnet der Fotograf die Blende beziehungsweise Augenbinde – entsprechend der gewünschten Belichtungszeit –, indem er mit seinen Händen die Binde hochklappt. Diese Übung ist ideal, um vom Sehen zum Schauen zu kommen, aber auch, um dem »blinden« Partner Tasterlebnisse zu vermitteln. Hier sind der Kreativität kaum Grenzen gesetzt, um einem ganz neuen Erfühlen und Ertasten die Tore der Sinnlichkeit zu öffnen. Die Fingerspitzen werden mit fortschreitenden Übungserfahrungen spürbar »fühliger«.

Natürlich können auch Massagen unser Haut- und Tastempfinden beflügeln. Sie müssten nicht einmal von Profis sein. In unseren Frühjahrs- und Herbst-Fasten-Kursen »Körper – Tempel der Seele« sind Gesichts-, Rücken- und Bauch-Massagen, die wir uns gegenseitig geben, genussvoll empfundene Sinneserlebnisse. Das Gesicht wird eher gestreichelt und wohltuend ausgestrichen. Beim Bauch geht es darum, mit den sanften Bewegungen in Übereinstimmung mit dem Verlauf des (Dick-)Darms zu gehen, der von rechts unten aufsteigt, dann über die Mitte zieht und links wieder absteigt. Beim Rücken werden die langen Muskelpartien langsam und hingebungsvoll ausgestrichen.

Den Kontakt zum sagenumwobenen sechsten Sinn fördert Fasten wie kaum eine andere Übung, weil es sensibler und mit der Zeit auch empfänglicher für eigenes Gespür und letztlich sogar Übersinnliches macht. Wer sich obendrein beim Fasten viel in der Natur aufhält, fördert neben dem guten Riecher auch diesen sechsten Sinn, den wir vor allem von Naturwesen wie Tieren kennen. Sie ahnen und spüren oft im Voraus, was auf sie zukommt, und können sich so vor Naturkatastrophen wie Erdbeben, Vulkanausbrüchen oder Tsunamis noch rechtzeitig in Sicherheit bringen. Denken wir an die sprichwörtlichen Ratten, die das sinkende (Segel-)Schiff schon lange vorher, nämlich im letzten Hafen vor der Katastrophe verließen.

So wird Fasten-Wandern zu einer regelrechten Sinnenschule. Und tatsächlich kann sich aus den entsprechenden Übungsansätzen auch ein insgesamt sinnliches Fasten ergeben.

Meditationen

Wir können Achtsamkeit wundervoll praktizieren, während wir gehen und wandern. Die Natur kann unsere Aufmerksamkeit auf ihre Schönheiten ziehen, und wir dürfen sie staunend genießen. Aber auch jeder Schritt fordert Achtsamkeit wegen der natürlichen Unebenheiten des Weges. Letztlich können wir Achtsamkeit – oder Mindfulness, wie sie neuerdings genannt wird – natürlich überall praktizieren, auch beim Abspülen und Autofahren, sogar während eines Gesprächs. Sobald die Gedanken abschweifen, gilt es, sie ebenso sanft wie bestimmt zurück zur jeweiligen Tätigkeit zu holen. Das Geheimnis liegt darin, vollkommen in unserer Tätigkeit aufzugehen, was auch immer wir tun. Dabei ist es unerheblich, ob sie allgemein als wichtig, entscheidend oder banal eingestuft wird. Was immer du tust, tu es ganz, dann wird es wie von selbst zur Meditation. Das ist das ebenso einfache wie anspruchsvolle Motto.

Aber auch geführte Meditationen, die zu »Reisen nach innen« werden können, sind eine besonders geeignete Begleitung für Fasten-Wander-Zeiten. Sie nutzen neben den äußeren auch die inneren Seelenpfade, um sich selbst näher zu kommen. Von mir gibt es eine große Zahl solcher Reisen in die Innenwelt, unter anderem auch ein spezielles Programm zur Fasten-Begleitung mit zwei Meditationen pro Tag für eine Woche, das für unser Online-Fasten in Frühjahr und Herbst entstanden ist, aber inzwischen allen zur Verfügung steht.

Dehnungsübungen

Nach anstrengenden Wanderungen bewährt es sich, die hauptsächlich belasteten Muskeln, beim Wandern also die der Beine, zu dehnen. Die Wadenmuskeln lassen sich gut dehnen, wenn man den Körper in der Form eines großen A aufstellt, also die Beine gestreckt, den Po an höchster Stelle, den Kopf zwischen den Schultern. Diese Position ähnelt dem, was im Yoga »Herabschauender Hund« oder einfach »Hund« genannt wird. Dann den einen Fuß über die Achillesferse des anderen legen und diesen langsam Richtung Boden sinken lassen, wobei ein Ziehen in dessen Wade auftreten sollte. Nun bis zwanzig zählen, am besten in einer nicht sehr vertrauten Sprache. Und ein feines Lächeln nicht vergessen. Anschließend wird die andere Seite gedehnt.

Für die Dehnung beider Waden und Oberschenkelrückseiten auf einen Streich setzen Sie sich mit gestreckten Beinen auf den Boden, lassen Oberkörper und Kopf nach vorn hängen und berühren oder fassen mit den Händen die Zehen. Das sollte zu einem Ziehen in Waden, Oberschenkelrückseiten und langen Rückenmuskeln führen. In diesem speziellen Fall kann man auch den Kopf ausnahmsweise hängen lassen, und bewegliche Typen können sich so mit der Zeit einen Kniekuss geben.

Zur Dehnung der Oberschenkelvorderseite auf einem gestreckten Bein stehen, das andere nach hinten anwinkeln, mit beiden Händen nach dem Rist greifen und die Ferse ans Gesäß ziehen. Der Körper und das gestreckte Bein sollten dabei eine gerade Linie bilden. Wiederum langsam bis zwanzig zählen und das Ziehen als gutes Zeichen der Dehnung genießen.

Diese Übung ist – frei stehend – zugleich eine gute Gleichgewichtsübung. Anfangs ist es gut, sich mit den Augen einen festen Punkt zu wählen, der für den notwendigen Halt sorgt. Mit der Zeit wird das weniger wichtig, und schließlich kann die Übung vielleicht sogar mit geschlossenen Augen gelingen, was dann schon ein verblüffend gutes Gleichgewicht anzeigt.

Die gerade beschriebene Übung kann man gut zu einer Art Steh-Meditation ausbauen und mit den Fragen verbinden: »Wie stehe ich da?« – »Wie steht es um mich?« – »Wo stehe ich?« – »Stehe ich für mich ein?« – »Wofür stehe ich eigentlich?« – »Wie gern und engagiert stehe ich dafür?«

Das lässt sich zu einem wirksamen Morgenritual zu Beginn des Fasten-Wandertages machen und mit den Fragen verbinden: »Wo stehe ich jetzt, und wohin will ich in Zukunft? Und wohin will ich gerade heute?«

Solch eine allmorgendliche Ausrichtung und Orientierung – oder Ostung und Ausrichtung zum aufsteigenden Licht – kann mit der Zeit zu einer ganzheitlichen Neuausrichtung beitragen. Daraus könnte sich anschließend sogar ein alltägliches Morgenritual entwickeln. Besonders schön lässt sich dabei erleben, wie der Stand mit der Zeit besser wird und sich die entsprechende Sicherheit auch auf andere Bereiche des Lebens ausdehnt.

Ein bewährtes und gut zum Fasten-Wandern passendes Entspannungsritual ist die progressive Muskel-Relaxation nach Jacobson. Dabei werden die Muskeln mit aller Kraft – isometrisch, also ohne Bewegung – angespannt und die Spannung bis zum Gehtnichtmehr ausgehalten. Beim anschließenden Loslassen auf dem Höhepunkt der Anspannung zeigt sich, wie das zuvor angespannte Bein ungleich tiefer in Entspannung fällt als das noch ungeübte Gegenüber. Aber das zweite Bein kommt gleich anschließend dran.

So lassen sich auch die Arme und der Rumpf von den Brust- bis zu den Pomuskeln anspannen, sogar das Gesicht. Diese Übung lässt sich gut in Wanderpausen anwenden, ist aber auch ein wundervoll entspannendes Ritual für den Abend und fördert so nicht zuletzt guten Schlaf.

Wandern und Singen

Selbst wenn eine Gruppe uns nicht physisch tragen kann, wird sie uns doch mitnehmen und manchmal sogar mitreißen. Gemeinsam ist vieles leichter. Das gilt natürlich besonders beim Wandern und (Voran-)Gehen. Wer dabei schon einmal die Erfahrung des Singens in der Gruppe gemacht hat, wird das Aufgehen im selben Rhythmus kennen und schätzen. Singend gelangt jede Gruppe ganz von selbst in den gleichen Atemrhythmus, und ein angenehmes und bewegendes Miteinander-Schwingen stellt sich ein. Mit der Zeit werden einige Wanderer auch in den gleichen Schritt verfallen und das Erlebnis von äußerer Einheit mit inneren Verbundenheits- und vielleicht sogar Einheitsgefühlen noch steigern. Äußere Einheitserfahrungen machen innere nicht nur wahrscheinlicher, sie sind an sich schon ungemein angenehm.

Leider glauben heute viele, sie könnten nicht singen, weil Singen nicht mehr selbstverständlich geübt wird. Aber vielen fehlt es eben auch, und wir stellen bei unseren Fasten-Wander-Seminaren immer wieder fest, welch schöne Stimmung sich entwickelt, wenn der Bann gebrochen wird, die Stimmen sich vereinen und eine neue stimmungsvolle Gemeinsamkeit ermöglichen. Da Gemeinsamkeit und Gemeinschaft im Alltag immer weniger gelebt wird, kann sie in Fasten-Wander-Gruppen umso wichtiger und erhebender werden. Große künstlerische Leistungen sind dabei nicht gefragt. Bei einfachen, vielleicht sogar mantrischen Texten kann jede(r) sofort mitmachen.

Beim gemeinsamen Singen und Wandern entsteht spürbar Resonanz. Bekannt ist das Resonanz-Phänomen von marschierenden und dabei singenden Soldaten. Offensichtlich ist das Militär keine Kunstveranstaltung, und Soldaten brauchen auch nichts Fröhliches oder gar Erhebendes im Sinn zu haben. Die Erfahrung zeigt aber, dass sie im Gleichschritt marschierend und singend in doppelter Weise in Resonanz kommen und dabei erstaunlich Kräfte sparen, so dass sie ungleich längere Strecken zurücklegen können. Ihre Resonanz ist objektiv so stark, dass sie beim Gehen über Brücken den Gleichschritt auflösen müssen, um diese nicht zum Mitschwingen und in Einsturzgefahr zu bringen.

Resonanz macht an, sie stellt uns innerlich auf Empfang für andere Gruppenmitglieder. Wir werden offener, und auch das ist ein sehr gutes Gefühl im Vergleich zur heute fast schon üblichen Verschlossenheit und Einsamkeit. Fasten-Wandern und Singen bringt uns in Resonanz und ins Mitschwingen wie kaum etwas anderes, und das macht Freude und sogar Lust. »Das Wandern ist des Müllers Lust« lautet ein bekanntes Volkslied, das diese Erfahrung aufnimmt.

Viele Menschen legen weite Reisen zurück, um beim Oktoberfest in München Resonanz zu erleben. Denn das ist das Geheimnis dieses Festes: Das Bier bringt die Leute in Stimmung, die Musik sie in Schwingung, und beides zusammen animiert zum sogenannten Schunkeln. Das ist eine ausgesprochen einfache Resonanz-Übung, bei der riesige Bierzelte in denselben einfachen Rhythmus verfallen. Das wirkt einfältig und ernüchternd, aber nur auf Nüchterne, die nicht mitschwingen. Für auf- und angeheitert schunkelnde Gäste aus nah und fern fühlt es sich an wie ihre eigentliche Bestimmung. Und sie haben recht: Letztlich wollen wir alle wieder eins werden, wie am Anfang im Mutterleib, wo wir selig geborgen mit Mama in jedem Atemzug ihrer Zwerchfellbewegung schwangen und uns eins fühlten.

Beim singenden Fasten-Wandern ist der Effekt mindestens ebenso stark, da wir zwar ohne Alkohol, aber in Fastenstimmung unterwegs sind, die häufig auch als Fasteneuphorie beschrieben wird. Und wir tun – im Gegensatz zum Oktoberfest – etwas wirklich sehr Gesundes für uns: Wir sind in Bewegung und singen in der Regel anspruchsvollere Lieder. Letzteres ist aber natürlich Geschmackssache.

Östliche Mantras, mit denen wir gute Erfahrungen gemacht haben, beruhen ebenfalls auf dem verbindenden und Felder schaffenden Resonanz-Gedanken. Er dürfte der Grund sein, warum mir viele Teilnehmer unserer Fastenkurse in den letzten Jahrzehnten erzählten, wie viel schöner und auch einfacher es sei, in der Gruppe gemeinsam zu fasten.

Ein anderer Grund dafür ist das Wissen um die Kraft von Ritualen und Feldern und die Bereitschaft, sie bewusst zu nutzen. Archaische Gesellschaften, die wir oft so fälschlich primitiv nennen, hatten und haben uns dieses Wissen voraus. All die Übergänge des Lebens, von Empfängnis und Geburt bis zum Ende der (Er-)Lösung fallen archaischen, noch in ihrer Tradition und deren Ritualen verwurzelten Menschen ungleich leichter als uns modernen.

Diese Aspekte in Seminare einzubringen hat sich sehr bewährt. Bei »Körper – Tempel der Seele« beginnen wir den Morgen und begrüßen die Nacht mit einem Ritual des Mantrasingens. Beim Fasten-Wandern aber kann das Wandern an sich zum Ritual werden. Wir sind auf unserem Weg zu uns selbst und nutzen alles, was uns dabei helfen kann, vor allem Achtsamkeit und Bewusstheit für den Weg, aber eben auch die Erfahrung des Mitschwingens und Beschwingt-Seins.

Tatsächlich liegt der Unterschied zwischen Gewohnheit und Ritual »nur« in der Bewusstheit. Wenn etwas zur Gewohnheit oder gar Routine wird, entweicht das Leben daraus. Das erleben wir in Beziehungen ebenso wie bei der Arbeit. Routine kommt ohne Bewusstheit aus und lässt alles Lebendige absterben. Achtsamkeit und Aufmerksamkeit bringen uns ganz in (je)den Augenblick, in das viel besungene Hier und Jetzt.

Bringen wir in Gewohnheiten und Routine wieder Bewusstheit, können daraus Übungen werden, die der Entwicklung dienen. Das gilt sogar für ärgste Routinen wie die Akkordarbeit. Durch Bewusstheit würden sie zum Ritual und wären von einem Zen-Exerzitium kaum mehr zu unterscheiden. Ungleich einfacher ist es, ins Fasten-Wandern Bewusstheit zu bringen und sich so der beflügelnden Energie des Rituals zu versichern. So könnten Naturerfahrungen und die neue Verbindung zu Mutter Erde, das Erlebnis des verbundenen Atems und vieles mehr auf ganz wunderbare Weise ihren Zauber zurückgewinnen. Dann stünde der Wiederverzauberung unserer Erde nichts mehr im Wege.

Rituale, wie eben auch das Singen in der (wandernden) Gruppe eines ist, leben von Bewusstheit. Andererseits wird, wer schließlich sein Leben als großes Ritual begreift, ganz von selbst bewusst, auch selbstbewusst, und befindet sich unversehens auf dem Weg zu sich selbst. Darin liegt die größte Chance, nicht nur, aber auch des Fasten-Wanderns.

Fasten-Wandern und die Arten der Liebe

Christus animiert uns, unseren Nächsten zu lieben wie uns selbst. Das ist eine eindeutige Aufforderung zur Eigen- oder Selbstliebe. Mehr als uns selbst können wir den Nächsten gar nicht lieben, wie die vielen gescheiterten Versuche besonders bemühter Christen zeigen, ihre Nächsten über alles und sich selbst kaum zu lieben. Selbstliebe ist also ein christliches Gebot und kommt doch bei so vielen zu kurz. Wie hoch das entsprechende Bedürfnis ist, zeigt meine gleichnamige CD mit zwei geführten Meditationen zum Thema, die zu den erfolgreichsten dieses Genres gehört. Selbstliebe ist also keineswegs egoistisch, sondern das Beste, was wir für unsere Nächsten und uns selbst tun können.

Fasten-Wandern und dabei auf verschiedenen Ebenen in Form zu kommen – eine Form, die wir mögen und annehmen können – ist daher ein wundervoller Schritt in Richtung Selbstliebe. Hinzu kommt die äußere Natur, die uns helfen kann, uns in ihr zu spiegeln und mit der Zuneigung zu ihr auch unsere eigene innere Natur anzunehmen und lieben zu lernen. Selbstliebe wird so zur Basis aller anderen (Ausdrucks-)Formen der Liebe.

In der erotischen Liebe üben wir die Überwindung der Gegensätze, also der Polarität, und setzen uns mit dem wichtigsten und für uns schwierigsten der Schicksalsgesetze auseinander: dem der Polarität. Ziel ist die Überwindung der Gegensätze im Orgasmus, der uns einen Vorgeschmack auf die Erfahrung der Einheit schenken kann. Beim Fasten-Wandern, wenn sie wieder Zeit für sich finden und eben »miteinander gehen«, können sich Paare auch diesbezüglich wieder sehr nahe kommen und nahegehen. Nicht selten erkennen sie auf gemeinsamen Wegen immer noch große Gemeinsamkeiten und eine tiefe Verbindung neben all den Verbindlichkeiten und erneuern so ihre alte Liebe.

In der Freundschaftsliebe, von den alten Griechen philía genannt, können wir das Resonanzgesetz lernen oder christlich gesehen Nächstenliebe üben. Resonanz meint miteinander schwingen, und dafür braucht es natürlich Zeit und die Bereitschaft, ein Stück des Weges gemeinsam und miteinander zu gehen. Beim Fasten-Wandern mit besten Freund(inn)en ist beides klassisch der Fall, noch bereichert durch die ähnlichen Perspektiven und Erlebnisse, die sie beim Wandern teilen. Kaum etwas wird heute so unterschätzt wie die Möglichkeiten, im Bereich der Freundschaftsliebe zu wachsen. Fasten-Wandern wäre auch diesbezüglich eine große Chance.

Gottesliebe, griechisch agápē, ist das größte Geschenk, das uns zuteilwerden kann, die Erfahrung der Einheit mit allem. Beim Fasten-Wandern gibt es beim Loslassen bei einer Rast, angesichts des Lichterspiels in den Bäumen oder eines erhebenden Ausblicks, immer wieder Gelegenheit, die Einheit mit der Natur zu erleben. Auch die eigene Natur kann uns beim Wandern seltsam nahe kommen, und wenn wir eins werden mit ihr, ist das schon eine Vorstufe zur Erkenntnis der großen Einheit mit allem. Wobei es natürlich in Wirklichkeit keine große und kleine Einheit geben kann, sondern eben nur die eine. Wir sind immer alle eins mit allem, erkennen das nur meistens nicht.

Beim Fasten wächst diese Erkenntnismöglichkeit sehr, da die Seele eher erspürt, wer sie ist und dass sie in ihrem Körperhaus und auf dieser Erde nur zu Gast ist. Auf diesen ersten Schritt der Trennung folgt nicht selten die Wiedervereinigung auf höherer Ebene. Gerade wer erkannt hat, dass er nicht Körper ist, sondern in diesem Haus nur wohnt, wird gut für das Haus sorgen. Und gerade wer erkennt, dass ihm diese Erde nicht gehört, sondern nur eine Leihgabe ist, wird verantwortlich für sie sorgen. Und gerade dann kann es sein, dass wir in allen Formen der Liebe die Erfahrung der Einheit machen.

Denn das ist das Ziel aller Formen von Liebe, darauf laufen sie letztlich alle hinaus. In der Erotik fühlen wir uns im Orgasmus eins mit unserem und dem Körper des Partners, können von Luft und Liebe leben und wollen die ganze Welt umarmen. In der Freundschaftsliebe fühlen wir uns eins und einig mit der Freundin und machen keine Unterschiede mehr, wir lieben sie wie uns selbst. In der Gotteserfahrung, auch Peak-Experience genannt, erleben wir uns für einen kurzen Moment eins mit allem und bekommen einen unvergesslichen Vorgeschmack auf das Ziel aller Wege: die Einheit mit allem.

Nicht umsonst spricht man dabei von einem Gipfelerlebnis. So etwas widerfährt uns leichter auf dem Gipfel eines Berges oder auch nur Hügels: Oben angekommen, fällt alle Schwere von uns ab, und wir lassen los, was wir mitgeschleppt haben. Nicht nur den konkreten Rucksack, sondern all die Lasten und Bürden, Beschwernisse und Beschwerden, die wir uns selbst aufgeladen oder uns andere aufgebürdet haben. Dann kann für diesen wundervollen Augenblick die Wahrheit durchblitzen, dass wir eben immer eins sind und waren mit allem, Licht und Schatten, ganz und vollkommen.

Fasten-Wandern und Wegrand-Geschenke – Angebote an unsere weibliche Seite

Sowohl Fasten als auch Wandern sind zwei archetypisch weibliche Übungen, die uns weit, aber vor allem auch tief führen und mit der Anima, unserer Seele, verbinden können. Weil wir beim Fasten nicht essen, wenig tun und insofern passiv werden und dem Organismus Ruhe gönnen, schaffen wir einen Gegenpol zur aktiven, archetypisch männlichen Zeit.

Moderates genussvolles Wandern ist von den Bewegungsarten sicher die archetypisch weiblichste. Sie bringt uns vieles nahe, weil wir dabei so viel wahrnehmen und wichtig nehmen, unsere Sinne aktivieren und auf sehr passive Art weise werden. Wir lassen ein, was uns am Wegrand begegnet, und nehmen auf und mit, was uns helfen und innerlich weiterbringen kann: konkrete Kräuter, Seelenbilder fürs Fotoalbum der Seele und Eindrücke von uns selbst auf dem (Lebens-)Weg. Wir lernen ganz neu, uns ansprechen und berühren zu lassen von Mutter Natur. Äußere Ausblicke, die zu inneren Visionen anregen mögen, sind Nahrung für die Seele. Aber auch Kräuter am Wegrand oder in den Wiesen und Fluren sind kleine Gaben, die sich als große Geschenke erweisen, wenn wir wieder lernen, sie zu sehen, in ihrem Wesen zu erkennen und uns und anderen von ihnen helfen zu lassen.

Langsames Gehen hat seine ganz eigene Qualität, weit entfernt vom zielorientierten männlichen »Machen«. Beim Kinhin in der Zen-Meditation begegneten wir schon dem rituellen Gehen im Kreis und kennen von da diese langsame, bedächtige und vor allem bewusste Bewegungskunst. Diese »Kunst in Bewegung« hat etwas Weises in unserer hektischen Welt: Sie nimmt Geschwindigkeit und Anspruch heraus und gibt Achtsamkeit hinein.

Fasten-Wandern und Konditionstraining – Angebote an unsere männliche Seite

Eine männliche Variante der Kombination aus Fasten und Wandern, die Männer und den Animus mehr anspricht, ist forciertes Gehen mit Stöcken, auch als Nordic Walking bekannt. Es macht unserer männlichen Seite Freude und bringt tatsächlich für die Kondition, den eigenen Körperzustand, noch mehr. Dabei geht es darum, die Spezialstöcke so einzusetzen, dass beim Gehen auch die Arme und sogar die Rückenmuskeln in Bewegung kommen. So ergibt sich ein Bewegungsmuster, das so viele Muskeln mit einbezieht wie sonst nur klassischer Skilanglauf oder intensives Schwimmen. Auf diese Weise lässt sich im sogenannten Sauerstoffgleichgewicht das Herz-Kreislauf-System optimal trainieren und somit ein wichtiger Fitnessaspekt verwirklichen. Praktisch ist diese Art des Laufens leicht zu erlernen und so gesehen keine große Kunst, aber wir können es zu einer Kunst des Gehens machen durch Bewusstheit und Achtsamkeit. Allerdings bringt es nichts, beim Gehen einfach zwei Stöcke durch die Gegend zu tragen. Wichtig ist es, die Stöcke gezielt ein- und aufzusetzen, den Griff gleich anschließend zu lösen und sich mit Hilfe der Schlaufe aus der Rückenmuskulatur heraus nach vorn zu schieben. Erst beim neuerlichen Nach-vorn-Führen des Stocks wird dieser wieder ergriffen und dann gezielt gesetzt. Im selben Moment löst sich aber der Griff schon wieder, und aus der Kraft des Rückens schieben wir uns mittels Schlaufe wieder voran. So entwickelt sich ein sehr beschwingter, rascher, fast fliegender Gang, der einiges »in Gang bringen kann«.

Wer bewusst fliegenden und zumindest fließenden Schrittes Landschaften durchwandert, kann auch darin einige Symbolik erleben und sich fragen, wie flüssig und beschwingt er sich ansonsten im Leben bewegt. Je ritueller solche Übungen ablaufen, desto größer und nachhaltiger ihr Einfluss.

Wenn also die Arm-, Schulter- und Rückenmuskeln mitwachsen, bringt das natürlich viele Vorteile. Ein starker Rücken sieht nicht nur gut aus, er gibt uns auch mehr Rückhalt. Und wer lernt, sich bewusst und aus gesundem Rückhalt heraus anzuschieben und seinem Fortschritt Schub zu verleihen, wird in vieler Hinsicht besser vorankommen. Stöcke richtig und mit festem Griff gezielt einzusetzen, um sich anzuschieben, ist eine sehr symbolische Handlung, die gekonnt sein will. Wer dabei Arm- und Handmuskeln wachsen lässt, wird sein Leben besser in Angriff nehmen und in den Griff bekommen. Auch der ständige Wechsel aus Zupacken und Loslassen geht in seiner Symbolkraft deutlich über das konkrete Muskelspiel hinaus.

So kann man ganz für sich allein den eigenen, ganz neuen und wirklich bewegenden Geh-Rhythmus finden und damit schöne, ja beflügelnde Erfahrungen machen. Vor allem wird nebenbei über diese ausdauernde Bewegung im Sauerstoffgleichgewicht die Kondition deutlich spürbar verbessert. Die eingangs dem Fasten-Wandern zugeschriebenen körperlichen Vorteile – rasche, nachhaltige Gewichtsabnahme, Muskelaufbau und neue Fitness – lassen sich auf diese Weise spürbar intensivieren.

Das Erlebnis kann zu zweit sogar noch verbindlicher werden. Wir gehen miteinander und finden in einen gemeinsamen Rhythmus, der uns spürbar trägt und voranbringt. Das kann bei entsprechender Bewusstheit weit über die rein körperliche Ebene hinausgehen. Kommen mehrere Fasten-Wanderer gemeinsam in diesen fliegenden Rhythmus, ergibt sich ein erhebendes Gefühl, das nicht nur verbindet und schneller weiterbringt, sondern auch erleben lässt, wie viel mehr als die Summe seiner Teile das Ganze ist.

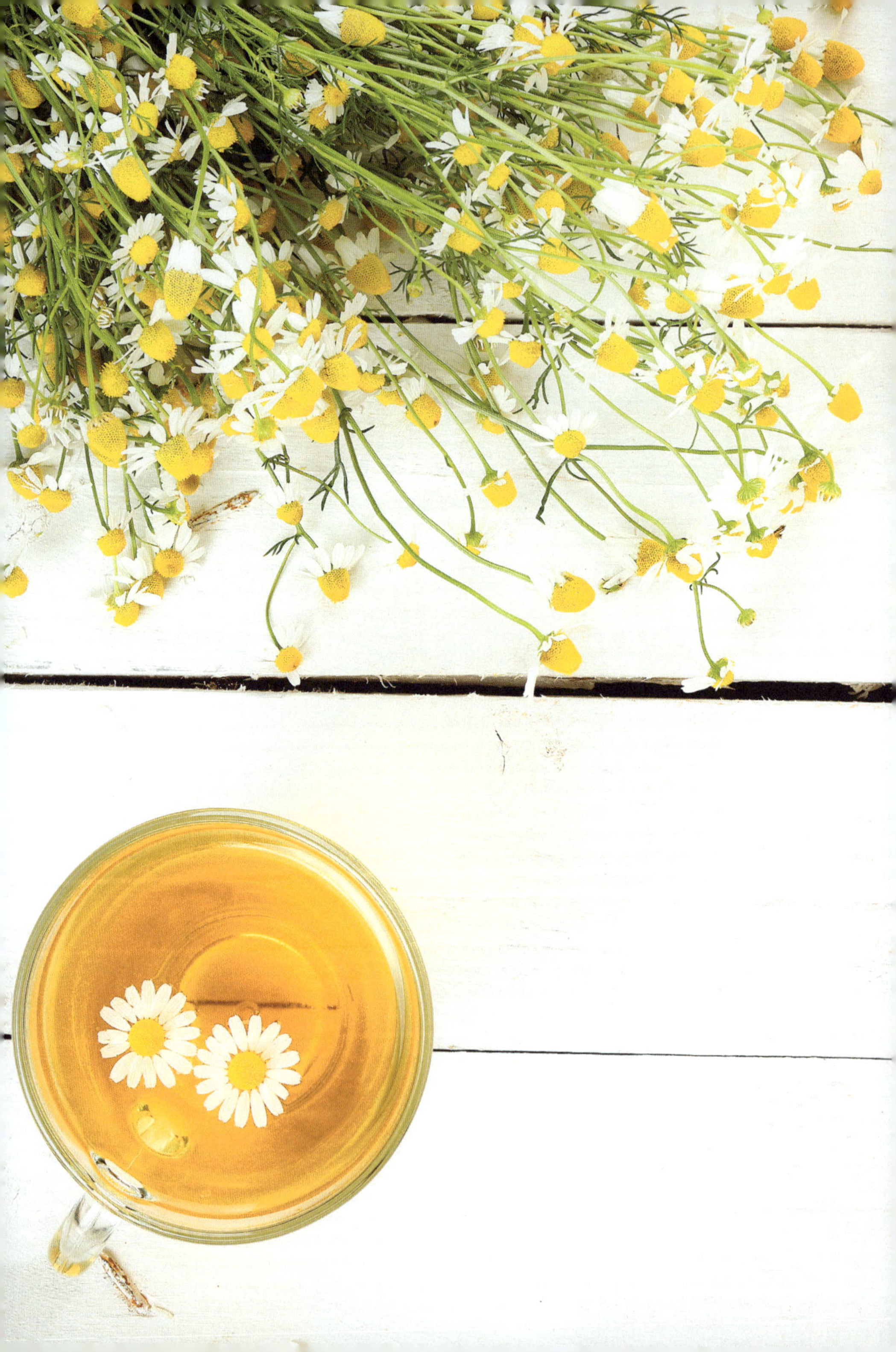

FASTEN-WANDERN KONKRET: DAS ZWÖLF-TAGE-PROGRAMM FÜR ZU HAUSE

Simone Vetters

Für alle, die sich zum Fasten-Wandern keine ganze Woche Urlaub nehmen können, haben wir ein Programm zusammengestellt, das sich auch zu Hause im Alltag gut umsetzen lässt. Es soll inspirieren, ermuntern, eingerostete Bewegungsabläufe aufpolieren und dabei helfen, sich in der eigenen Haut wieder frisch und munter zu fühlen.

Auf der körperlichen Ebene helfen ausgewählte Kräuter, Tees, Smoothies und Säfte, Ölziehen oder die Einnahme von Heilerde. Der Stoffwechsel wird angekurbelt, und der Geist entspannt durch Bewegung in frischer Luft sowie eine achtsame Form der Körperpflege. Idealerweise beschließen Sie die Tage mit einem Saunabesuch oder einem Basenbad.

Im beruflichen Umfeld ist zumindest zu Beginn der Fastentage Entschleunigung angesagt. Dieses Zwölf-Tage-Programm startet deshalb Montag bis Mittwoch mit drei Entlastungstagen und beginnt am Donnerstag mit dem ersten Fastentag, da sich erfahrungsgemäß am zweiten oder dritten Tag Ihr Körper mit der Umstellung beschäftigt und Sie sich nun eine Auszeit gönnen sollten. Die bekommen Sie dann am Wochenende. Ihr Geist sollte die Möglichkeit haben, abzuschalten und sich auf sich selbst einzulassen statt auf Büroorganisation und Arbeitsabläufe, die durchgehende Konzentration erfordern. Am darauffolgenden Montag können Sie problemlos trotz Fastenzeit voller Energie in die Arbeitswoche einsteigen. Schön wäre es allerdings, wenn Sie sich auch an den fortgeschrittenen Fastentagen verkürzte Arbeitszeiten erlauben könnten oder zumindest vor oder nach der Arbeit Zeit hätten für Ihr Bewegungsprogramm an der frischen Luft. Schließlich ist Bewegung der mitentscheidende Erfolgsfaktor des Fasten-Wanderns.

In Bezug auf Dauer und Länge Ihrer Wanderungen oder Spaziergänge fühlen Sie am besten in sich hinein und hören auf Ihren Körper. Ideal wäre es, wenn Ihr Stoffwechsel mindestens zwei, am besten mehrere Stunden gut arbeitet, Muskeln belastet, die Atmung vertieft und Blutkreislauf sowie Lymphfluss angeregt werden. Dies ist gelände-, trainings- und konditionsbedingt sehr unterschiedlich: Auf einem weichen Wiesenweg flussabwärts laufen sich 15 Kilometer für manchen spielend, die gleiche Streckenlänge im Gebirge bergauf zu laufen überlastet andere schon zu sehr. Sie sollten nicht einem falschen Ehrgeiz unterliegen und ständig an der Belastungsgrenze marschieren – genau in dieser Woche sollte auch Zeit sein, um die Seele baumeln zu lassen und in Muße die Natur zu genießen.

Ob Sie während der Fastentage auch Fastensuppe zu sich nehmen, was viele favorisieren, oder lieber nur Grüne Smoothies, überlassen wir Ihrem persönlichen Geschmack und geben vor allem Tipps, welche besonderen Aspekte an jedem der sieben Fastentage noch hilfreich sind.

In unserem Programm gehen den sieben Fastentagen drei Entlastungstage voran, um Ihnen einen möglichst angenehmen Fastenverlauf zu bieten. Da die Verdauung mit tierischem Eiweiß und Getreideprodukten oder Alltagsdrogen wie Kaffee, Zucker und Alkohol am meisten belastet wird, sind diese Entlastungstage so aufgebaut, dass Sie alle Lebensmittel aus diesen Bereichen aus Ihrer Ernährung streichen – falls Sie Verabredungen zum Essen haben, ist es in der Regel heutzutage kein Problem mehr, bei einem Gericht Nudeln durch Kartoffeln zu ersetzen oder Fleisch zugunsten von mehr Gemüse oder Salat einfach abzubestellen. Praktisch alle Restaurants haben einige vegetarische Gerichte im Angebot, aus denen sich leicht ein veganes machen lässt. Und inzwischen lässt sich auch leicht erfragen, was davon glutenfrei ist – und schon dürfen Sie eine Mahlzeit genießen, die Ihren Körper trotzdem gut auf die kommende Fastenwoche vorbereitet.

Nach den sieben Fastentagen runden zwei Aufbautage das Erlebnis ab, um dem Körper Zeit zu geben, sich wieder an mehr Nahrungsaufnahme zu gewöhnen. Sie können diese Aufbautage aber auch beliebig erweitern: Je mehr Entlastung Sie Ihrem Verdauungstrakt gönnen, desto länger wird die belebende, entsäuernde Wirkung des Fastens anhalten.

Noch ein Wort zu den Rezepten: Sofern Sie Bio-Früchte und -Gemüse verwenden, was wir auch ausdrücklich empfehlen, verarbeiten Sie die Kerne und Schalen nach Möglichkeit mit. Sie enthalten in der Regel einen erheblichen Teil der Gesamtnährstoffe! Auch das Waschen befürworten wir dann entschieden nicht, da die Vitamin-B12-Versorgung so besser gewährleistet wird.

Vegane Kost und Gluten

Da 92 Prozent der Nahrung aus Tierprotein kommt, ist vegane Kost für alle die beste Basis. Auf dieser Grundlage ist es ideal, seinem eigenen Typ und Geschmack entsprechend weitere Schritte in Neuland zu wagen. Uns hat das Weglassen von Gluten sehr viel gebracht, vor allem fürs Gehirn, aber das gilt nicht für alle. Bei der Ernährungsberater-Ausbildung »Peace Food« haben wir der Gruppe den Glutenverzicht freigestellt. Alle haben mitgemacht, und gut 80 Prozent erlebten Verbesserungen von Gewichtsabnahme trotz normaler Essmengen bis zur Verabschiedung von Schlafstörungen oder Kopfschmerzen, die Steigerung von Konzentration und Denkfähigkeit, eine schönere Haut und bessere Verdauung, Entspannung im Verdauungstrakt und einiges mehr. Aber knapp 20 Prozent erlebten auch keine Veränderung. Zum Thema Gluten findet sich alles Wissenswerte im Buch Das Geheimnis der Lebensenergie in unserer Nahrung, *mit dessen Hilfe sich auch der eigene Typ herausfinden lässt. Das Lebensenergie-Kochbuch bietet eine Fülle energiereicher glutenfreier Gerichte.*

PROGRAMMSTART

→ MONTAG, ERSTER ENTLASTUNGSTAG

Vorfreude und Verwöhnen mit gesunden, ballaststoffreichen Speisen

Geist und Körper können sich viel beschwingter auf die Fastenwoche einstimmen, wenn Sie ihnen drei Tage gönnen, an denen Sie schon auf tierisches Eiweiß, Kaffee, Zucker, Alkohol und Getreideprodukte verzichten. Die Umstellung in den Fastenstoffwechsel verläuft so viel sanfter und unauffälliger, und der Körper beginnt schon an den Entlastungstagen mit einer Selbstreinigung. Dementsprechend weniger spürbar wird dann die Umstellung in den ersten drei Fastentagen.

Beginnen Sie den Tag am besten mit einer großen Tasse Brennnesseltee und einem Glas frisch gepresstem Saft von 1 bis 2 Zitronen, verdünnt mit gutem, stillem Wasser. Hier erhält Ihr Körper schon einmal eine Flüssigkeits- und Vitalstoffdusche statt des vielleicht gewohnten Kaffees. Zitronensaft wirkt ebenso belebend wie Kaffee. Wenn Sie einen Hochleistungsmixer haben, können Sie auch die komplette Zitrone (in Bio-Qualität!) geviertelt hineingeben und eine Minute mixen. Dieses Getränk inklusive der Zitronenschale wirkt entgiftend und weckt die Lebensgeister.

Wenn Ihnen die Verwendung der kompletten Schale zu bitter erscheint, experimentieren Sie einfach – ein paar Streifen oder die halbe Schale sind auch schon heilkräftig. Die Schale enthält fünf- bis zehnmal mehr Nährstoffe als die Frucht selbst. Dazu gehören zum Beispiel Vitamin A und C, Kalzium, Magnesium, Beta-Carotin und Kalium. Außerdem enthält Zitronenschale Salvestrol Q 40 und Limonen, zwei stark antikanzerogene Stoffe. Bei Brust-, Darm- und Hautkrebs ist dieses Getränk deshalb sehr zu empfehlen. Die Schale hilft durch ihren Reichtum an Antioxidanzien außerdem gegen Blähungen, Entzündungen im Bauchbereich und bei der Ausscheidung von Schadstoffen aus dem Organismus. Saft und Schale wirken basenbildend und regulieren den pH-Wert im Körper. Durch die stark reinigende Wirkung und den Stoffwechselantrieb hilft der Saft auch beim Abnehmen.

Wenn Sie Appetit auf einen Grünen Smoothie haben und dieser wunderbare Energiespender ohnehin schon zu Ihrem Alltag gehört, mixen Sie sich zum Frühstück am besten einen ganzen Liter, wovon Sie die Hälfte direkt nach dem Mixen genießen und den Rest am späten Vormittag trinken, solange er noch frisch ist und viel Lebensenergie enthält. Hier gilt: Je mehr Zitrone er enthält, desto frischer bleibt er. Die Ascorbinsäure wirkt als Oxidationsschutz, und der Smoothie bleibt viel länger grün. Er schmeckt außerdem erfrischender. Wir lieben Smoothies mit ein bis zwei Zitronen pro Liter.

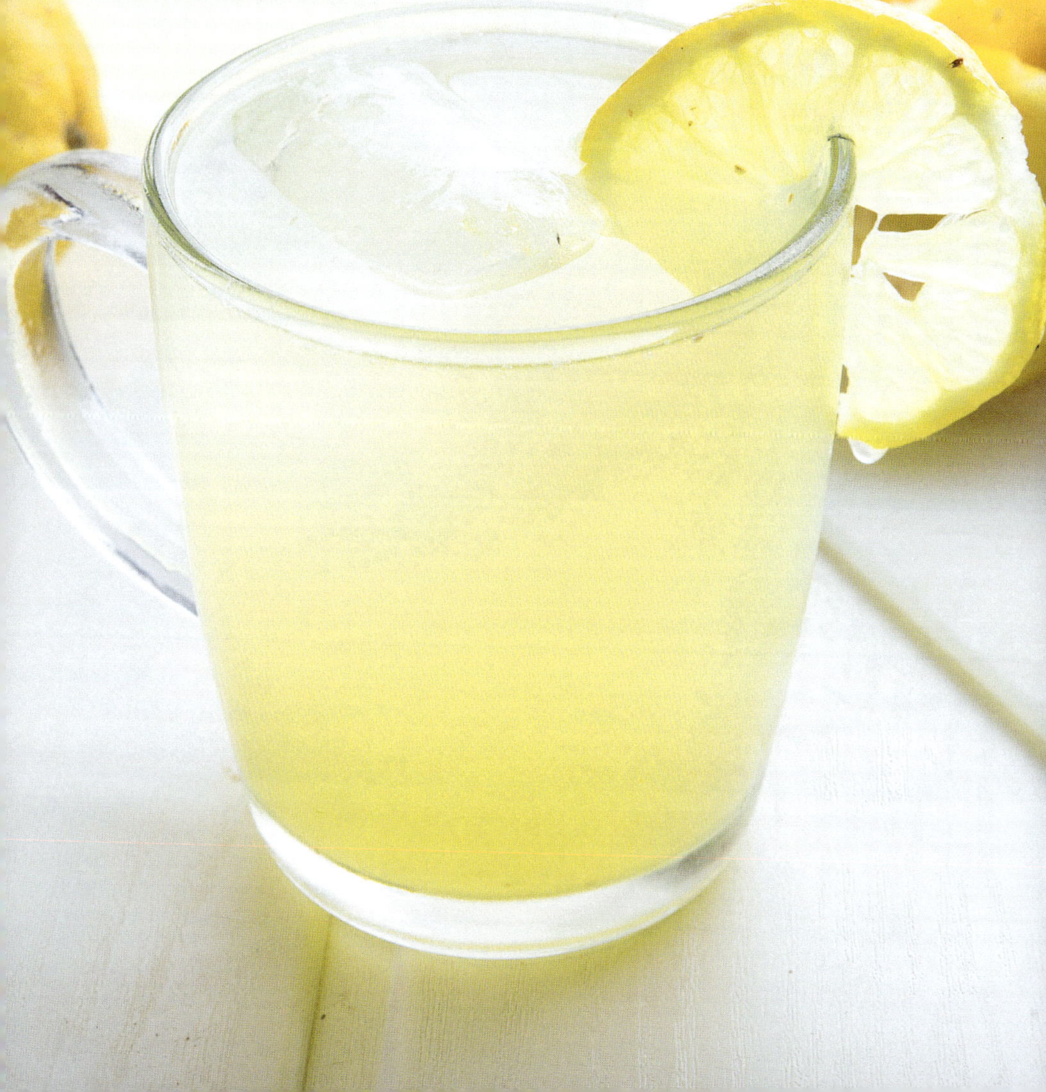

WACHMACHER-SMOOTHIE

2 Äpfel
1 Banane
1 Zitrone mit 1/3 der Schale
2 Handvoll frisch geerntete Brennnesseln
3 Blätter Löwenzahn (oder mehr, dann leicht bitter)
ein paar Blätter frische Minze oder Basilikum (im Sommer; im Winter ein Stück Ingwer)
1 EL Baobabpulver
1 EL Chiasamen
500 ml Quellwasser

• Äpfel, Banane und Zitrone grob zerkleinern. Dann alle Zutaten zusammen in den Mixer geben, 1 Minute mixen und genießen.

Info: Dieser erfrischende Smoothie wirkt sehr belebend und schenkt einen kraftvollen Start in den Tag. Smoothie-Erfahrene können auch die Obstmenge reduzieren oder durch Gurke ersetzen. Chia und Baobab sind gesunde, passende Ergänzungen. Wer sie nicht im Haus hat, kann den Smoothie auch gut ohne sie zubereiten.

Falls Sie keinen Hochleistungsmixer haben oder kein Smoothie-Fan sind, können Sie sich auch einen magenpflegenden Brei kochen, der gut sättigt. Hafer ist als Getreide in gekochter oder gekeimter Form auch während der Entlastungstage zu empfehlen, da er in der Regel viel weniger Gluten enthält als Weizen oder Dinkel und sehr magenfreundlich wirkt. Glutenfreie Breivarianten sind Hirse-, Buchweizen- oder Reisflockenbrei. Aber auch Hafer gibt es glutenfrei.

WÄRMENDER BREI, MAGENPFLEGEND

350 ml Mandel- oder Reismilch, ungesüßt
5 EL Hirse-, Hafer- oder Reisflocken
1 EL Rosinen
1 Msp. Bourbon-Vanille
1 Msp. Zimt
1 Prise Steinsalz

- Die Mandel- oder Reismilch erhitzen. Unter Rühren die Flocken einrieseln lassen, dann Rosinen und Gewürze zugeben. Alles einige Minuten unter ständigem Rühren leicht köcheln lassen.

Info: Wenn Ihnen der Brei dicker oder sämiger besser schmeckt, passen Sie die Flockenmenge entsprechend an. Wenn Sie keine Rosinen mögen, können Sie den Brei auch mit Eryfly oder Xylit süßen. Wer gern mehr Biss verspürt, kann die Breimischung mit ganzen Hirse- oder Buchweizenkörnern variieren.

Zum Mittagessen bietet sich ein leckerer Rote-Bete-Salat an, zum Beispiel unser »Bunter Salat« von Seite 223. Als sättigende Beilage passen Pellkartoffeln mit etwas gutem Öl und frischen Kräutern dazu.

Wenn Sie nachmittags Hunger verspüren, versuchen Sie einmal, ihn mit genügender Trinkmenge zu stillen – ideal wäre nochmals Brennnesseltee, Ingwertee oder ein anderer milder Kräutertee oder abermals frisch gepresster Zitronensaft. Wenn Sie stattdessen frisch gepressten Orangensaft trinken, wundern Sie sich nicht, wenn dieser noch hungriger macht. Er ist längst nicht so hilfreich für den Körper. Die stark basenbildende und entgiftende Wirkung von Zitrone dagegen ist nicht zu unterschätzen und wäre hier zu bevorzugen. Ein anderes entschlackendes Erfrischungsgetränk ist unser Gurken-Shake.

FRUCHTIGER GURKEN-MINZE-INGWER-SHAKE

1/2 Gurke
1 Apfel
1 Zitrone
5 frische Minzeblätter
1 haselnussgroßes Stück Ingwer
500–800 ml Wasser

- Alle Zutaten im Hochleistungsmixer 1 Minute mixen und genießen.

Info: Wenn Sie leicht frieren, lassen Sie die Minze weg.
Sie kann auch durch Rosmarin oder Basilikum ersetzt werden.

Das Abendessen sollte vor 19 Uhr stattfinden, da der Verdauungstrakt sich durch die lange Nachtpause dann schon gut auf den Fettverbrennungsmodus einstimmen kann. Ideal wäre es, zwischen 17 und 18 Uhr die letzte Mahlzeit zu sich nehmen. Starten Sie mit einer leckeren Rohkostvariation, zum Beispiel Karotten, Selleriestangen, Kohlrabi und Avocado. Wenn Sie Zugang zu frischen Kräutern oder Wildkräutern haben, wären ein paar Blättchen Basilikum, Löwenzahn, Melisse oder Giersch eine gesunde Ergänzung. Kauen Sie alles sehr gründlich und konzentrieren Sie sich auf jeden einzelnen Bissen. Dadurch werden die Vitalstoffe besser aufgenommen und verwertet, und vielleicht reicht Ihnen diese kleine Abendmahlzeit dann sogar. Wenn nicht, passt eine wärmende Linsensuppe als Tagesabschluss.

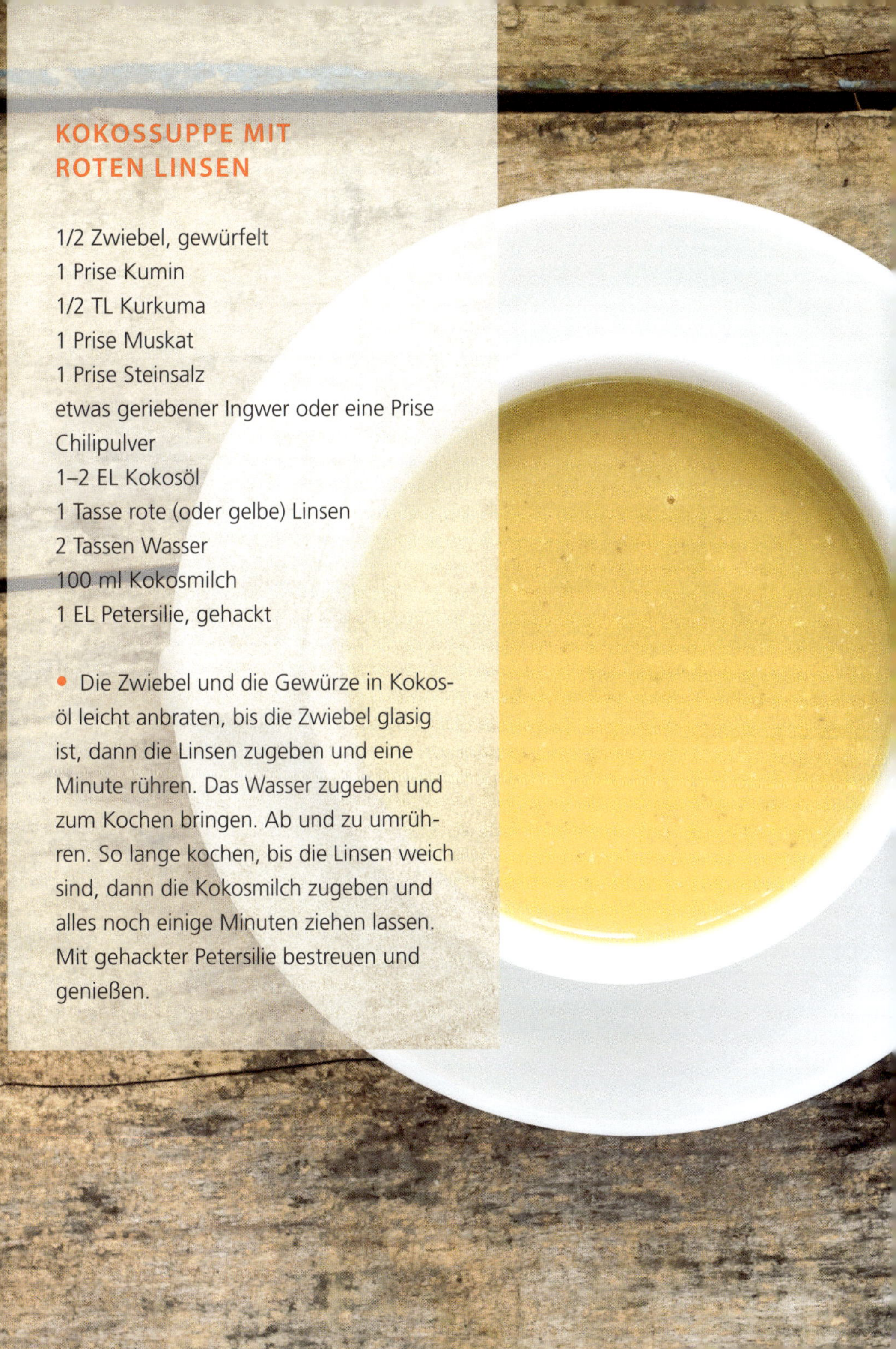

KOKOSSUPPE MIT ROTEN LINSEN

1/2 Zwiebel, gewürfelt
1 Prise Kumin
1/2 TL Kurkuma
1 Prise Muskat
1 Prise Steinsalz
etwas geriebener Ingwer oder eine Prise Chilipulver
1–2 EL Kokosöl
1 Tasse rote (oder gelbe) Linsen
2 Tassen Wasser
100 ml Kokosmilch
1 EL Petersilie, gehackt

- Die Zwiebel und die Gewürze in Kokosöl leicht anbraten, bis die Zwiebel glasig ist, dann die Linsen zugeben und eine Minute rühren. Das Wasser zugeben und zum Kochen bringen. Ab und zu umrühren. So lange kochen, bis die Linsen weich sind, dann die Kokosmilch zugeben und alles noch einige Minuten ziehen lassen. Mit gehackter Petersilie bestreuen und genießen.

→ DIENSTAG, ZWEITER ENTLASTUNGSTAG

Haben Sie gut geschlafen?

Je nachdem, wie Sie sich sonst ernähren, haben Sie möglicherweise heute Nacht schon tiefer und erholsamer geschlafen. Der Verdauungstrakt wird durch eine tiereiweiß- und glutenfreie Ernährung enorm entlastet. Dadurch kann sich der gesamte Organismus nachts besser ausruhen.

Wenn Sie besonders viel Kraft verspüren und die Zeit dazu haben, gehen Sie eine halbe Stunde oder länger hinaus in die Morgenluft und joggen, machen Sie einen kleinen Waldspaziergang oder fahren Sie eine Runde Fahrrad. Jede körperliche Betätigung an der frischen Luft und am besten im Grünen wirkt motivierend und entgiftend.

Orientieren Sie sich mit Ihrer Tagesverpflegung am gestrigen Tag – falls Sie einen Spaziergang durch saubere Wiesen machen können oder einen Garten haben, probieren Sie einmal das nachfolgende Frühstück mit einer Löwenzahn-Zugabe, die zwar gratis, aber keinesfalls umsonst ist. Neben der Brennnessel ist Löwenzahn eines unserer beiden bevorzugten »Superfoods«. Hier ein Rezept mit gleich drei tollen Starkmachern für den Tag.

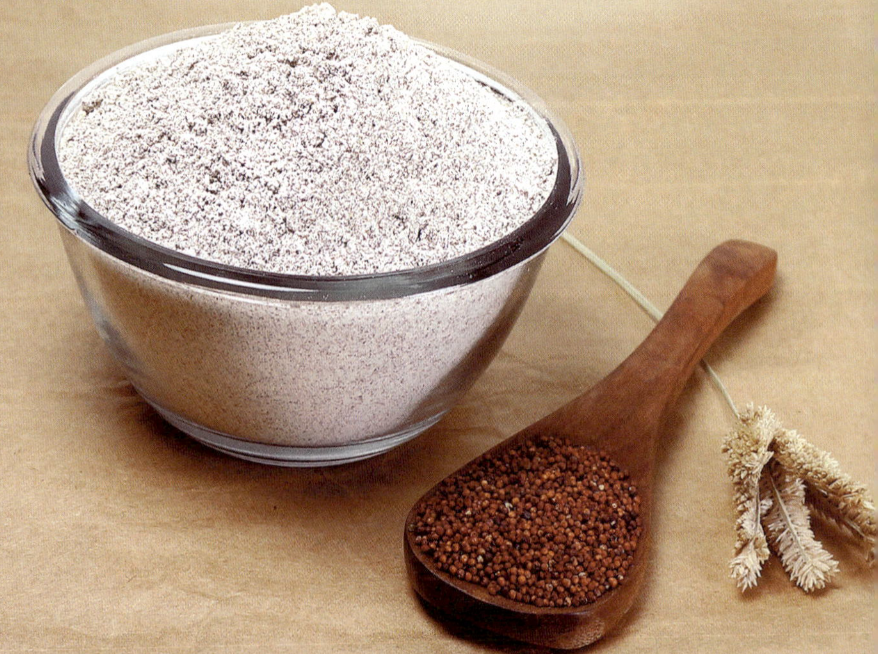

BANANE MIT BRAUNHIRSE UND LÖWENZAHN

1 Banane
2 EL Braunhirsemehl
Löwenzahnblätter nach Belieben

- Die Banane in Scheibchen schneiden und in eine Schüssel geben. Das Braunhirsemehl darübergeben und mit einer Gabel unterkneten. Zusammen mit den Löwenzahnblättern, die auch im Ganzen aus der Hand gegessen werden können, genießen.

Info: Dieses Frühstück weckt Bärenkräfte und wirkt entsäuernd. Wenn Sie morgens Obst pur essen, kann es zu starken Hungergefühlen kommen. Unser in der Regel hybridisiertes Obst ist relativ nährstoffarm und durch seinen hohen Fruchtzuckergehalt vor allem als Wachmacher zu gebrauchen. Pur genossen, macht es auf Dauer hungrig und wirkt unbefriedigend. Die Braunhirse ergänzt die Banane um wertvolle Mineralien; vor allem ist sie ein herausragender Siliziumspender. Da sie mitsamt der Außenhaut fein vermahlen ist, kann sie ungekocht sehr gut vom Körper aufgenommen werden. Der Löwenzahn bereichert die Morgenmahlzeit um wertvolle Bitterstoffe, die uns in der Regel fehlen, und unterstützt Magen, Darm und Leber bei ihrer Entgiftungsarbeit.

Zum Mittagessen bereiten Sie eine Variante des Rote-Bete-Salats von Montag zu.

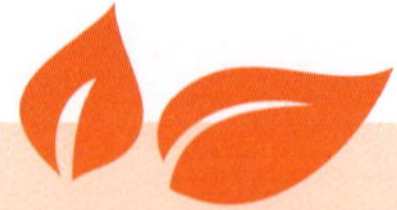

Bitterstoffe und Heilerde

In der Fastenwoche wirkt morgens die Einnahme von Bitterkräuterpulver und Heilerde entsäuernd auf den gesamten Organismus und unterstützt beim Loslassen von Stoffwechselschlacken und Umweltgiften. Heilerde hat hohe Bindekraft und dockt an freie Radikale an, die dem Zellstoffwechsel Mühe bereiten. Bitterkräuter unterstützen die Leber, die jetzt auf Hochtouren läuft, bei ihrer Entgiftungsarbeit. Rühren Sie sich morgens direkt nach dem Aufwachen einen Teelöffel grüne Heilerde oder Zeolith in ein Glas Wasser ein und trinken Sie es in mehreren Zügen aus. Die Bitterkräuter (verschiedene Produkte, z. B. »Heidelberger's 7 Kräuter-Stern« in Bio-Qualität) können Sie in Form von Pulver in den Mund nehmen (1 Msp. bis 1/2 TL) und einspeicheln, danach mit Wasser hinunterspülen – die Leber wird es danken!

ROTE-BETE-SALAT MIT APFEL

1 Rote Bete, grob gerieben
1 Apfel, geachtelt und in Scheibchen geschnitten
1/2 kleine Zwiebel, gewürfelt
angekeimte Sonnenblumenkerne, Hanfsamen oder Braunhirsekeimlinge nach Belieben
etwas Hanf- oder Sesamöl
etwas Kokosblütenvinaigrette oder 1 EL Apfelessig, mit 1 TL Himbeergelee verrührt
etwas Steinsalz nach Geschmack

- Alle Zutaten in einer Schüssel gut durchmischen und sofort servieren.

Abends sollten Sie wiederum nicht zu spät essen, sondern sich den Abend lieber für Thermalbad oder Sauna, eine entspannende Massage, Yoga oder ein mehrstündiges Basenbad reservieren, um dem Körper Entspannung und Einstimmung auf die Fastenwoche zu schenken. Eine Colon-Hydro-Therapie bei einem Arzt oder Heilpraktiker wäre in diesen ersten Tagen (letzter Entlastungstag oder erste zwei Fastentage) auch eine gute Möglichkeit, mit Leichtigkeit in die Fastenwoche einzusteigen. Das gilt gerade bei Migräneanfälligkeit oder stark geblähtem Verdauungstrakt. Eine solche Darmreinigungsaktion meint in unserem Fall aber höchstens zwei Spülungen – keinesfalls zwölf und auch nicht fünf.

Mild, aber trotzdem sättigend ist heute Abend eine Kartoffelsuppe.

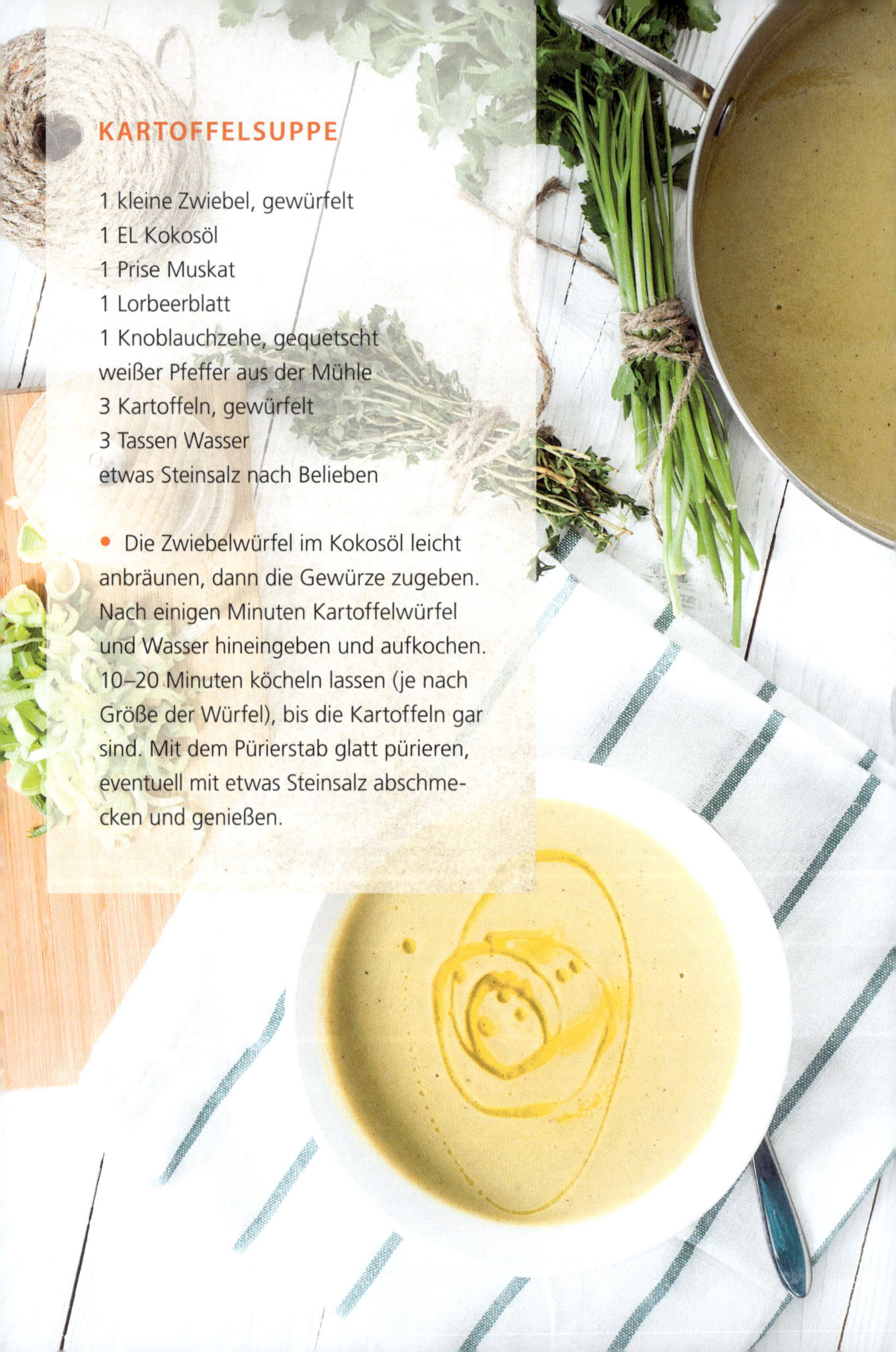

KARTOFFELSUPPE

1 kleine Zwiebel, gewürfelt
1 EL Kokosöl
1 Prise Muskat
1 Lorbeerblatt
1 Knoblauchzehe, gequetscht
weißer Pfeffer aus der Mühle
3 Kartoffeln, gewürfelt
3 Tassen Wasser
etwas Steinsalz nach Belieben

- Die Zwiebelwürfel im Kokosöl leicht anbräunen, dann die Gewürze zugeben. Nach einigen Minuten Kartoffelwürfel und Wasser hineingeben und aufkochen. 10–20 Minuten köcheln lassen (je nach Größe der Würfel), bis die Kartoffeln gar sind. Mit dem Pürierstab glatt pürieren, eventuell mit etwas Steinsalz abschmecken und genießen.

→ MITTWOCH, DRITTER ENTLASTUNGSTAG

Vorbereitung auf Leere und Leichtigkeit

Wenn Sie die ersten beiden Entlastungstage schon konsequent gestaltet haben, spüren Sie heute Morgen eventuell leichte Nackenverspannungen oder haben am Morgen vielleicht Anlaufschwierigkeiten. Dagegen helfen Schafgarbe- oder Rosmarintee, die den Organismus in Schwung bringen. Wenn Sie sich nicht vor bitterem Geschmack scheuen, können Sie auch Wermuttee probieren, der Magen und Leber sehr hilfreich dient und eventuelles Unwohlsein oft rasch beseitigt.

Ein Smoothie am Morgen ist wegen der Kombination von Fruchtzucker, Fruchtsäuren, Chlorophyll und Bitterstoffen sehr empfehlenswert. Heute wäre eine Kombination mit Löwenzahn oder anderen Bitterkräutern (etwas Wermutkraut oder ein Distelblatt) zu empfehlen. Das folgende Smoothie-Rezept ist ein wahrer Leberpfleger.

SMOOTHIE MIT LÖWENZAHN

2 Handvoll Grünkohl oder Brennnesseln
10 Löwenzahnblätter, je nach Jahreszeit zusätzlich 5 Löwenzahnblüten
1 TL Kurkuma
1/2 Avocado
1 Zitrone mit 1/3 der Schale
1/2 Gurke
1–2 Bananen oder anderes Obst zum Süßen
500 ml Wasser

- Alle Zutaten 1 Minute mixen und sofort genießen, eventuell einen Teil für später abfüllen.

Machen Sie heute Morgen am besten schon einen kleinen Spaziergang – schon 15 Minuten sind so wohltuend, dass Sie danach froh sein werden, losgelaufen zu sein! Mittags können Sie sich eine Suppe, etwas Rohkost oder Obst kombiniert mit Grün gönnen – Chicorée und Apfel schmecken erfrischend und helfen wiederum durch milde Bitterstoffe.

Wenn Sie heute Abend schon den Ansporn haben, das Abendessen ausfallen zu lassen, wäre das ein schöner Einstieg. Sie hätten dann mehr Zeit für ein entspannendes Vollbad, das ruhig zwei oder mehr Stunden in Anspruch nehmen darf.

Ballast abwerfen

Eine empfehlenswerte Meditation zum Thema »Alten Ballast verabschieden« finden Sie auf der CD des Audiobooks Entgiften – Entschlacken – Loslassen.

Basenbad – entsäuernd und ausgleichend

Auf ein Vollbad geben Sie ein halbes Kilo Totes-Meer-Salz, ein paar Esslöffel »Meine Base« und/oder 3 EL Natron sowie einige Tropfen eines entspannenden ätherischen Duftöls, z.B. Lavendel.

Die Badetemperatur sollte nicht zu heiß sein, ideal wäre Körpertemperatur oder für Kreislaufanfällige etwas darunter. 38 °C sollten möglichst nicht überschritten werden, da der Körper dann besser entsäuert und der Kreislauf nicht zu stark beansprucht wird.

Sie können mit einem pH-Messstreifen (erhältlich in der Apotheke) den pH-Grad des Wassers messen, bevor Sie in die Wanne steigen – dieser sollte bei mindestens 8,5 liegen. Messen Sie noch einmal, wenn Sie die Wanne verlassen. Die Differenz ist die Summe der Säuren, die Sie ausgeschieden haben. Beim Ablassen des Wassers finden Sie möglicherweise auf dem Grund der Badewanne einen schlickigen Belag. Dies sind die Salze, die beim Abbau der Säuren entstanden sind.

Die Entsäuerung beginnt nach ca. einer halben Stunde und steigt ab einer Stunde Badedauer steil an. Baden Sie nur so lange, wie Ihr Kreislauf es verträgt. Wenn Sie sich aber wohl fühlen, genießen Sie die Auszeit und hören Sie eine Meditations-CD oder entspannende Musik dazu.

Langzeit-Basenbäder sind eine wunderbare, einfache Methode, Körper, Geist und Seele beim Loslassen von Altlasten zu unterstützen – im Wasserelement schweben Sie frei und trotzdem geborgen und können sich ganz dem guten Gefühl hingeben, etwas Wundervolles, das den Organismus in Richtung Balance bringt, für sich zu tun. Gerade in unserer hektischen Zeit sind solche Bäder das i-Tüpfelchen der Entspannung.

Nach dem Baden werden Sie wahrscheinlich schlafen wie ein Baby – wir wünschen eine gesegnete Nachtruhe und inspirierende Träume!

→ DONNERSTAG, ERSTER FASTENTAG

Ich gehe freudig das Abenteuer eines Neubeginns an

Wenn Menschen von ihrem ersten Fastenerlebnis erzählen und man fragt sie, was sie am meisten daran beeindruckt hat, antworten sie oft ähnlich wie eine begeisterte Teilnehmerin: »Dass es funktioniert! Man kann gut, sogar sehr gut leben, ohne ständig zu essen! Das war für mich eine bahnbrechende Erkenntnis! Man fühlt sich so unglaublich stark und selbständig, wenn man merkt: Es kann mir gar nichts passieren – ich bin voll Power und fröhlich und habe das Gefühl, ich könnte bis ans Ende der Welt weiterwandern! Wie wunderbar!« So oder ähnlich machen viele die Erfahrung, wie durch Weglassen von Nahrung nach ein bis zwei wackeligen Tagen, an denen der Körper sich auf die neue Situation einstellt, eine Energiequelle angezapft wird, die bisher im Verborgenen schlummerte und von der sie nichts ahnten.

Sie haben sich also entschlossen, eine Woche ohne die Dinge zu leben, die Ihnen sonst den Alltag versüßen – herzlichen Glückwunsch! Dieser Schritt führt Sie in ein spannendes Abenteuer, das letztlich weniger durch Entbehrung als durch viele Bereicherungen gekennzeichnet ist. Seien Sie stolz auf sich, diese Erfahrung jetzt anzugehen und die Eindrücke rund um das Fasten auf sich wirken zu lassen.

Machen Sie sich in dieser Zeit Aufzeichnungen darüber, was Ihnen in den Sinn kommt, Sie inspiriert oder was Sie integrieren wollen. Ein Traum-Tagebuch hat sich auch als wertvoll erwiesen – in diesen Tagen träumen viele Menschen sehr intensiv, angefangen bei lustigen Träumen über das Essen bis hin zu tief vergrabenen Themen, die jetzt an die Oberfläche kommen. Während einer Fastenperiode kann man auch auf körperlicher Ebene beobachten, wie erst Dinge bearbeitet werden, die kürzlich geschehen sind – beispielsweise meldet sich ein mit Antibiotika unterdrückter, aber nicht wirklich ausgeheilter Harnwegsinfekt wieder, dem das Immunsystem sich nun widmen kann. Es ist jetzt entlastet, weil die Verdauung von Nahrung so weit zurückgefahren ist. Je länger man fastet, desto ältere Narben fangen an zu schmerzen, und unser Körper räumt dort auf, wo er auf seiner Mängelliste gerade angekommen ist.

Heute sollten Sie sich auf jeden Fall noch frische Luft gönnen – ob vor oder nach der Arbeit. Besteigen Sie einen kleinen Berg, wandern Sie im Grün des Waldes oder einen Fluss entlang und genießen Sie die Natur. Sie können hierbei in sich gehen und Dinge sammeln, die Sie aus Ihrem Leben verabschieden wollen, seien es Eigenschaften, materielles Gerümpel, Essgewohnheiten oder Ausreden. Schreiben Sie all diese Einfälle auf kleine Zettel und übergeben Sie diese entweder dem Fluss oder machen Sie anschließend eine Feuerzeremonie (ob mit einem wärmenden Feuer draußen, im Ofen oder nur einer Kerze an einem passenden Ort), während der Sie die Zettel dem Feuer übergeben, das sie mit seiner Energie nach oben trägt. So starten Sie auch heute schon eine mentale Reinigung, und Ihr Geist kann frei und klar werden.

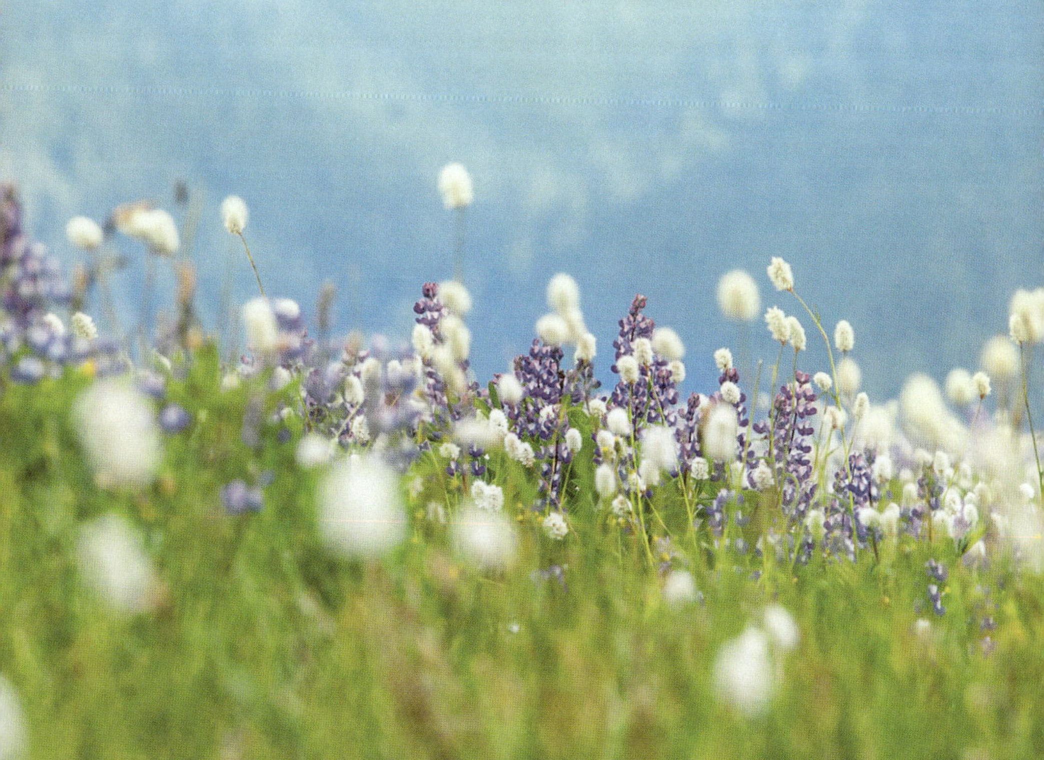

Die Helferin für heute: Brennnessel – die Mutige

Diese wunderbare, auf den ersten Blick vielen Menschen erschreckend garstig erscheinende Pflanze besitzt großes Heilungspotenzial. Sie umgibt uns praktisch überall, und doch kommt sie viel zu wenig zum Einsatz. Früher nutzten die Menschen nicht nur ihre Heilkraft, sondern auch andere alltagstaugliche Eigenschaften: Als Faserpflanze diente sie zur Herstellung von Stoffen und Seilen. Durch den Baumwollanbau wurden Nessel, Lein und Hanf, die ursprünglichen Faserpflanzen, nahezu vollständig verdrängt. Dabei benötigen sie weder Dünger noch Bewässerung und sind so unendlich vielfältig.

Uns interessiert im Zusammenhang mit dem Fasten vor allem ihre Heilwirkung und ihre Nährstoffdichte. Die Brennnessel enthält alle essenziellen Aminosäuren, die wir benötigen. Außerdem viel Eisen, Magnesium, Kieselsäure, Kalzium, Vitamine und andere wichtige Vitalstoffe. Sie versorgt uns mit vielem, was uns guttut, entgiftet und aufbaut. Den üblichen Blattsalaten ist sie in ihrem Nährstoffreichtum haushoch überlegen. Im Vergleich zu Kopfsalat enthält sie siebzehnmal so viel Kalzium, fast siebenmal so viel Magnesium und auch siebenmal so viel Eisen.

Diese Zahlen zeigen, dass wir keine Nahrungsergänzungsmittel zu kaufen brauchen, sondern uns getrost auf heimische, sogar kostenlose Superfoods besinnen können. Da kaum jemand am Verkauf von Brennnesselprodukten verdienen kann, weil sie so massenhaft und weit verbreitet auftritt, wird nicht viel für sie geworben. Im Vergleich zur Zitrone, die auf 100 Gramm 55 Milligramm Vitamin C enthält, enthalten 100 Gramm Brennnesselkraut sechsmal mehr, nämlich 333 Milligramm. 50 Gramm frische Brennnesseln können Sie gut im morgendlichen Smoothie verarbeiten. Die Empfehlungen für den täglichen Bedarf an Vitamin C schwanken zwischen 40 (WHO) und 100 Milligramm. Sie sind also mit über 150 Milligramm reinem, organisch gebundenem Vitamin C bestens versorgt.

Ihre blutreinigende und entgiftende Wirkung macht die Brennnessel zu einem der wichtigsten Fastenkräuter. Sie ist mit Löwenzahn und Giersch zusammen eine Meisterin des Frühjahrsputzes – alle drei treiben aus, sobald der Schnee geschmolzen ist und die ersten wärmenden Sonnenstrahlen den Boden auf Frühlingstemperatur bringen.

Im Frühjahr lässt sich die gesamte Pflanze gut ernten. Solange ihre Triebe noch saftig sind, kann man sie ebenfalls verwenden. Später im Jahr verholzt der Trieb; im Sommer erntet man nur die blühenden Triebspitzen und ab Hochsommer ihre sehr nahrhaften, mineralienreichen Samen. Hierzu nehmen Sie den Trieb 15–20 Zentimeter unterhalb der Triebspitze zwischen Daumen und Zeigefinger, drücken beide fest zusammen und ziehen sie nach oben, so dass die oberen Samen und Blätter in die hohle Hand fallen – Sie können, wenn Ihnen diese Übung zu gefährlich erscheint, Gartenhandschuhe für die Ernte benutzen. Vielleicht schließen Sie nach einer Weile Freundschaft mit der Brennnessel und trauen sich auch ohne Handschuhe an die Ernte – gesund ist diese kleine Konfrontation allemal, wenn Sie nicht an einer Histaminintoleranz leiden.

»Deine Nahrungsmittel seien deine Heilmittel.«

Hippokrates

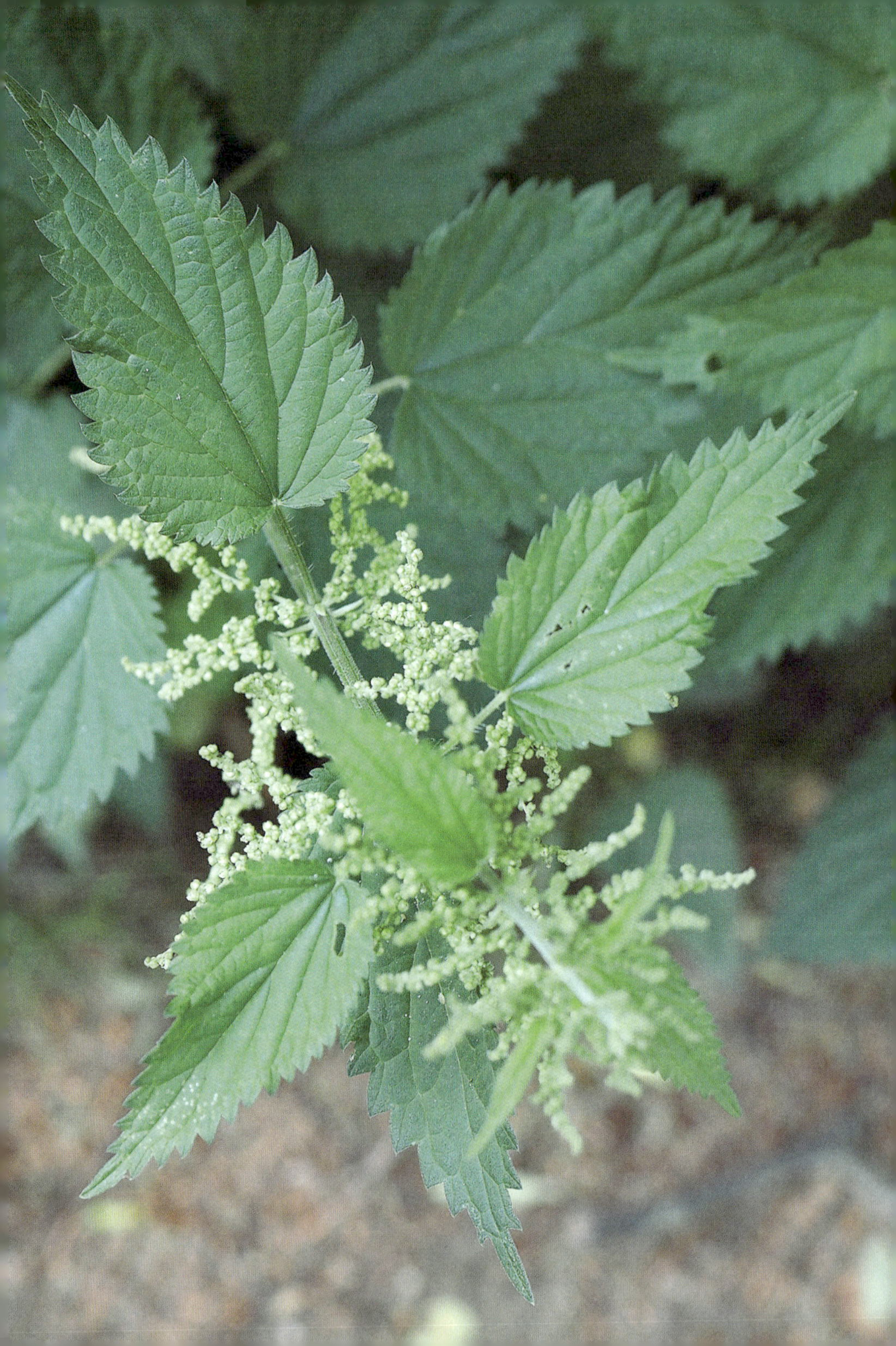

ENTSCHLACKUNGS-SMOOTHIE

1 Zitrone mit 1/3 der Schale
1/3 Ananas
2 Handvoll frisch geerntete Brennnesseln
(im Sommer vor allem auch die Samen)
3 Blätter Löwenzahn (oder mehr, dann leicht bitter)
ein paar Blätter frische Minze (im Sommer, wirkt kühlend)
oder ein Stück Ingwer (vor allem in der kalten Jahreszeit,
wärmt und wirkt entgiftend)
1 EL Baobabpulver
1 TL Chiasamen
Quellwasser nach Belieben

- Das Obst klein schneiden und zusammen mit den anderen Zutaten in den Mixer geben, 1 Minute mixen und am besten sofort genießen.

Info: Dieser Smoothie ist sehr erfrischend und weckt Ihre Lebensgeister. In dieser Mischung kann die Brennnessel ihre volle Kraft entfalten und bei der Umstellung auf den Fastenstoffwechsel helfen. Durch sie können Stoffwechselschlacken abtransportiert werden, und der Körper nutzt ihren Chlorophyll- und Eisenreichtum für die Blutbildung. Smoothie-Erfahrene können auch die Obstmenge reduzieren oder durch Gurke ersetzen. Chia und Baobab sind gesunde zusätzliche Beigaben, jedoch nicht zwingend notwendig.

→ FREITAG, ZWEITER FASTENTAG

Ich begegne meiner Suche

Falls Sie zu den leidenschaftlichen Kaffeegenießern gehören oder normalerweise gerne Brot essen, könnten Sie heute Morgen Verspannungen im Nacken spüren oder vielleicht sogar Kopfschmerzen haben. Je gewissenhafter Sie die Entlastungstage durchgeführt haben und je schneller Ihr Stoffwechsel reagiert, desto weniger belastende Begleiterscheinungen werden Sie spüren. Männer merken oft gar nichts, besonders wenn sie sich vorher mental gut auf die Fastenwoche eingestimmt haben.

Die Unpässlichkeiten, die heute oder eventuell morgen auftreten, ergeben sich aus dem Entzug bestimmter Lebensmittel. Besonders das plötzliche Fehlen von Kaffee, Gluten, tierischem Eiweiß und Zucker macht sich jetzt bemerkbar. Wenn Sie sonst keines dieser Lebensmittel konsumieren, merken Sie eventuell gar nichts, außer einem fragenden Gefühl im Magen, der jetzt sehr entlastet wird, der aber, wenn er diese Umstände nicht kennt, anfangen könnte zu rumoren. Probieren Sie einmal, diesen Zustand zu genießen in dem Wissen, dass Sie Ihrem Körper damit ein großes Geschenk machen, das er schon lange braucht. Echten Hunger kennen wir in unserer konsumgesättigten Welt kaum noch. Was sich beim Auslassen einer Mahlzeit äußert, sind tatsächlich meistens die Entzugserscheinungen von Gluten und Zucker, die in Form von Kopfweh, Gereiztheit oder Übelkeit auftreten. Dabei wäre es für unseren Stoffwechsel so gesund, ihm öfter längere Verdauungspausen zu gönnen, in denen er Wachstumshormone produzieren und aufräumen kann.

Wenn Sie diese Zeilen noch im Bett lesen, dann nehmen Sie sich jetzt viel Zeit, Ihrem Körper Aufmerksamkeit zu schenken und geduldig mit ihm zu sein – allerdings ohne dem (faulen) Verlangen nachzugeben, den gesamten Tag im Bett zu verbringen. An diesem Punkt können in Eigenregie Fastende leicht scheitern. Gerade heute ist es sehr wichtig, den Stoffwechsel anzuregen und den Körper durch diese kleine Schwächephase zu begleiten.

Rekeln Sie sich, gähnen Sie und dehnen Sie noch im Bett jeden Muskel, den Sie fühlen können. Falls Sie beim Aufstehen leichte Kreislaufprobleme bemerken, ist auch das normal – wenn nicht heute, dann eventuell morgen. Hier helfen ganz wunderbar Bürstenmassagen oder Klopfübungen, die beide den Lymphfluss anregen und die Entgiftung fördern. Es gibt empfehlenswerte Körperbürsten mit weichen Kupferborsten. Wenn Sie es sich zur Regel machen, sich jeden Morgen nach dem Aufstehen mit einer solchen Bürste zu massieren, brauchen Sie vielleicht keinen Kaffee mehr: Die Kupferbürstenmassage macht wach, wirkt gegen Zellulite und schenkt Ihrem größten Organ, der Haut, die liebevolle Aufmerksamkeit, die sie verdient.

Denken Sie daran, in Wasser eingerührte Heilerde zu trinken, um Ihren Magen zu entlasten und bei der Entsäuerung zu unterstützen.

Bewegungs- und Körperpflegeprogramm

Nehmen Sie sich für heute einen entschleunigten Spaziergang vor, bei dem Sie sich auf die Natur einlassen, ohne viele Höhenmeter überwinden zu müssen oder von zu viel Lärm gestört zu werden. Ihre Sinne sind heute fein und eventuell etwas gereizt – das Tagesprogramm heißt vor allem Zuwendung und Pflege. Frische Luft tut jetzt besonders gut! Falls Sie mitten in der Stadt wohnen und zu müde sind, um in die Natur zu gehen, sorgen Sie für eine entschleunigte Yoga- oder Gymnastikstunde. Ihr Stoffwechsel wird dadurch angeregt, was wichtig wäre, und Sie haben danach noch Muße für ein schönes Pflegeprogramm. Gerade beim Yoga kann auch Ihr Geist leer werden und entspannen. Fragen Sie Ihre/n Yogalehrer/in nach Übungen, die gut gegen Kopfweh und Nackenverspannungen helfen!

Nach Spaziergang oder Yogastunde dürfen Sie eine Biosauna oder ein Dampfbad besuchen, andere entspannende Alternativen sind ein Basenbad über zwei Stunden (siehe oben) oder eine gute Massage, die am besten auch Fuß- und Nackenmassage umfassen sollte, um die Entgiftung anzuregen und für den Abtransport von Schlacken zu sorgen.

Fragen Sie sich heute einmal ganz bewusst, wie zufrieden Sie sind mit Ihrem Leben, Ihrem Beruf, Ihrem Privatleben, Ihrer Freizeitbeschäftigung? Erfüllt Sie das, was Sie tun? Wir erleben sehr häufig in unseren Fastenwochen, dass Menschen ausgelaugt und unglücklich mit ihrem Beruf oder Privatleben sind. So kommt es dann zu den vielen Kompensationsmechanismen, wo zum Beispiel Essen einen ganz anderen Mangel füllen soll. Im schlechtesten Fall geraten Sie damit in den erschöpfenden Kreislauf von Entbehrung, kurzfristiger Lustbefriedigung und Erschöpfung. Ihr Leben ist dazu zu kurz und zu wertvoll, dessen dürfen Sie sich bewusst sein! Selbst sehr ernstzunehmende Krankheitsbilder wie Herzprobleme, Krebs oder Diabetes können folgen, wenn solch ein Wink mit dem Zaunpfahl bezüglich nicht angegangener Lebensthemen zu lange übersehen wird.

Gehen Sie in einer ruhigen Meditation in sich und bearbeiten Sie dieses Thema. Eine empfehlenswerte Meditation zum Thema »Sucht und Suche« finden Sie auf der gleichnamigen CD bei www.heilkundeinstitut.at.

»Die Fastenzeiten sind Teil meines Wesens. Ich kann auf sie ebensowenig verzichten wie auf meine Augen. Was die Augen für die äußere Welt sind, das ist das Fasten für die innere.«

Mahatma Gandhi

Die Helferin für heute: Schafgarbe

Wenn im Juni die Schafgarbe zu blühen beginnt, ernten wir sie mit Freuden, denn sie ist in vielen Krisensituationen während des Fastens oft das Mittel erster Wahl. Ihr Wirkungsspektrum ist breit gefächert. Sie hilft nicht nur rasch gegen alle Frauenleiden und Blutungen, sondern entlastet auch die Leber ungemein, die ja während des Reinigungsprozesses in der Fastenwoche auf Hochtouren arbeitet. Das Angenehme dabei: Schafgarbe schmeckt nicht so bitter wie Wermut- oder Tausendgüldenkraut und lässt sich gut am Wegrand blättchenweise pflücken, man kann also auch außerhalb der Blütezeit von ihren helfenden Eigenschaften profitieren.

Bei Fastenkrisen, Migräne, Magenkrämpfen, Sodbrennen, Hunger oder Darmproblemen wirkt sie rasch und nachhaltig. Oft reicht schon der Genuss von einigen Blättchen vom Wegesrand oder einer Tasse Tee am Morgen. Auch bei Kaffeeentzug leistet sie gute Dienste, sogar heftige Migräne hat sie schon erstaunlich schnell beseitigt. Unter anderem durch die natürlich enthaltene Salicylsäure wirkt sie oft rasch bei Kopfweh, besonders bei stoffwechselbedingtem. Ihre Bitterstoffe wirken leber- und nierenstärkend.

Schafgarbe hilft dem Körper aus vielen Krisen. Kurmäßig einige Blättchen im Morgen Smoothie wirken stoffwechselfördernd, entsäuernd und ausgleichend. Schafgarbe enthält neben den Bitterstoffen wertvolle ätherische Öle, Pflanzensäuren, Flavonoide und viele wichtige Mineralien, besonders Kalium.

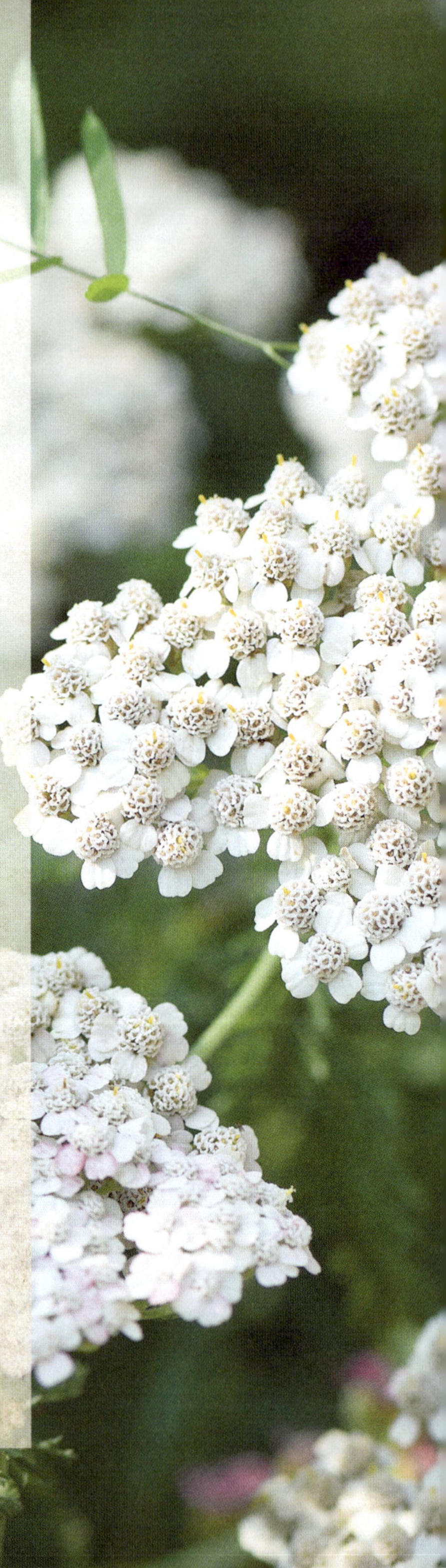

SMOOTHIE GEGEN KOPFWEH UND ÜBELKEIT

1 Zitrone mit 1/3 der Schale (alternativ 1–2 EL Baobabpulver)
2 Äpfel, Birnen oder Pfirsiche (reifes Saisonobst)
2 Handvoll frisch geerntete Brennnesseln, Vogelmiere, Malve, Spinat oder Grünkohl
5–10 Blätter Schafgarbe oder 5 Schafgarbeblüten
1 TL Chia- oder Hanfsamen
1 TL Kurkuma
500 ml Quellwasser

- Das Obst klein schneiden und zusammen mit den anderen Zutaten in den Mixer geben, 1 Minute mixen und am besten sofort genießen.

Info: Dieser Smoothie eignet sich hervorragend für die Umstellung auf den Fastenstoffwechsel. Hier reichen kleine Mengen an Blättern oder Blüten, da die Schafgarbe bitter und sehr kraftvoll ist. Starke Menstruationsbeschwerden können durch diesen Smoothie mit der Zeit völlig verschwinden. Er wirkt aber nicht nur positiv bei Frauenleiden, sondern ist auch sehr magen- und leberpflegend. All die positiven Eigenschaften der Schafgarbe kann man sich mit diesem Smoothie zunutze machen.

Wenn's schlimmer wird …

Eventuell steigert sich das Unwohlsein. Einige Fastende bekommen eine regelrechte Migräne, angefangen bei starken Kopfschmerzen mit Nackenverspannungen und Übelkeit bis hin zu Brechreiz mit häufigem Übergeben. In diesem Wort steckt ja schon die Weisheit, alles Unangenehme, was hinaus möchte, an die Außenwelt zu übergeben, statt es weiter hinunterzuschlucken. Falls Sie zu denjenigen gehören, denen es heute sehr schlecht geht: Probieren Sie, sich darüber zu freuen, dass Ihr Körper weiß, was hinaus möchte, und ein Turbo-Entgiftungsprogramm an den Tag legt. Helfen Sie Ihrem Darm (und damit Ihrem Blutkreislauf) mit einem Einlauf, der sehr entlastend wirkt und nach dem Sie wahrscheinlich besser einschlafen können. Machen Sie sich einen Leberwickel, indem Sie ein kleines Läppchen mit Rizinusöl tränken und es auf Höhe der Leber plazieren.

Oder, falls Sie kein Rizinusöl haben, schlagen Sie heiß überbrühtes Wermutkraut in ein feuchtes Tuch ein und legen Sie es auf die Leber, die dort ist, wo viele die Lunge vermuten, nämlich oberhalb des rechten Rippenbogens. Dann folgen im Zwiebelsystem eine Plastikfolie, ein Handtuch und eine Wärmflasche. Die Wärmflasche können Sie mit einem großen Handtuch, das Sie sich einmal um den Bauch wickeln, fixieren. Trinken Sie vor dem Einschlafen am besten noch eine Tasse Schafgarbentee. Nun wünschen wir erhellende Träume und gute Genesung!

→ SAMSTAG, DRITTER FASTENTAG

Ich lasse mich auf Demut ein

Was stößt Ihnen bitter auf? Ihre Leber arbeitet heute auf Hochtouren und freut sich über eine Unterstützung. Durch Wegzüchten von Bitterstoffen in unseren Salaten und Früchten werden wir nur noch wenig mit gesunder Bitterkeit konfrontiert, die für unseren Stoffwechsel so wichtig wäre. Bittere Helfer am Wegesrand sind hier Löwenzahn und Wermut, die beide meisterhaft bei Magen-Darm-Infekten zu helfen vermögen und in der Fastenwoche eine wirkliche Bereicherung für den Leberstoffwechsel darstellen. Falls Sie keinen eigenen Garten haben und nicht im Grünen wohnen, können Sie sich beide auch in getrockneter Form in der Apotheke besorgen. Trinken Sie heute Morgen eine kleine Tasse Wermuttee. Stellen Sie sich vor, wie die Bitterstoffe alle Stoffwechselschlacken, die Ihren Körper belasten, einfach mitnehmen und diese jetzt Ihren Körper verlassen können. Wenn Sie die Bitterkeit aushalten, wäre es ideal, dieses Ritual jeden Morgen beizubehalten.

Den Löwenzahn geben Sie am besten in Ihren Smoothie. Sie können aber auch morgens einige Blättchen frisch von der Wiese naschen, wenn Sie die Möglichkeit dazu haben. Falls Ihnen seine Bitterkeit, neben dem ungewohnten Geschmack, ungenießbar vorkommt, könnte das ein Zeichen dafür sein, dass Sie ziemlich entmineralisiert sind. Jetzt ist es an der Zeit, Ihrem Körper diese Bitterstoffe zu schenken.

Bitterstoffe

Ob Chicorée oder Endiviensalat: Können Sie sich noch an Ihre Kindheit erinnern? Kam Ihnen Endiviensalat scheußlich bitter vor und hatten Sie das Gefühl, ihn nur mit der Milde von ausgleichenden Äpfeln oder Orangen genießen zu können? Diese Zeiten sind längst vorbei – im Laufe der Jahrzehnte gingen die Bitterstoffe in unseren Nahrungsmitteln immer weiter zurück. Bitter war lange nicht »in«. Das leider so beliebte Fast Food stellt denn auch das genaue Gegenteil dar: weich und fluffig, süßlich und salzig, wenig Kauarbeit … Zum Glück ist der Gipfel dieses Trends mittlerweile überschritten.

Durch das Kultivieren alter Obst- und Gemüsesorten sowie von Wildbeeren und -kräutern kehren bei ernährungsbewussten, naturverbundenen Menschen die Bitterstoffe in den Alltag zurück. Ihre ausgleichende Wirkung auf den gesamten Organismus ist nicht zu unterschätzen: Sie fördern und unterstützen den Verdauungsprozess und haben damit Auswirkungen auf die gesamte Verwertung unserer Nährstoffe. Nur durch einen guten Aufschluss unserer Nahrung kann jede Zelle optimal versorgt werden. Nahezu jede traditionelle Medizin – ob chinesisch, ayurvedisch, indianisch, afrikanisch oder auch aus unserem Kulturkreis – setzt auf die heilende Wirkung der Bitterstoffe. »Was bitter im Mund, ist im Herzen gesund.« So wurde Kindern früher noch der Sinn von bitterer Naturmedizin nahegebracht.

Nutzen Sie die Aufräumphase Ihres Körpers, um Bitterstoffe zu integrieren und Ihren Körper bei der Arbeit zu unterstützen. Sie werden wahrscheinlich schnell merken, wie wohltuend eine Bitterstoffkur – z. B. mit einem Bitterkräuterpulver, das Sie morgens nach dem Aufwachen einnehmen – auf Sie wirkt. Säureblocker werden damit komplett überflüssig. Diese empfehlen wir sowieso nicht.

Ob Sie heute Morgen erst Ihren Durchhänger erleben oder seit gestern schon schwach auf den Beinen sind: Versuchen Sie einmal, sich auf diese vermeintliche Schwäche einzulassen. Wir sind es gewohnt und werden darauf trainiert, gegen alles Mögliche anzukämpfen, was uns nicht passt – ein aufschlussreicher Selbstversuch wäre aber, die archetypisch weibliche Eigenschaft des Erduldens bewusst zu erleben und in dieser Situation anzunehmen. Das schöne, etwas altmodisch klingende Wort »Demut« umschreibt so viel mehr als nur das Erdulden, obwohl dies Teil der Demut ist. Demut kann bedeuten: Ich nehme hin, ich bin in entspannter Erwartung für alles, was kommt. Ich bin bereit, das anzunehmen, was mir Lehrer sein möchte. In der Demut liegt eine Chance zur Erkenntnis, die durch Abwehr nie erreichbar ist.

Falls Sie sich heute also noch nicht munter genug zum Gipfelstürmen fühlen, wäre es lehrreich und gut, diese körperliche Schwäche ohne Selbstmitleid auszuhalten und anzunehmen. Sie dürfen sich dabei auf einer Metaebene beobachten – geben Sie Ihren Körper ab an die Launen dieses Tages in der Gewissheit, dass Schwächegefühle nur Momentaufnahmen in einem sonst so produktivitätsorientierten Leben sind. Als Lehrmeisterin für Ruhe und Demut wäre heute eine Zen-Meditation ideal.

Zen-Meditation

Setzen Sie sich aufrecht und mit geradem Rücken auf ein Kissen oder einen Schemel, legen Sie die Hände sanft wie Blütenblätter ineinander in den Schoß und bringen Sie den Blick einen Meter vor sich auf dem Boden zur Ruhe. Beobachten Sie das Kommen und Gehen des Atems. Wenn Sie wollen, können Sie dabei die Atemzüge bis zehn zählen, um dann wieder von vorn zu beginnen. Eine Meditation mit offenen Augen ist das japanische Zazen, mit geschlossenen die indische Vipassana-Variante.

Nachdem Sie tapfer und demütig in Ruhe mit sich waren, wäre eine Bürstenmassage ideal, um Ihren Kreislauf aufzuwecken. Trinken Sie einen halben Liter erfrischenden Tee (z. B. Zitronenverbene oder Zitronengras – wenn Sie sich etwas Süße wünschen, fügen Sie Eryfly, Xylit oder Stevia hinzu), und bereiten Sie sich vor auf einen Naturausflug: Ein bis zwei Stunden Bewegung in frischer Luft sind jetzt wunderbare Helfer, um eventuell noch vorhandene Schwäche freundlich zu verabschieden. Gut wäre eine leichte Steigung entlang eines Bach- oder Flusslaufs, dem Sie in einer Gehmeditation alle noch vorhandene Schwere und Bitterkeit übergeben dürfen. Nehmen Sie beim Gehen ein paar Blätter in die Hand und legen Sie jeden schweren Gedanken, der Ihnen kommt und den Sie loswerden möchten, auf ein Blatt, das Sie dem Bach anvertrauen.

Den Tag beschließen sollten Sie heute am besten nochmals mit einem ausgiebigen Basenbad oder einem milden Saunagang – auch eine Sitzung in der Infrarotkabine wirkt entsäuernd und harmonisierend auf den Organismus. Die Muskeln entspannen, Sie werden von ganz allein bettschwer, und der Fettstoffwechsel wird zur Nacht hin nochmals angeregt. Denken Sie daran, genügend zu trinken! Direkt vor dem Infrarotsaunagang am besten einen halben Liter stilles Quellwasser.

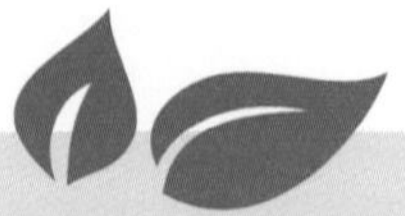

Infrarotsauna

Zur Unterstützung der Entgiftung empfehlen wir Ihnen Infrarot-Saunagänge. Im Gegensatz zur finnischen Sauna wird hier nicht für einen kurzzeitigen Hitzeschock gesorgt, sondern durch die lange Verweildauer, spezielle Wellenlänge und niedrige Temperatur ein langsames, intensives Durchwärmen des Gewebes und der Organe erreicht.

Es gibt Unterschiede, was die Wirksamkeit von Infrarotsaunen angeht – wenn Sie überlegen, selbst eine Infrarotkabine anzuschaffen, sollte es sich am besten um ein wIRA-System (wassergefiltertes Infrarot-A) handeln. Diese Saunen erreichen im Organismus die angestrebte Tiefenwärme, die die Entgiftung so wirkungsvoll macht.

Wenn Sie in Ihrer Fastenwoche täglich Zugang zu einer Infrarotkabine haben, steigern Sie die Verweildauer am besten langsam von 15 Minuten auf eine halbe Stunde. Achten Sie bitte auf Ihren Kreislauf und bleiben Sie nicht zu lange in der Kabine, wenn Sie zu Schwindelgefühlen neigen. Stellen Sie Ihre Füße auf ein weißes Handtuch und setzen Sie sich auch auf ein solches. Sie werden vielleicht überrascht sein – der Schweiß, der auch eine ganz andere Konsistenz hat als in der heißen Sauna, transportiert so einiges hinaus, so dass sich bei ausreichender Verweildauer oft bräunlich-graue Abdrücke auf dem Handtuch abzeichnen.

Selbst wenn sich dieser Effekt bei Ihnen nicht einstellt: Die Tiefenwärme sorgt für eine Stärkung des Immunsystems, regt die Organfunktionen an und aktiviert den gesamten Stoffwechsel für mehrere Stunden.

Der Helfer für heute: Löwenzahn, der bittere Freund

Oft leuchten uns schon an Ostern die ersten sonnig gelben Blüten des Löwenzahns entgegen, und seine Blätter begleiten uns bis zum immer wärmer werdenden Winterbeginn vor Weihnachten. Der Löwenzahn gehört zu den wichtigsten und häufigsten Heilkräutern unserer Breiten. Sehr reinigend und hilfreich für Magen, Leber und Galle, blutbildend und darmpflegend ist er vor allem dank seiner Bitterstoffe. Damit gehört er, neben Brennnessel und Schafgarbe, zu den wichtigsten und am besten verfügbaren Fastenkräutern. Seine Bitterstoffe wirken wie ein Jungbrunnen. Sie tun Ihrer Leber einen großen Gefallen, wenn Sie Löwenzahnblätter oder Wurzeln in Ihren Ernährungsplan einbauen. Durch den hohen Konsum von Industrienahrung, Zucker und Getreide und viele Umweltgifte ist die Leber meist stark überlastet.

Dieses bescheidene Kraut ist sehr reich an Vitaminen. Es enthält vierzigmal mehr Vitamin A als Kopfsalat. Vitamin A ist zuständig für gute Sehschärfe, den Aufbau der Haut, der Schleimhäute und Knochen und für unser Immunsystem. Wegen des achtfachen Vitamin-C- und Kalzium-Gehalts im Vergleich zu Kopfsalat kann man sich mit ein paar Blättchen viel Gutes tun. Löwenzahn fördert die Entschlackung und Fettverbrennung und ist auch sehr wirksam bei Gicht, Diabetes und Krebs. Mit seinem reichen Mineraliengehalt wirkt er als wahre Basenschwemme und somit auch bei stoffwechselbedingtem Unwohlsein. Migräneanfällige Menschen oder Partygänger mit Brummschädel am Morgen können mit ein paar Blättern Löwenzahn im Smoothie den Vormittag oftmals noch retten. Der positive Einfluss von Löwenzahn auf die Leber verstärkt sich durch Kurkuma.

SMOOTHIE FÜR DIE LEBER

2 Äpfel
1 Zitrone mit 1/3 der Schale
1/2 Gemüsegurke
2 Handvoll frische Brennnesseln (alternativ Feldsalat oder Spinat)
12 Löwenzahnblätter und je nach Jahreszeit 7 Löwenzahnblüten (alternativ 1 gehäufter EL Löwenzahnkraut, getrocknet)
1 TL Kurkuma
500 ml Wasser

- Das Obst und das Gemüse klein schneiden und zusammen mit den anderen Zutaten in den Mixer geben. 1 Minute mixen und sofort genießen.

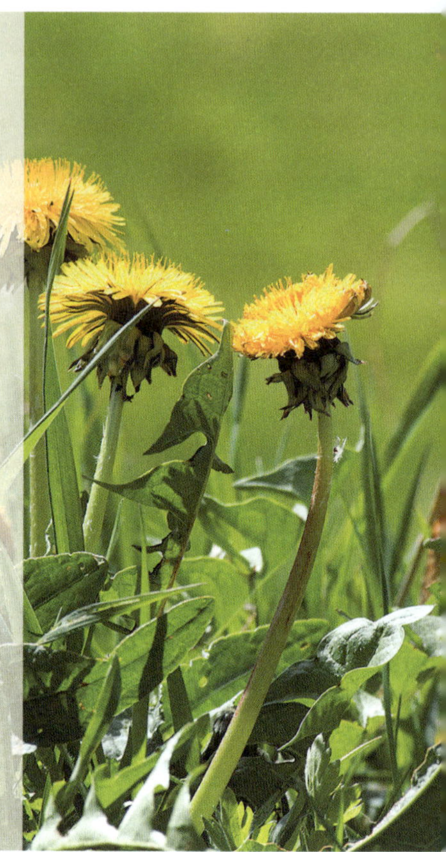

Info: Hier gilt: Je bitterer, desto gesünder – eine Abneigung gegen Bitterstoffe ist ein Anzeiger dafür, dass sie gebraucht werden, entgegen sonstiger Intuition oder Vorlieben. Aber nur in dem Maße, wie Sie den Smoothie trinken können, ohne dass es Sie vor Abscheu schüttelt! Allein das Chlorophyll vollbringt schon Wunder für Haut und Leber, die eng zusammenhängen – bei gesunder Leber ist auch das Hautbild gut. Durch zu hohen Zucker- oder Getreidekonsum kommt die Leber in Stress – das erkennt man meistens schon an Unreinheiten der Haut.

→ SONNTAG, VIERTER FASTENTAG

Ich spüre meine wiederkehrenden Lebensgeister

Heute Morgen spüren Sie möglicherweise eine große Unternehmungslust – Ihr Organismus ist nun gut eingestellt auf den Fastenstoffwechsel, braucht vielleicht schon weniger Schlaf und beginnt möglicherweise bereits, sich leichter und lebendiger zu fühlen. Falls Sie trotz des Fastens arbeiten, wird es Ihnen sicher leicht von der Hand gehen – lediglich kleine Wortfindungsstörungen sind normal während der Fastentage, und beim Aufstehen können Kreislaufprobleme auftreten, weil der Körper dort, wo gerade nichts gebraucht wird, Energie einspart. Am besten genießen Sie wieder eine Bürstenmassage oder beginnen den Tag mit Wechselduschen und frisch gepresstem Zitronensaft, der mit der gleichen Menge Wasser gemischt wird.

Schön wäre es, wenn Sie den Tag mit einer Wanderung starten könnten, um richtig in Fluss zu kommen. Egal, ob Ihnen der Wind um die Nase bläst oder die Sonne ins Gesicht scheint, Sie im Regen wandern oder durch Nebel – fühlen Sie einfach einmal, wie belebend unser Wetter wirkt und wie schön es ist, unter freiem Himmel unterwegs zu sein.

In der Regel atmen wir viel zu flach – konzentrieren Sie sich jetzt nur fünf Minuten auf Ihre Atmung, und atmen Sie in dieser Zeit tief in den Bauch ein. Die Bauchatmung ist die natürliche Atmung, die für genügend Sauerstoffaufnahme sorgt. Durch Angst, Hektik oder Sorge um einen zu runden Bauchumfang atmen viele Menschen sehr verhalten. Machen Sie sich Ihre eigenen Atemmuster bewusst. Sie werden spüren, wie sich schon nach dieser kurzen Zeit kräftiger Bauchatmung Hände, Füße und Kopfhaut belebter anfühlen.

Überlegen Sie heute, was Sie ganz konkret in Ihren Alltag integrieren könnten, um mehr Lebensqualität zu genießen. Es sind meist nur kleine Dinge, die eine große Veränderung Ihres Wohlbefindens bewirken. Im Laufe der letzten Jahre hat sich zum Beispiel gezeigt, dass alle, die den Grünen Smoothie als erste Mahlzeit anstatt des gewohnten Frühstücks mit Marmelade- oder Käsebrot übernommen haben, von viel mehr Wachheit, Freude und Unternehmungslust am Morgen berichten und dass ihnen etwas fehlt, sobald sie auf Reisen auf diesen grünen Morgentrunk verzichten müssen. Das erklärt sich sehr einfach dadurch, dass Chlorophyll uns in einem Maß feinstoffliche Energie zu spenden vermag, an das andere Lebensmittel nicht heranreichen.

Auch andere kleine Rituale wie der frisch gepresste Zitronensaft am Morgen, eine Bürstenmassage nach dem Aufstehen oder noch im Bett das ruhige Besinnen auf die Gesundheit, in Dankbarkeit und in einem kurzen, liebevollen Dialog mit den Körperzellen, kosten praktisch keine Zeit und sind nur eine Gewohnheitssache, die durchgreifende Veränderungen bewirken kann. So können Sie Ihren gesamten Tagesablauf überdenken und vom Alltagstrott zum bewussten Beschreiten des Tages mit all seinen Qualitäten kommen.

Tatsache ist: Wir lieben unsere wenn auch schädlichen Gewohnheiten, und unser innerer Schweinehund besteht auf ihrer Weiterführung. Interessanterweise lassen sich aber alle ersetzen, wenn wir für den richtigen Ersatz sorgen. So, wie der morgendliche Grüne Smoothie – nach anfänglicher Umstellungs-Aufmüpfigkeit durch Glutenentzug – das Butterbrot ersetzen kann, werden mit zunehmender Bewusstheit die Geschmacksknospen vielleicht nicht mehr so sehr auf den Wein am Abend stehen, sondern möglicherweise auf andere Getränke, die Ihrem Körper guttun. Indem Sie gutes Wasser nach Ihrer persönlichen Vorliebe wählen, heben Sie es in seiner Wertigkeit an und schenken ihm mehr Aufmerksamkeit. Sie werden mit der Zeit merken, dass es innerhalb Ihrer persönlichen Getränkeauswahl einen anderen Stellenwert einnimmt.

Viele machen derzeit die Erfahrung, dass bei Familienfeiern wie Weihnachten oder runden Geburtstagen einige Gäste vegetarisch oder vegan essen möchten. In unserer großen Familie wurde vom einstigen Gänsebraten mit Rotkraut im Laufe der Jahre umgestellt auf Käsefondue (das Veganer geruchstechnisch besser ertragen als gebratene Tiere) mit sehr großem Salat- und Rohkostbuffet, was allgemein großen Anklang findet. Mittlerweile ist das Salatbuffet so raffiniert und reich bestückt, und delikate rohvegane Desserts sorgen für so viel süße Bereicherung im Anschluss, dass man sogar das Käsefondue weglassen könnte. So kann man mit Geduld und Einfallsreichtum Rituale verändern, ohne sie aufzugeben. Das gemeinsame Festessen ist geblieben und wird nach wie vor freudig zelebriert.

Der Helfer für heute: Koriander – förderlich bei der Quecksilberausleitung

Der im Volksmund auch als Wanzenkraut oder Wanzendill bezeichnete Koriander erhielt seine umgangssprachliche Bezeichnung durch seinen eigentümlichen Duft: Man liebt ihn oder man hasst ihn. Dabei wäre ein Annähern an dieses Heilkraut durchaus hilfreich, denn Koriander ist hervorragend geeignet, Schwermetalle und andere Giftstoffe aus dem Körper auszuleiten. Die heilkräftigen Inhaltsstoffe der frischen Korianderpflanze haben eine starke entgiftende Wirkung bei Schwermetallbelastungen.

Um zum Beispiel Blei, Kadmium und Quecksilber erfolgreich ausleiten zu können, sollte vorher einige Zeit die Bindungskraft der Chlorella-Alge genutzt werden: Durch ihren dreischichtigen Zellwandaufbau besitzt sie eine besonders hohe Absorptionsfähigkeit. Es konnte nachgewiesen werden, dass während einer Chlorella-Kur die Quecksilbermenge im Urin um das Zwanzigfache anstieg.

Menschen mit Amalgamfüllungen, aber auch mit schon saniertem Gebiss, haben gewöhnlich eine größere Quecksilberbelastung im gesamten Körper. Bei und nach einer Zahnsanierung ist die Kombination von Chlorella und Koriander oder Bärlauch unbedingt ratsam, da das Quecksilber sonst vor allem im Zentralnervensystem abgelagert wird.

Aber auch ohne Amalgambelastung tut Koriander gute Dienste. Für die Kur nehmen Sie am besten über drei bis vier Wochen Chlorella zusammen mit Koriander oder Bärlauch ein – Koriander ist in der Lage, auch Schwermetalleinlagerungen aus dem Gehirn zu lösen.

Für die Kräuter empfiehlt sich ein frisches Pesto – wenn Sie aber die Fastenkur als Start nutzen wollen, können Sie Bärlauch und Koriander auch pur kauen, im Smoothie verarbeiten oder Koriander als Tinktur in der Apotheke erwerben. Informationen über die Einnahmemenge und den Ausleitungsablauf an sich finden Sie im Internet oder in der weiterführenden Literatur. Joachim Mutter hat sich z. B. hierauf spezialisiert.

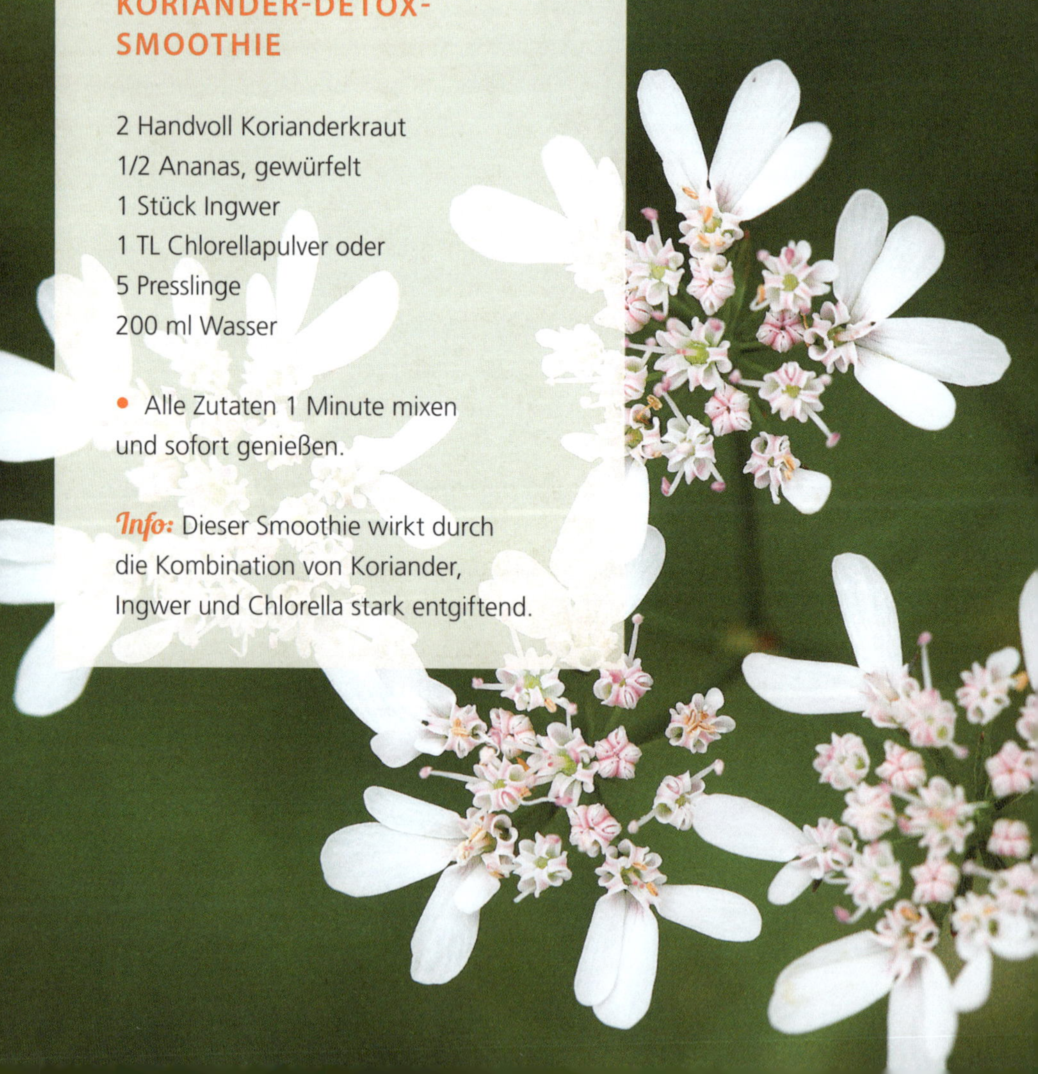

KORIANDER-DETOX-SMOOTHIE

2 Handvoll Korianderkraut
1/2 Ananas, gewürfelt
1 Stück Ingwer
1 TL Chlorellapulver oder
5 Presslinge
200 ml Wasser

- Alle Zutaten 1 Minute mixen und sofort genießen.

Info: Dieser Smoothie wirkt durch die Kombination von Koriander, Ingwer und Chlorella stark entgiftend.

→ MONTAG, FÜNFTER FASTENTAG

Ich erstarke zu längst vergessener Kraft

Wenn Sie heute Ihr Morgenprogramm mit Rekeln, Strecken, Trockenbürstungen und erfrischender Zitrone hinter sich haben, wäre die Zeit reif für einen beschwingten Ausflug in die Natur. Wandern bietet beim Fasten die beste Grundlage, um den Kreislauf schonend auf Trab zu bringen. Auch für Seele und Geist wirkt diese entschleunigte Fortbewegung in der Natur heilsam und klärend. Vielleicht bewegen Sie sich ansonsten nicht viel, sei es aus Zeitmangel, Faulheit oder vielleicht Frustration über Erlebtes. Wenn Sie jetzt merken, wie gut Ihnen die Bewegung in dieser Woche tut, könnten Sie überlegen, in Zukunft eine Bewegungsform zu finden, die Ihrer Gesamtkonstitution entgegenkommt. Nicht jeder muss gern joggen, auch wenn das, zumal im Wald, eine wunderbare Form ist, Natur- und Sportbedürfnisse zu verbinden.

Es gibt unendlich viele unterschiedliche Möglichkeiten, in Bewegung zu bleiben. Falls Sie in der Nähe eines größeren Flusses wohnen, könnten Sie zum Beispiel beim Ruderverein einen Schnupperkurs buchen. Dieser Mannschaftssport erlaubt es jedem, sich so weit einzubringen, wie man es sich zutraut – das Wesentliche hierbei ist, im Rhythmus mit dem Team zu bleiben, was, begleitet von Nachtigallenkonzerten am Ufer und mit der glänzenden Wasseroberfläche vor Augen, ein erhebendes Gefühl sein kann. Rudervereine bieten auch Wanderfahrten für Teilnehmer nahezu jeden Alters an. Das setzt natürlich voraus, dass man sich vorher lange genug mit dem Sport vertraut gemacht hat, aber es könnte eine inspirierende Urlaubsvariante sein.

Oder wie wäre es mit Tanz? Haben Sie einen Tanzstil vor Ihrem geistigen Auge, für den Sie Bewunderung empfinden? Wer verschreckt wurde durch die Tanzkurse in der Jugend oder sich gar nicht hingetraut hat, kann eine Überraschung erleben: Wenn man gezielt Kurse einer Stilrichtung belegt und eine/n gute/n Lehrer/in hat, kann Tanzen viel Freude bereiten! Die Verbindung von Musik, Bewegung und Gleichklang bringt in wundervolle Stimmung. Geben Sie nicht auf, wenn Sie zu Beginn oft meinen zu scheitern: Ein echter Meister ist öfter gescheitert, als der Anfänger es jemals probiert hat. Geduld und Selbstdisziplin sind hier die Eigenschaften, die verlangt werden und weiterbringen. Das fühlt sich beim Walzer weniger streng an als beim Tango – aber gehen Sie einmal in sich, ob nicht gerade diese Aufgabe, demütig zu sein und weiterzumachen, in diesem Zusammenhang reizvoll sein könnte.

Wir sind es als Erwachsene viel zu sehr gewohnt, Dinge zu tun, die uns leicht von der Hand gehen. Beobachten Sie aber einmal ein Kind, wie oft es – mehr oder weniger geduldig – Dinge wiederholt, bis sie flüssig funktionieren. Im Leben sollte Platz genug sein, ständig neue Dinge zu lernen, das ist eines seiner Geheimnisse: Es wird nie langweilig. Und lernen macht uns glücklich, weiß die moderne Glücksforschung.

»Fasten-Wandern ist der Königsweg zur Gesundheit.«

Ruediger Dahlke

Der Helfer für heute: Bärlauch – das Kraut der Kraftvollen

Wunderbar kräftigend und stark entgiftend wirkt bei einer Frühjahrs-Fastenwoche der Bärlauch. Seine Schwefelverbindungen tragen dazu bei, den Körper wirklich durchzuputzen, und er verfügt über große Heilkraft. Allerdings ist er durch seine auf frühestens März bis längstens Mai beschränkte Vegetationsperiode nur in diesem kurzen Zeitraum des Jahres zu finden. Ansonsten bekommt man ihn zubereitet in herzhaftem Bärlauch-Pesto, das das ganze Jahr über zum Entgiften und Genießen zu empfehlen ist.

Eventuelle Ängste vor Verwechslung mit dem Maiglöckchen sind nicht ganz unbegründet, denn Maiglöckchen sind sehr giftig. Beim Sammeln sollte man sich deshalb unbedingt sicher sein, Bärlauch vor sich zu haben. Sein starker knoblauchartiger Duft ist jedoch ein verlässliches Unterscheidungsmerkmal – wer sich also auf seinen Geruchssinn verlassen kann und weiß, wie Knoblauch riecht, darf getrost ernten. Man zerreibt dazu ein Blatt und riecht daran.

Es gibt noch weitere Unterscheidungsmerkmale. Wer sich nicht sicher ist, bucht am besten einmal eine geführte Kräuterwanderung. Sie wäre auch für die Kenntnis anderer Smoothie-Kräuter von Vorteil. Auch sollten z. B. Pharmazeuten den Unterschied kennen. Wenn Sie also ein Blatt mit in die Apotheke nehmen, werden Sie dort hoffentlich Beratung finden.

Bärlauch ist reich an Kalium, Mangan und Eisen, außerdem enthält er viel Vitamin C, Saponine, Flavinoide und Schleimstoffe. Er wirkt blutreinigend, harntreibend, antibakteriell, antimykotisch und entzündungshemmend.

Kräuterpfarrer Künzle, ein aus der Pflanzenheilkunde bekannter Naturarzt und Priester zu Beginn des letzten Jahrhunderts, schwor auf die Heilwirkung des Bärlauchs. Er sagte: »Wohl kein Kraut der Erde ist so wirksam zur Reinigung von Magen, Darm und Blut wie der Bärlauch. Ewig kränkelnde Leute … sollten den Bärlauch verehren wie Gold. Die jungen Leute würden aufblühen wie ein Rosenspalier.«

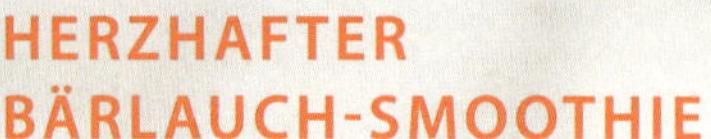

HERZHAFTER BÄRLAUCH-SMOOTHIE

5 Tomaten
1 kleine Salatgurke
1 Stange Sellerie
5–10 Blätter frischer Bärlauch (je nach Geschmack)
1/2 Zitrone mit etwas Schale
1 Schuss Olivenöl

- Tomaten, Salatgurke und Selleriestange etwas kleiner schneiden, dann alle Zutaten im Mixer 1 Minute mixen.

Info: Dieser Smoothie ist sehr würzig und eine Gazpacho-Variante – er schmeckt besser am späten Vormittag oder als Abendmahlzeit.

Da Tomaten, Gurken und Bärlauch in unseren Breiten nicht gleichzeitig reifen, können Sie auch experimentieren, wenn Sie lieber Saisongemüse verwenden wollen. Mit Grünkohl und Äpfeln schmeckt der Bärlauch-Smoothie etwas eigenwillig, besitzt aber noch mehr Reinigungskraft und hat daher auch schon zahlreiche Freunde gefunden.

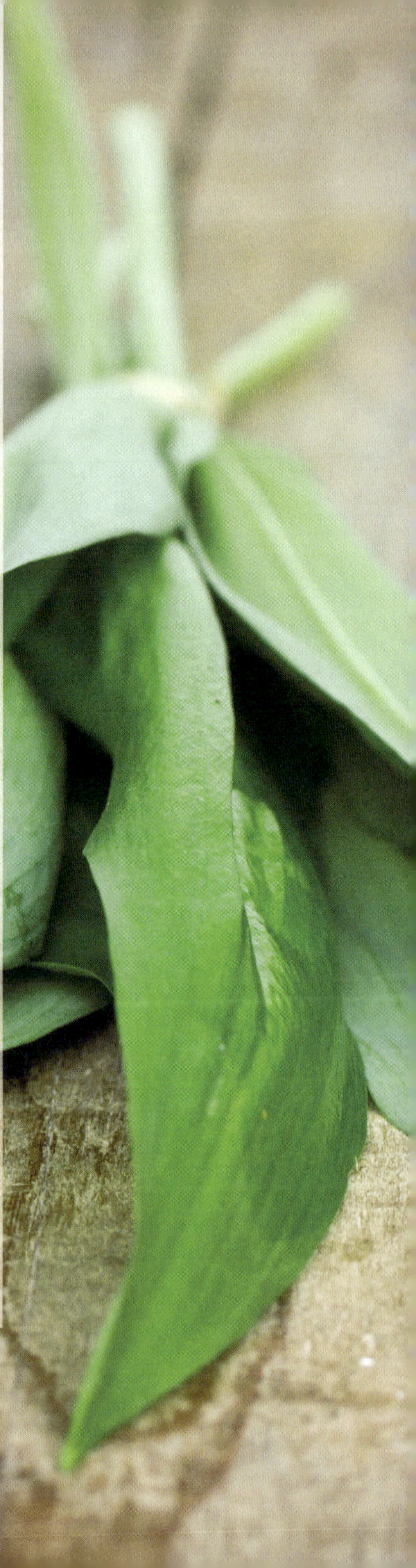

→ DIENSTAG, SECHSTER FASTENTAG

In meinen Geist ziehen Klarheit und Ruhe ein

Wenn Sie heute Morgen sehr früh und wahrscheinlich vergnügt erwachen, spüren Sie dem einmal nach: Das ist eigentlich unser vorgesehener Seinszustand. Kinder, die noch nicht unter Zeitdruck und Terminstress leiden, sondern ganz im Hier und Jetzt zu Hause sind, kann man morgens auch so beobachten: Mit einem Lächeln im Gesicht und großem Unternehmensdrang starten sie in den neuen Tag. Falls Sie heute arbeiten »müssen«, geht Ihnen Ihr Tagwerk sicher ganz leicht von der Hand, denn viel Energie ist nun frei und darf genutzt werden. In dem Fall freuen Sie sich auf eine Wanderung nach der Arbeit – vielleicht können Sie schon mittags Ihre Arbeit beenden. Falls Sie freihaben, wäre der Tag hervorragend geeignet, eine einsame Naturwanderung zu unternehmen, bei der Sie viel Zeit für sich, Wald, Wiesen, Wind, Sonne und Wasser haben.

Suchen Sie sich ein schönes Tagesziel für Ihre Wanderung aus, wo Sie in Ruhe meditieren können, sei es ein See, ein Felsen mit erhebendem Ausblick, ein ruhiger Platz unter alten Bäumen oder sonst ein ungestörtes Fleckchen Natur, wo Sie ganz bei sich sein können.

Probieren Sie, diese Wanderung ganz in Ruhe anzugehen, in einer Geschwindigkeit, die Ihnen heute gefällt, und die auserkorene Pausenstätte gebührend zu feiern: Danken Sie den Bäumen, dem See, dem Berg für ihr Dasein und nehmen Sie sich Zeit, eine halbe Stunde oder einen Zeitraum Ihrer Wahl lang dort still und mit geschlossenen Augen zu sitzen und die Natur auf sich wirken zu lassen. Alle Geräusche, Gerüche und sonstigen Empfindungen werden Sie so intensiver wahrnehmen. Spüren Sie, wie die erdende Kraft des Untergrunds Sie mit allem verbindet und wie Sie gleichzeitig von der Energie des Himmels durchströmt werden. Konzentrieren Sie sich auf tiefes und erfülltes Atmen. Genießen Sie auch nach der ruhigen Meditation noch eine Weile die Stimmen der Natur, und besinnen Sie sich auf Ihre ganz unmittelbare Zukunft, die nächsten Tage und Wochen: Vielleicht kommen Ihnen nun, aus dieser ruhenden Perspektive, aktuelle Probleme gar nicht mehr so dramatisch vor, und Sie können sie ruhiger betrachten und sehen ganz neue Lösungsansätze.

In unserer durch Termindruck überlasteten Zeit verlieren wir manchmal den Überblick und das Gefühl für das Wesentliche: Seien Sie mutig und setzen Sie Prioritäten – was ist Ihnen wirklich wichtig, und was ist, Ihrem Bauchgefühl nach, doch nur ein fauler Kompromiss?

Genießen Sie an diesem schönen Ort noch ein paar Schlucke guten Wassers, bevor Sie aufbrechen und den Rückweg oder die Weiterwanderung antreten. Zu Hause können Sie sich Notizen über Ihre Erkenntnisse machen oder sogar zur Abwechslung einmal einen Liebesbrief an sich selbst schreiben. Sie sind der wichtigste Mensch in Ihrem Leben und hatten den Mut und das Vertrauen, sich eine Woche liebevoll um das Wohlergehen Ihres Körpers zu kümmern. Herzlichen Glückwunsch! Ihre Zukunft liegt in Ihren Händen!

»Lasst uns gut sein zum Körper,

damit die Seele gern in ihm wohne.«

Teresa von Ávila

Der Helfer für heute: Kleinblütiges Knopfkraut (Franzosenkraut)

Dieses wirklich bescheiden dreinschauende Kräutlein stellen wir hier vor, weil es außerhalb der Rohkostszene immer noch relativ unbekannt und dabei doch häufig in Gärten zu finden ist. Das Knopfkraut ist der absolute Spitzenreiter, was den Eisengehalt unserer Wildkräuter angeht – es besitzt fast doppelt so viel Eisen wie die Brennnessel, die ja oft als Spitzenreiter angegeben wird. Auch ansonsten ist es sehr nährstoffreich und dabei mild im Geschmack, weshalb es in der Rohkostküche beliebt als Salat- und Smoothie-Kraut ist. Falls Sie also Zugang zu Knopfkraut haben – es gibt behaartes und unbehaartes, beide sind gleichwertig –, mixen Sie sich einen leckeren Smoothie!

Das Knopfkraut ist ziemlich unverwechselbar und gehört zu den Korbblütlern. Seine gelben Blütenköpfchen sind von meist fünf weißen Blütenblättern umstanden. Es wurde bei uns nicht durch eine spezifische Heilwirkung bekannt, sondern durch seinen milden Geschmack, und kommt ursprünglich aus Peru. Dort wird es auch als Tee genossen. Auch in Brasilien nutzt man den Tee aus Blättern und Blüten zur Linderung von Magenbeschwerden, Leberschmerzen und anderen Infektionen des Verdauungsapparats. Den Beinamen Franzosenkraut erhielt es, weil es sich zur Zeit Napoleons erstmals auffällig ausbreitete.

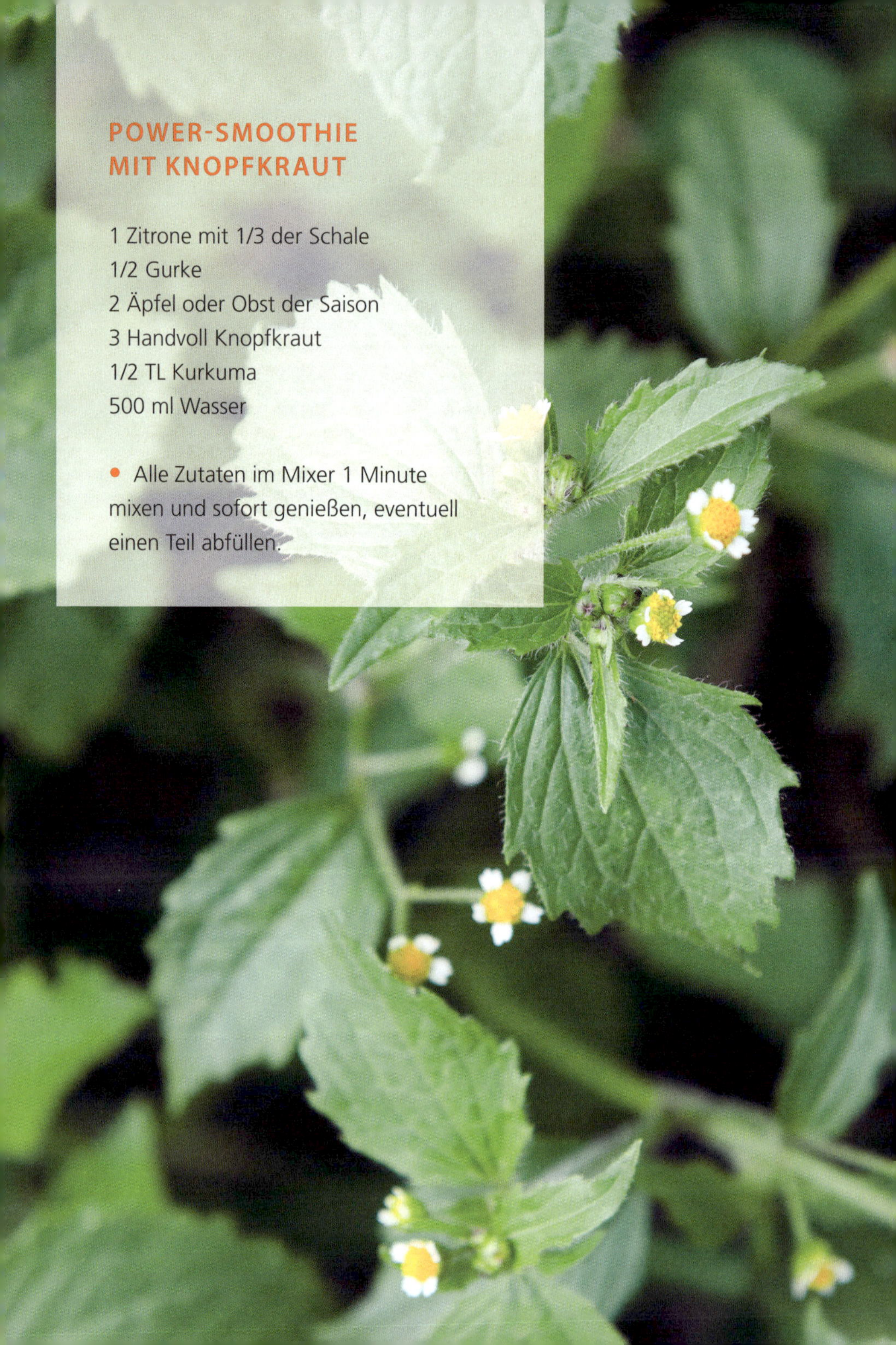

POWER-SMOOTHIE MIT KNOPFKRAUT

1 Zitrone mit 1/3 der Schale
1/2 Gurke
2 Äpfel oder Obst der Saison
3 Handvoll Knopfkraut
1/2 TL Kurkuma
500 ml Wasser

- Alle Zutaten im Mixer 1 Minute mixen und sofort genießen, eventuell einen Teil abfüllen.

→ MITTWOCH, SIEBTER FASTENTAG

Ich gehe in mich und höre die Stimme meiner Berufung

Wenn Sie sich auch geistig und emotional ganz auf den Fastenmodus eingelassen haben, wird es sich heute Morgen vielleicht so anfühlen, als sei Fasten der optimale Zustand, um glücklich durchs Leben zu gehen. Sie sind möglicherweise in der Stimmung, nie wieder essen zu wollen, weil es Ihnen so gutgeht. Dieses Hochgefühl können Sie mit gutem Essen mit in den Alltag nehmen! Die Idee dabei wäre, weniger, bewusster und ausgewählter zu essen. Dazu mehr bei den Aufbau-Rezepten.

Heute wollen wir uns lieber einmal Ihrem Potenzial widmen. Die größte Energie und Lebensfreude können Sie ja dadurch mobilisieren, dass Sie sich Lebensinhalten widmen, hinter denen Sie stehen, oder sogar solchen, für die Sie brennen, so dass Ihre Begeisterung in die Welt hinausleuchtet. Der Glücksforscher Mihály Csíkszentmihályi, Begründer der Flow-Theorie, spricht die Nutzung dieses Potenzials an, das jedem innewohnt, der einer Arbeit nachgeht, die er als Berufung empfindet. Dabei ist die Kernaussage, das zu tun, was einen erfüllt und in eine Art »Schaffensrausch« befördert. Es geht hier gar nicht um Genies oder komplexe Einsatzbereiche. Ein Bäcker oder Gärtner kann genauso mit seiner Arbeit im Flow sein wie ein Kniechirurg, eine Leistungssportlerin oder eine Professorin.

Die folgende Frage werden Sie also schnell beantworten können: Sind Sie erfüllt von dem, was Sie täglich tun? Wenn ja, ist das wunderbar und ein Segen für Ihr Umfeld, denn diese Begeisterung steckt an und motiviert im besten Fall sogar andere, ihrer Berufung zu folgen oder ihre Tätigkeit in einem anderen Licht zu sehen. Von Henry Ford stammt die einfache, aber klare Aufforderung: »Love it, change it or leave it.« Also: »Liebe das, was du tust, und die Situation, in der du dich befindest, ansonsten verändere sie oder verlasse sie.« Das ist eine simple, aber weise Grundhaltung, um gesund und glücklich zu bleiben.

Manchmal reicht es schon, mit Abstand auf die Dinge zu schauen, um zu erkennen, ob das, was wir tun, eine wertvolle Bereicherung ist. Wenn Sie Ihre

Aufgaben mit Liebe erledigen, ist das sehr erfüllend und befriedigend. Wenn die Umstände Ihnen gegen den Strich gehen und der Groll auf Kollegen, Chefs oder Arbeitsumstände zu groß ist, überlegen Sie, was Sie ändern können, um freudvoll arbeiten oder leben zu können. Wenn Ihnen das unmöglich erscheint, wäre es eine Energieverschwendung, zu jammern. Dann sollten Sie nach Alternativen Ausschau halten. Oft liegt das Gute so nah und auf der Hand, es fehlt lediglich der Mut oder der Glaube an sich selbst.

Ein Beispiel: Zwei Frauen mit für sie unbefriedigenden Bürojobs spinnen Ideen bezüglich einer sinnvollen Aufgabe. Dabei wurde der einen klar, dass sie eine wahre Spezialistin ist für glutenfreie, gesunde Ernährung, und zwar wegen ihres von starker Zöliakie geplagten Sohnes. Die beiden Frauen eröffnen zusammen ein veganes Café, wo sie nun ihre Besucher vegan und glutenfrei bekochen. Viele leckere, gesunde Produkte kann man direkt im angeschlossenen kleinen Laden kaufen.

Gerade wenn man vor einem Trend den Mut hat, sich in diesem Bereich selbständig zu machen, braucht es anfangs eine Zeit des Gleichmuts, aber dann wird die Belohnung folgen. Widmen Sie die heutige Wanderung der Visionssuche. Sammeln Sie Ideen, was Sie gern in Ihren Alltag einbauen möchten, um erfüllt zu leben. Schreiben Sie sich alles auf, um Ihre Ideen nicht in Vergessenheit geraten zu lassen und sich die Motivation zur Umsetzung zu erhalten! Wenn Sie ein lösungsorientierter Mensch sind, können Sie sich schon einen Plan zur Umsetzung gestalten: Was setze ich bis wann um – und mit welchen Mitteln? Das ist ganz konkrete Umsetzungsplanung, die auch gut ins Privatleben passt, um zu motivieren und die Pläne nicht im Sand verlaufen zu lassen. Oft lassen sich auch Dinge kombinieren und Bereiche integrieren, an die Sie sich vielleicht bisher nicht herangetraut haben. Unterschätzen Sie nie Ihr Potenzial!

Zur Verabschiedung der Fastenwoche könnten Sie am Nachmittag in klassischer Weise einen Apfel verspeisen, der symbolisch die Verabschiedung aus dem Paradies verkörpert und ganz praktisch die Verdauungssäfte anregt. Sie können damit aber auch noch bis morgen warten. Erfahrungsgemäß bekommt man nach dem Genuss des Apfels Hunger, und es wäre schön, diesen dann mit einer gesunden Aufbaumahlzeit zu stillen, statt mit knurrendem Magen ins Bett zu gehen oder doch abends noch etwas zu essen, was nach dieser Woche zu Verdauungsbeschwerden führen könnte.

Statt einer leiblichen Mahlzeit könnten Sie sich ein schönes Konzert, einen Saunabesuch oder etwas anderes Erhebendes gönnen, um noch einmal die Leere und Leichtigkeit zu genießen.

Idee für den Smoothie: Blätter von Bäumen

Wussten Sie, dass sehr viele unserer heimischen Bäume essbare Blätter haben? Falls Sie im Frühjahr fasten, ist es ein wahres Geschmackserlebnis, sich hier mal durchzuprobieren. Recherchieren Sie einfach in Rohkost-Internetforen oder Bestimmungsbüchern, wenn Sie Hilfe brauchen.

Besonders mild und bekömmlich sind frische Lindenblätter. Sie sind auch eine feine Salatbeigabe in der Aufbauzeit. Das Laub der Bäume, ihre Blätter, schmecken nur kurze Zeit nach dem Austrieb wirklich zart, später werden sie ledrig oder sogar ganz hart und meist bitter, deshalb lohnt es sich, bei den wohlschmeckenden Arten die Zeit des Austriebs abzupassen und zu nutzen. Auch die Rotbuche hat sehr schmackhafte Blätter, sie erinnern etwas an Sauerklee. Die Linde aber ist vollkommen mild und ziemlich geschmacksneutral, leicht nussig und sehr gesund. Sie wirkt allgemein reizlindernd, ihre Schleimstoffe pflegen die Schleimhäute.

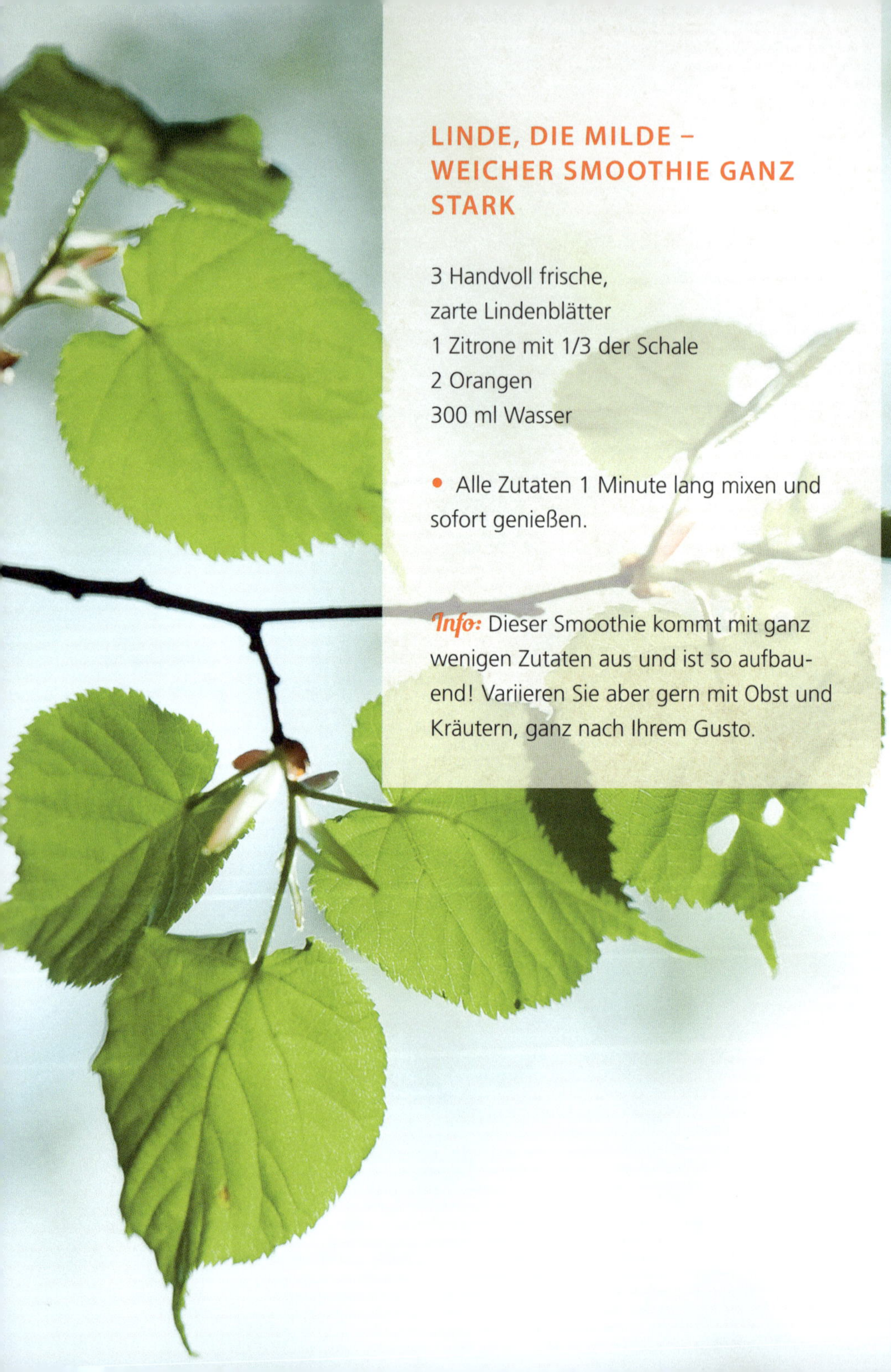

LINDE, DIE MILDE – WEICHER SMOOTHIE GANZ STARK

3 Handvoll frische,
zarte Lindenblätter
1 Zitrone mit 1/3 der Schale
2 Orangen
300 ml Wasser

- Alle Zutaten 1 Minute lang mixen und sofort genießen.

Info: Dieser Smoothie kommt mit ganz wenigen Zutaten aus und ist so aufbauend! Variieren Sie aber gern mit Obst und Kräutern, ganz nach Ihrem Gusto.

Zwei Aufbautage mit empfohlenen Rezepten

Erster Aufbautag

Sie sind nun daran gewöhnt, morgens ohne schwerverdauliches Frühstück auszukommen. Es wäre goldrichtig, dabei zu bleiben und den Körper in seiner Ausleitungsphase zu unterstützen. Bis ungefähr zwölf Uhr mittags ist Ihr Organismus mit dem Abbau von Stoffwechselschlacken und allem, was er nicht gebrauchen kann, beschäftigt. Dazu gehören auch Umweltgifte. Hierbei freut er sich über Unterstützung. Ideal wäre es, morgens Kräutertee und/oder frisch gepresste oder gemixte Zitrone oder Quellwasser zu trinken und den Vormittag, was Nährstoffe angeht, möglichst grün zu gestalten. Mit einem Smoothie, einem Spirulina-Shake oder Grassaft starten Sie kraftvoll und unbelastet und sind ungleich konzentrationsfähiger als nach einem herkömmlichen Frühstück. Außerdem bewahren Sie sich so die freudige Stimmung der Fasteneuphorie.

So könnte Ihr Speiseplan am ersten Aufbautag aussehen

Nach dem Aufwachen: einen halben Teelöffel Bitterkräuter auf leeren Magen kurz einspeicheln, dann mit genügend Wasser hinunterspülen. Alternativ: 1 Teelöffel Heilerde, eingerührt in ein Glas Wasser oder Tee, trinken.

Frühstück: *ein halber Liter Smoothie, grüner Shake oder Powershake*
Mittags: *Salat mit Pellkartoffeln*
Abends: *Salat, Rohkostplatte oder Suppe je nach Verdauungsfeuer und Geschmack*

Zweiter Aufbautag

Spüren Sie der Erfahrung von Leichtigkeit Ihrer Fastenwoche nach, und lassen Sie sich weiter motivieren durch einen möglichst sanften Einstieg in die Welt der Speisen. Heute können Sie auch gern schon ein leckeres Brotrezept ausprobieren. Unsere glutenfreien Rezepte ab Seite 225 sind sehr gut verträglich und blähen im Gegensatz zu herkömmlichen Brotsorten nicht – Ihr Bauch wird es Ihnen danken!

Gestalten Sie den Vormittag am besten so wie den gestrigen. In Vorfreude können Sie sich aber nun ans Brotbacken machen. Falls Sie zur Arbeit müssen, können Sie den Teig morgens vorbereiten und bis abends ziehen lassen. Das Brot wird dann luftiger, es ruht gern einige Stunden oder sogar über Nacht.

Als Mittagsmahlzeit ist alles angebracht, was pflanzlich, zuckerarm und glutenfrei ist. Sie können auch einmal verschiedene Powershakes ausprobieren – in der Regel ist man nach einem halben Liter satt, denn Rohkakao z. B. enthält so viele Nährstoffe, dass ein Shake damit sehr nährend wirkt.

Wenn Sie ein Buchweizenbrot backen, lohnt es sich, auch gleich für einen leckeren Aufstrich zu sorgen. In den ersten zwei Tagen sind Linsenaufstriche noch mit Vorsicht zu genießen, da sie sehr eiweißhaltig und damit nicht so leicht verdaulich sind, aber die vegane Tomatenbutter (Rezept Seite 218) passt z. B. hervorragend zum frisch gebackenen Buchweizenbrot.

Ebenfalls sehr sättigend und gut verdaulich ist Gemüse mit Hirse oder Quinoa. Dies wäre eine schöne Idee fürs Abendessen.

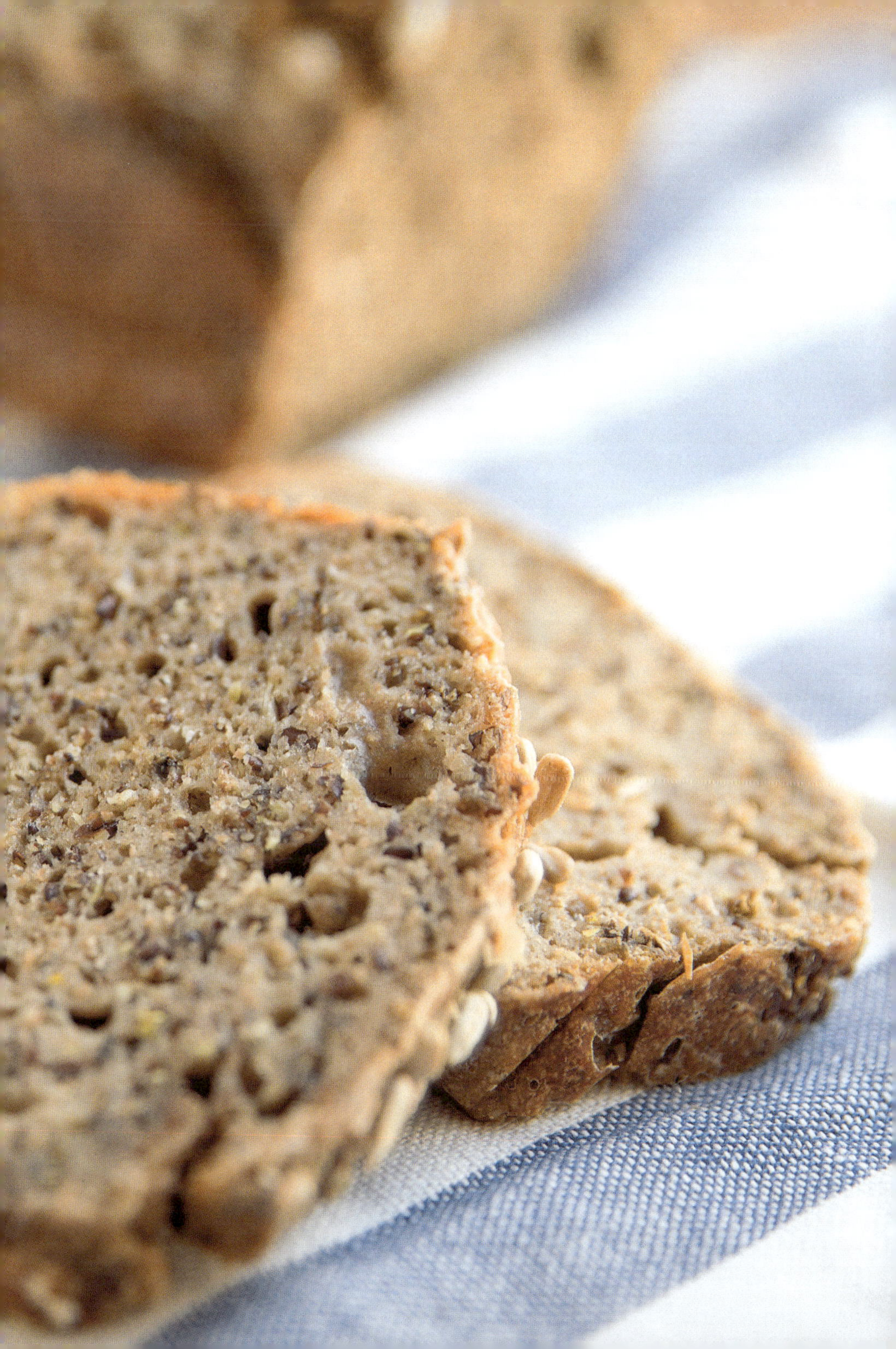

DER AUFBAU NACH DEM FASTEN-WANDERN

Die Geh-Muskeln sind schon trainiert, wenn es an den Aufbau geht. Tatsächlich ist auch die Darmflora besser denn je gefördert, aber das reicht oft noch nicht. Eine Woche lang gab es ausschließlich Ballaststoffe und damit die Chance für die Darmmuskulatur, wieder zu Kräften zu kommen und hinaus zu pressen und zu schieben, was vielleicht längst überflüssig war.

Verdauung zwischen Symbiose und Dysbiose

Viele leiden heute an sogenannter Dysbiose, einer aus dem Ruder gelaufenen Symbiose, wie die einvernehmliche Zusammenarbeit der Darmbakterien mit dem Besitzer des Darmes genannt wird. Diese zeigt sich in Blähungsneigung und Stuhlproblemen in beiderlei Richtung, meist aber mit Verstopfungstendenz. Auch wer beim Fasten-Wandern viele ungünstige Keime losgeworden ist, hat deshalb nicht zwingend bereits genug gute (oder doch wenigstens die richtigen) Keime in seinem Verdauungstrakt. Und die wenigen, die vorhanden sind, brauchen oft Unterstützung.

Dysbiosen haben vielerlei Gründe und können schon sehr früh beginnen. Bei der normalen Geburt und dem Weg durch den Geburtskanal wird das Neugeborene mit der Darmflora der Mutter geimpft und davon geprägt. Für die zunehmende Zahl der Kaiserschnittkinder fällt das aus. Aber selbst wer noch auf natürlichem Weg das Licht der Welt erblicken durfte, kann von seiner Mutter ungut geimpft worden sein. Außerdem hat die Darmflora beinahe eines jeden vermutlich irgendwann aufgrund einer Antibiotika-Behandlung ein Fiasko erlebt. Mit jedem Antibiotika-Einsatz in den ersten beiden Lebensjahren erhöht sich – wissenschaftlich nachgewiesen – die Wahrscheinlichkeit einer späteren Allergie um mehr als 50 Prozent.

Allerdings erkennt die Schulmedizin in letzter Zeit die Bedeutung der Darmflora und nennt diese im Zuge des Umdenkens nun Mikrobiom. Tatsächlich haben wir zehnmal mehr Bakterien im Darm als Zellen im Körper. Wir sind also eher Bakterien- als Zellwesen.

Durch die radikale Ballaststoff-Kur des Fasten-Wanderns einerseits, die ständige Darmmassage beim Gehen und das vertiefte Atmen andererseits sind wir unheimliche Massen von Bakterien zusammen mit Stuhlresten losgeworden. Der innere Arzt dürfte auch hierbei geholfen haben, sich besonders und vorrangig der schädlichen und weniger hilfreichen zu entledigen. Es liegt in seiner Logik, alle Entgiftungs- und Entschlackungschancen beim Schopf zu packen und optimal zu nutzen. Am Ende des Wander-Fastens haben wir also eine neue, bessere Ausgangslage und die Chance, unser Mikrobiom von Grund auf neu aufzubauen.

Dafür wäre es ideal, die kooperativen Darmbakterien zu fördern: die Symbionten, die auf ein ersprießliches Zusammenleben und entsprechende Zusammenarbeit gepolt sind. Bewährt hat sich hier für uns über Jahrzehnte eine Spezialnahrung und Entwicklungshilfe für Symbionten, das sogenannte Rechtsregulat, das aus besten pflanzlichen Ausgangsstoffen durch stufenweise Fermentierung entsteht. So werden beim Aufbau von Anfang an oder besser sogar schon gegen Ende der Fasten-Wander-Zeit die besten Mitarbeiter gefördert, nachdem die Boykottierer und Eigenbrötler schon vorher von Bord geschickt wurden.

Ess- und Trinkregeln

Nachdem ich mich in den letzten Jahren so intensiv mit dem Thema Essen beschäftigt habe und auf »Peace Food« und das »Geheimnis der Lebensenergie« gestoßen bin, ist mir einiges über die Ernährung hinaus klargeworden. Es gibt wenige Regeln, die für alle gelten, und auf diesen Grundregeln aufbauend, sollte jeder seinen ganz individuellen Weg finden. Ein Hauptproblem in Medizin, Psychologie und Pädagogik ist, wie rasch angeblich allgemeingültige Regeln aufgestellt werden. Der Ernährungsbereich macht das besonders deutlich, denn da gibt es wohl nichts, was nicht bereits verboten oder für unverzichtbar erklärt worden wäre.

Dabei wäre es so wichtig, zwischen allgemeingültigem und individuellem Geschmack und Bedürfnis zu unterscheiden. Knollenblätterpilze sind immer und für jeden gefährlich, weshalb sie generell zu streichen sind. Niemand würde Grenzwerte angeben für Mengen, die noch nicht tödlich sind, oder betonen, dass im Knollenblätterpilz auch wichtige Vitamine und sekundäre Pflanzenstoffe enthalten sind. Wenn genau das heute vonseiten der Industrie in Bezug auf Milch(produkte) und Fleisch geschieht, sollten wir aufwachen und aufpassen. Die Wissenschaft belegt, dass 92 Prozent aller Ernährungsgifte aus Tierprotein stammen. Das sollte eigentlich genügen. Es ist kollektiv zu streichen, wie es bewusste Menschen auch zunehmend tun. Giftiges, Schädliches und Gefährliches gehört nicht auf den Esstisch und ist einfach wegzulassen. Selbst die restlichen 8 Prozent der Gifte, die von konventionell angebauten Pflanzen stammen, lassen sich noch erheblich reduzieren durch den Wechsel zu pflanzlich-vollwertiger Kost im Sinne von »Peace Food«.

Aber auf dieser allgemeingültigen Basis ist es naheliegend, dem eigenen Typ und Geschmack zu folgen, wie in *Das Geheimnis der Lebensenergie in unserer Nahrung* empfohlen. Heiße, rasch schwitzende Typen mit viel Verdauungsfeuer brauchen eine andere Ernährung als coole Typen, die eher frieren. Der im Buch enthaltene Typ-Test ist einfach und geht rasch. Und natürlich ist auch wesentlich, ob wir eher Krebs und neurodegenerative Krankheitsbilder behandeln bzw. ihnen vorbeugen wollen oder Herz- und Gefäßproblemen.

Vom persönlichen Geschmack sprechen Lieblingsgerichte und Leibspeisen, die uns bei Stimmung halten und sehr empfehlenswert sind, solange sie nicht gefährden, vergiften oder schädigen. Sie sind wichtig, denn es ist kaum möglich, »ungenießbare« Diäten auf Dauer durchzuhalten. Ganz abgesehen davon wissen wir doch schon lange: Wer nicht genießt, wird auf Dauer ungenießbar.

Obwohl ich das vom Essen schon lange weiß, musste ich beim Trinken (ich habe weiter vorn im Buch schon davon berichtet) erst wieder neu lernen, wie entscheidend der persönliche Geschmack auch hier ist und damit die individuelle Wahl.

Tatsächlich ist Trinken noch wichtiger als Essen. Wir kommen als Spezies aus der Wasserwelt und haben noch in jeder Zelle die Zusammensetzung des Urmeerwassers zur Zeit des Kambriums. Als das Leben an Land ging, nahm es sich genug Wasser in jeder Zelle mit. Auch individuell haben wir die ersten zehn Monde oder neun Monate im (Frucht-)Wasser verbracht. Wir kommen aber nicht nur aus dem Wasser, wir sind auch aus Wasser. Zu Beginn des Lebens bestehen wir zu drei Vierteln daraus, und noch am Ende, schon reichlich vertrocknet, sind wir immer noch zu mehr als zwei Dritteln aus Wasser. Insofern ist es nicht erstaunlich, wenn wir so viel rascher verdursten als verhungern. Wir können Wasser gar nicht wichtig genug nehmen, und wahrscheinlich ist einer der Vorteile pflanzlich-vollwertiger Kost ihr großer Anteil an gutem Wasser.

Tatsächlich gilt fast überall beim Essen und Trinken dasselbe Prinzip. An erster Stelle geht es darum, genug ungiftige, unschädliche und ungefährliche Kost und entsprechendes Wasser zu sich zu nehmen. Beim Essen bedeutet das »Peace Food« als Basis, um dann mittels der Hinweise in *Geheimnis der Lebensenergie* seine spezielle individuelle Ernährungsform zu finden. Beim Wasser bevorzuge ich inzwischen ebenfalls dieses Vorgehen. Am wichtigsten ist es, genug sauberes lebendiges Wasser aus reifen Quellen zu bekommen. Auf dieser für alle stimmigen Grundlage aber wäre es optimal, sein eigenes, individuell am besten schmeckendes reifes Quellwasser zu finden.

Fasten-Wanderungen in vergleichsweise menschenleeren Landschaften bieten aber oft auch wundervolles Wasser aus kleinen Quellen, deren lebendige Frische man geradezu sieht und jedenfalls schmeckt. Selbst kleine Bergbäche führen quellnah oft noch sehr gutes, schmackhaftes Wasser. Wer keine natürliche Lieblingsquelle in der Umgebung hat, ist gut beraten, seine Auswahl aus dem Sortiment der St. Leonhardsquelle zu treffen, das in Naturkostläden zu haben ist.

So schließt sich der Kreis und bringt uns zurück zum Ahnherrn der Medizin, Hippokrates, der über das Essen sagte: »Eure Nahrung sei eure Medizin, eure Medizin sei eure Nahrung.« Gern füge ich hinzu: »Euer Wasser sei eure Medizin, eure Medizin sei euer Wasser.«

Pflanzlich-vollwertiger Anschluss

Ein Aufbau wie nach Nullfasten-Zeiten ist nach unserer Art des Fasten-Wanderns nicht notwendig, da der Darm ja die ganze Zeit nicht nur aktiv, sondern sogar einem Spezialtraining unterzogen war. An pflanzlich-vollwertiger Nahrung, die wir dringend aus vielen guten Gründen empfehlen, kann praktisch alles gleich wieder gegessen werden, wobei die Empfehlungen unseres Zwölf-Tage-Programms natürlich besonders geeignet sind.

Sowohl aus gesundheitlichen wie auch aus humanitären, ökologischen und tierethischen Gründen führt heute kein Weg mehr an »Peace Food« vorbei, das ohne Tierproteine auskommt. Diese Ernährungsform hat enorme vorbeugende Vorteile in Bezug auf die großen Zivilisationskrankheiten wie Herz-Kreislauf-Probleme und Krebs, Allergien und Infektionskrankheiten, Rheuma und Gicht, Alzheimer und Demenz und viele weitere. Das Buch *Veganize Your Life!* beschreibt und belegt diese Gründe ausführlich und wissenschaftlich fundiert.

Wer schon gesundheitliche Probleme oder solche mit der Lebensenergie hat, findet in *Geheimnis der Lebensenergie* Zugänge zu Varianten pflanzlich-vollwertiger Kost. Denn tatsächlich braucht Herzinfarkt-Vorbeugung eine andere Ausrichtung als die von neurologischen Krankheitsbildern. Wir sollten uns für Herz und Hirn passend verköstigen. Der Einstieg in den Umstieg ist inzwischen denkbar einfach, weil es für fast alle Tierprodukte guten Ersatz gibt. Auch wenn ich persönlich gar nicht auf solchen Ersatz stehe, kann er anfangs sehr hilfreich sein, und manches ist (wie Eryfly statt Zucker) dauerhaft gut und gesund.

Der Ratgeber *Vegan für Einsteiger* kann den Einstieg in den Umstieg zum Kinderspiel machen. *Peace Food – Vegan einfach schnell* ist ein alltagstaugliches soja- und (fast) glutenfreies Kochbuch mit Gerichten, deren Zutaten überall leicht erhältlich sind und deren Zubereitung wenig Zeit in Anspruch nimmt. Der Ratgeber *Vegan schlank* kann helfen, die Zeit nach dem Fasten-Wandern noch geschmackvoller und einfacher zu gestalten und weiter das eigene Gewicht Richtung Idealgewicht zu bewegen. Das meine eigene Ernährung widerspiegelnde *Lebensenergie-Kochbuch* ist nicht nur pflanzlich-vollwertig, sondern auch gänzlich glutenfrei und darauf ausgerichtet, viel Lebensenergie, das Leuchten des Lebens, zu vermitteln.

Die empfohlene Umstellung der Ernährung kann die Wiedervergiftung des Organismus wirksam verhindern und zur Vorbereitung einer nächsten Fasten-(Wander-)Zeit optimal beitragen.

Insofern können wir also das Fasten-Wandern in eine pflanzlich-vollwertige Verpflegung übergehen lassen und von Anfang an alles an Gemüsen und Früchten nach gutem Kauen genießen. Je besser wir es zu Gemüse- und Fruchtsaft kauen, desto leichter wird es verdaut. Eine andere Art des Übergangs gelingt mit gehaltvolleren Smoothies, die jetzt auch mehr Nüsse und Avocados enthalten dürfen.

Rezepte für den Übergang finden Sie auf den folgenden Seiten, und wir wünschen von ganzem Herzen und durch eigene Erfahrung überzeugt: Guten Appetit!

REZEPTE FÜR DIE ZEIT NACH DEM FASTEN-WANDERN

Simone Vetters

GOLDEN MILK NACH ALTER AYURVEDISCHER REZEPTUR

1 TL Kurkuma
1 TL Kokosöl
etwas Agavendicksaft oder Xylit zum Süßen
1 Msp. schwarzer Pfeffer
1 Msp. Zimt
1 Msp. Kardamom, gemahlen (oder 2 Körnchen)
1 haselnussgroßes Stück Ingwer
300 ml Mandel-, Hanf- oder Reismilch

- Alle Zutaten im Mixer mixen; wenn gewünscht, bis auf Körpertemperatur erhitzen.

Info: Dieses Getränk ist sehr heilkräftig. Die wunderbare Kraft der Kurkumawurzel wird unterstützt durch die anderen Gewürze. Die Goldene Milch wirkt entzündungshemmend, antikanzerogen, darmpflegend, blutreinigend, positiv bei Lebererkrankungen und vielen anderen Leiden. Zur Gesunderhaltung nach dem Fasten und um den Stoffwechsel in Schwung zu halten, ist sie bestens geeignet. Die Milch schmeckt auch warm sehr gut.

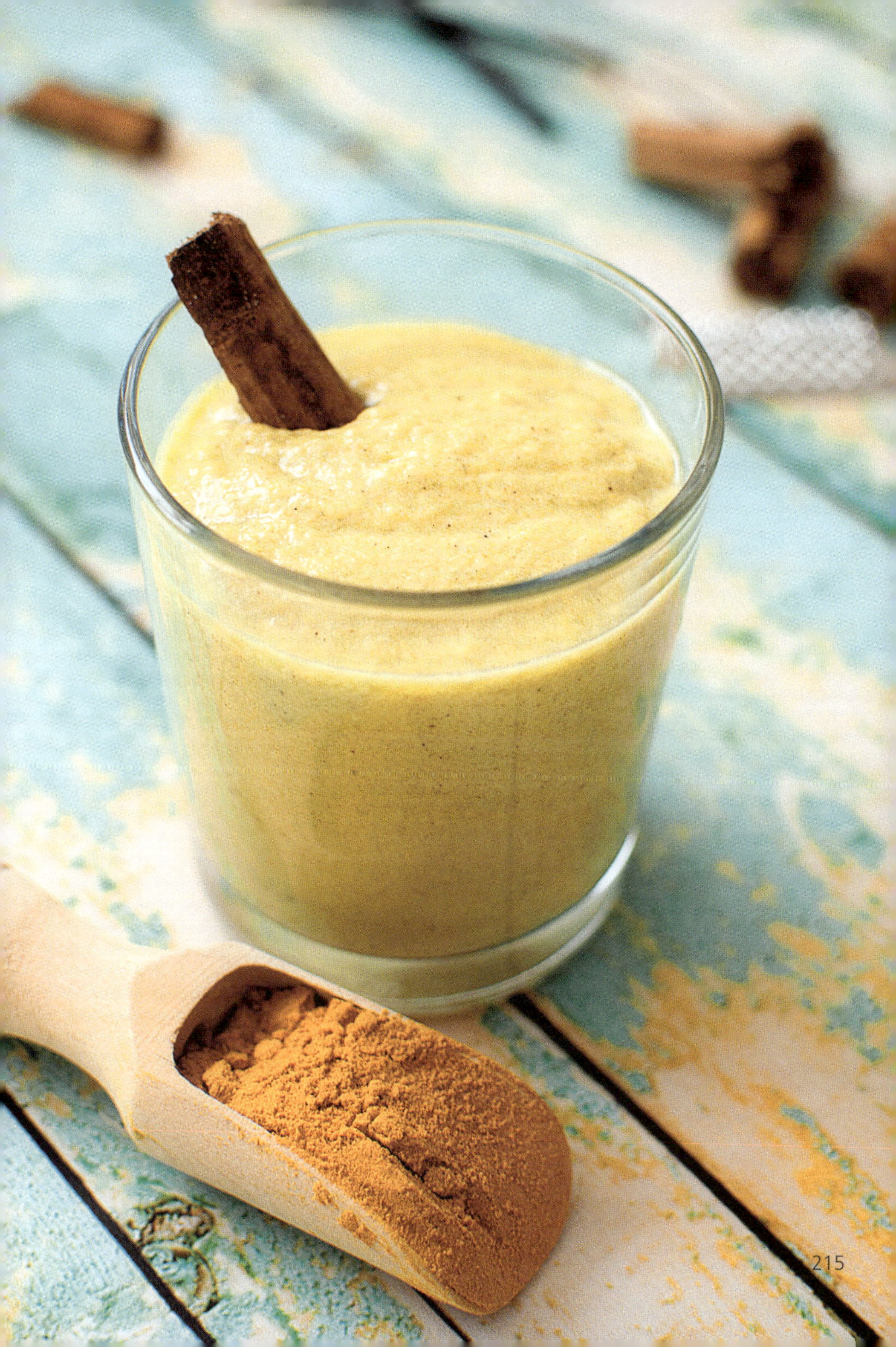

HIMMLISCHER HIMBEERSHAKE

10–20 frische Himbeeren (alternativ TK)
oder 1–2 EL Himbeerpulver, z. B. von LebePur
2–3 EL rohes Mandelmus (alternativ über Nacht eingeweichte Mandeln)
1–2 Datteln, entsteint
2 reife Bananen
1 Msp. Vanillepulver
400 ml Quellwasser (oder mehr, dann wird der Shake flüssiger)
einige Minze-, Basilikum- oder Melisseblätter zum Dekorieren

- Alle Zutaten bis auf die Kräuterblätter in einem Hochleistungsmixer 1 Minute mixen, das Ganze in Gläser füllen und mit Minze, Basilikum oder Melisse dekorieren.

Info: Dieser Shake kann auch mit gemischten Waldbeeren, Erdbeeren oder Blaubeeren zubereitet werden und schmeckt wie Trinkjoghurt. Sehr erfrischend im Sommer!

BANANEN-POWERSHAKE

2–3 EL rohes Mandelmus (alternativ über Nacht eingeweichte Mandeln)
2 Bananen
1 Msp. Vanillepulver
2 TL Chiasamen
500 ml Quellwasser
evtl. etwas Zimtpulver zum Bestäuben

- Alles bis auf den Zimt in einem Hochleistungsmixer 1 Minute mixen. Zum Servieren eventuell mit etwas Zimt bestäuben.

ROHKAKAO-ZAUBERTRANK

10 rohe Kakaobohnen
2–3 EL rohes Mandelmus (alternativ über Nacht eingeweichte Mandeln)
2–3 Medjool-Datteln, entsteint (alternativ 2 kleine, sehr reife Bananen)
1 Msp. Vanillepulver
300 ml Quellwasser
evtl. etwas Zimt zum Bestäuben

- Alle Zutaten bis auf den Zimt in einem Hochleistungsmixer ca. 1 Minute lang mixen und das Ganze nach Belieben mit etwas Zimt bestäuben.

Info: Die positive Wirkung des Kakaos wird noch verstärkt, wenn man ihn mit anderen Superfoods wie Gojibeeren oder Spirulina kombiniert. Sie verstärken sich gegenseitig in ihrer Wirkung. Außerdem können z. B. Carob, Cashew, Chili, Zimt, Kokos, Maca, Hanfsamen oder Papaya verwendet werden.

SCHOKO-CHIA-PUDDING

3 EL Chiasamen
1 Msp. Vanillepulver
1 TL Xylit oder Eryfly zum Süßen
1–2 TL Rohkakaopulver
300 ml pflanzliche Milch
einige Kakaonibs zum Dekorieren

- Chiasamen, Vanille, Süßmittel und Kakaopulver in die Milch einrühren und 10 Minuten ruhen lassen. Dann nochmals durchrühren, in Dessertschälchen füllen und für 5 Stunden kalt stellen. Mit den Kakaonibs dekorieren.

VEGANE TOMATEN-BASILIKUM-»BUTTER«

1/2 Päckchen ALSAN-bio Margarine
5 weiche, getrocknete Tomaten
(alternativ Tomatenmark nach Belieben)
1 Sträußchen Basilikum
Steinsalz (nur, wenn die Tomaten ungesalzen sind)
evtl. 1 Knoblauchzehe

- Alle Zutaten gründlich miteinander vermischen und etwas durchziehen lassen.

Info: Ich empfehle unbedingt, Bio-Margarine zu verwenden, da sie frei von künstlich gehärteten Fetten ist.

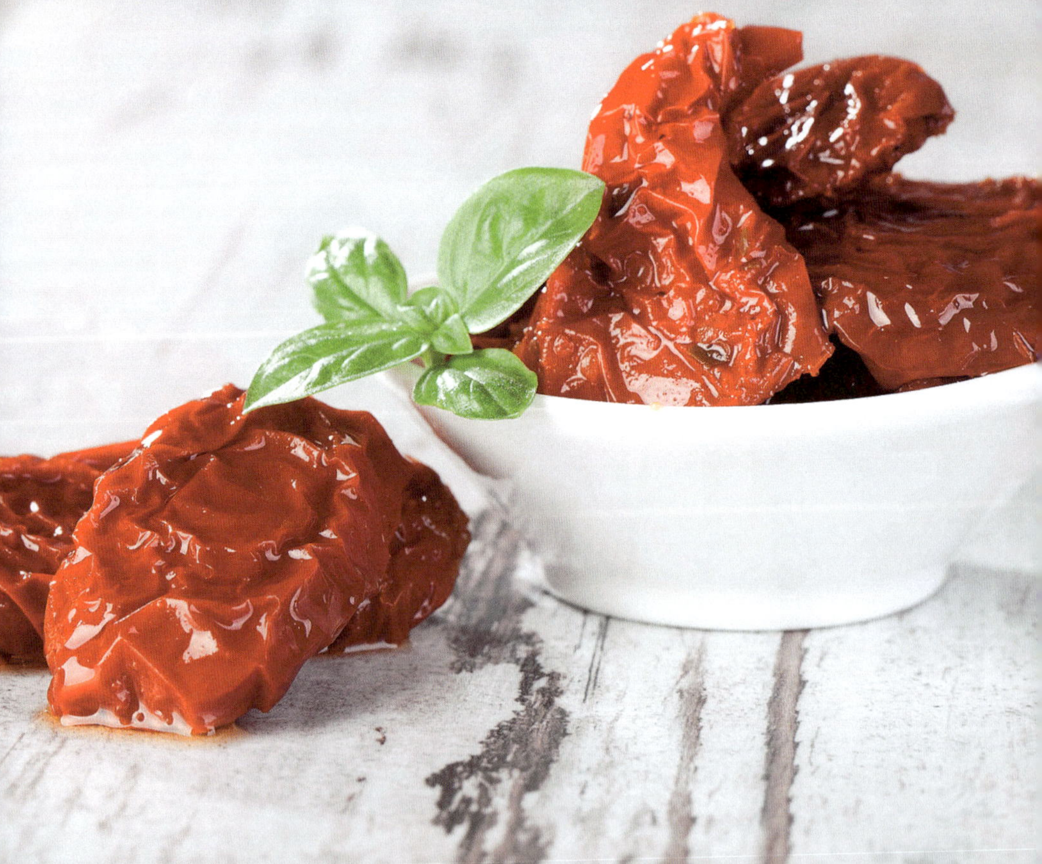

NUSS-NOUGAT-AUFSTRICH

1 Tasse Mandelpüree
2 EL Rohkakaopulver
1 EL Carob
3–5 Datteln, entsteint, alternativ Xylit oder Eryfly
1/2 TL Vanillepulver
1 Msp. Steinsalz

- Alle Zutaten im Mixer zu einer homogenen Masse verarbeiten. Je nach gewünschter Süße eventuell noch mehr Datteln oder Süßmittel hinzugeben.

Info: Wer die Süße des Lebens auch in Form von Schokoaufstrich liebt, muss also nicht darben! Es gibt zahlreiche gesunde Rezepte, die, in Maßen genossen, sogar die Mineralienspeicher auffüllen, statt die Knochen anzugreifen wie herkömmliche Nuss-Nougat-Aufstriche. Carob und Rohkakao sind reich an wertvollen Mineralien.

Wenn man keine Datteln verwendet, kann man die Creme auch mit dem Pürierstab oder einer Gabel zubereiten. Im Kühlschrank ist die Creme gut zehn Tage haltbar.

GELBER LINSENAUFSTRICH

1 Zwiebel
2 EL Kokosöl
1/2 TL Kumin, gemahlen
1 TL Kurkuma
200 g gelbe (oder rote) Linsen
200 ml Gemüsebrühe
Saft von 1 Zitrone
1 EL Petersilie, gehackt
Salz, Pfeffer, Sojasauce nach Bedarf

• Die Zwiebel würfeln und im Kokosöl anbraten. Kumin und Kurkuma zugeben, durchrühren, dann die Linsen zugeben, kurz durchrühren und mit der Brühe angießen. Kurz aufkochen und auf kleiner Flamme weiterköcheln lassen, bis die Linsen weich sind und alle Brühe aufgesogen haben. Im Mixer oder mit dem Pürierstab pürieren, zum Schluss Zitronensaft und Petersilie unterrühren und mit etwas Salz, Pfeffer und eventuell Sojasauce abschmecken.

Info: Dieser deftige Aufstrich wird alle erfreuen, die es herzhaft mögen. In den ersten zwei Aufbautagen ist der Linsenaufstrich aber noch nicht zu empfehlen, da alle Hülsenfrüchte sehr viel Eiweiß enthalten – tatsächlich mehr als Fleisch, Fisch und Ei oder Milch(produkte) – und damit schwerer verdaulich sind als weniger komplexe pflanzliche Nahrungsmittel. Ein Genuss am ersten Aufbautag kann zu Blähungen oder Durchfall führen. Ansonsten: Guten Appetit!

VEGANER LEBENSWURST-AUFSTRICH

1/2 Stange Lauch oder 1/2 Zwiebel
1 EL Kokosöl
1 Tasse Linsen
2 Tassen Wasser
1 TL Gemüsebrühepulver
1–2 Knoblauchzehen, grob gehackt
3 EL Mandel- oder Hanfmus
1 Tasse Walnusskerne (alternativ Sonnenblumenkerne)
reichlich Majoran, frisch oder getrocknet
Pfeffer
evtl. 2 EL Hefeflocken

- Die Zwiebel oder den Lauch fein hacken und kurz im Kokosöl anbraten. Die Linsen zugeben, durchrühren und mit dem Wasser angießen, Gemüsebrühepulver und Knoblauch zugeben, zum Kochen bringen und die Linsen garen. Abkühlen lassen und pürieren, dann das Mandel- oder Hanfmus unterrühren. Die Walnusskerne klein hacken und ohne Öl leicht anrösten, danach mörsern (geht auch mit dem Pürierstab oder im Trockenmixbehälter) und unter die Linsenmasse mischen. Alles mit Majoran, Pfeffer und eventuell Hefeflocken abschmecken.

Info: Wir hören immer wieder, dass Teilnehmer gern vegan leben würden, aber Sorge haben, dass sie ihre Wurst vermissen könnten. Es gibt mittlerweile sehr viele Rezepte, die verschiedene Wurstsorten imitieren und auf frisch gebackenem Buchweizenbrot sogar ungleich besser schmecken. Wichtig ist hierbei, die jeweils typischen Gewürze zu verwenden und die Konsistenz anzupassen. An unserem Beispiel für Leberwurst-Fans ist das besonders Schöne: Sie ersparen sich alle Schwermetalle und sonstigen Gifte, die im Original schlummern, da die Leber ein wichtiges Entgiftungsorgan ist.

GAZPACHO ANDALUZ

1 kleine Salatgurke
3–4 große Tomaten, am besten Fleischtomaten
1 rote Paprika, geviertelt und entkernt
1 gelbe Paprika, geviertelt und entkernt
1 Zwiebel, geviertelt
2 Knoblauchzehen
2 Msp. Steinsalz
1 EL Apfelessig
3 EL Olivenöl
zusätzlich 1 Zucchini, wenn man eine dickere Konsistenz wünscht
1/2 Paprika und 1/2 Zwiebel in kleinen Würfeln zum Dekorieren

- Die Salatgurke klein schneiden und mit den anderen Zutaten in den Mixer geben. 1 Minute mixen und portionieren. Die Paprika- und Zwiebelwürfel in einem Schälchen dazu servieren.

Info: Wenn die Tomaten nicht aromatisch genug sind, kann man mit der Zugabe von getrockneten Tomaten nachhelfen, die man vorher am besten einweicht. Aber Vorsicht: Getrocknete Tomaten sind oft sehr salzig, so dass man kein weiteres Salz mehr braucht.

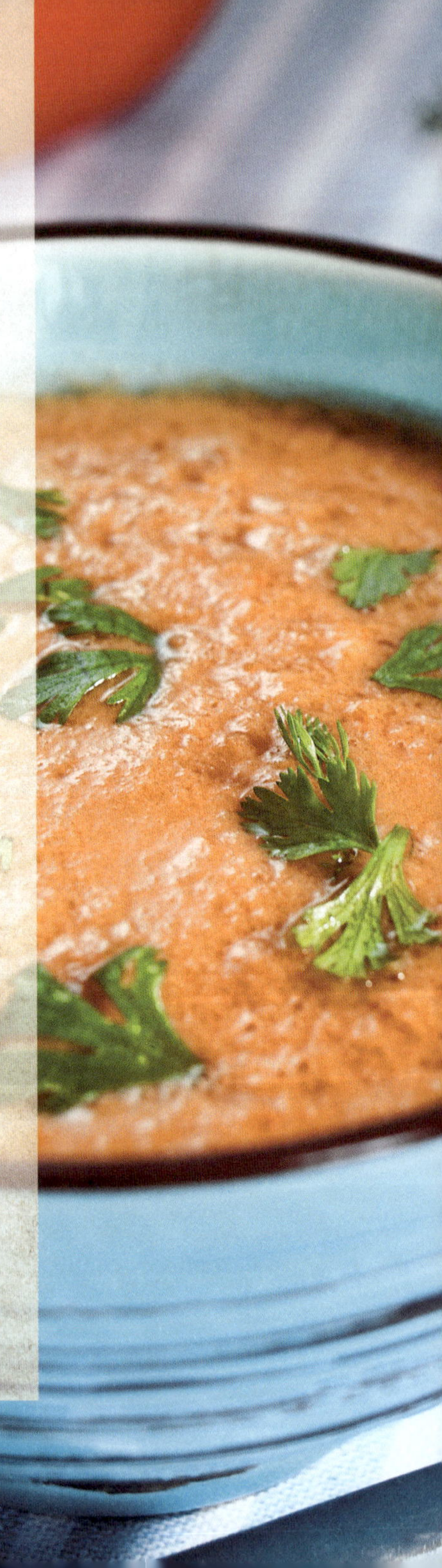

BUNTER SALAT

1 Rote Bete, grob gerieben
1 Karotte, grob gerieben
1/2 kleine Zwiebel in halben Ringen
1 Apfel, geachtelt und in Scheibchen geschnitten
5 Walnüsse, geschält und etwas klein gehackt
100 g Feldsalat oder Salat der Saison
etwas Lein-, Hanf- und Sesamöl
etwas Kokosblütenvinaigrette oder Apfelessig
1 Prise Steinsalz und frisch gemahlener Pfeffer

- Alle Zutaten in einer Schüssel gut durchmischen und sofort servieren.

Info: Wenn keine Kokosblütenvinaigrette zur Hand ist, kann man ein Dressing machen, indem man alle Öle, Salz und Pfeffer und 2 EL Apfelessig mit 1 TL Feigensenf, Himbeergelee oder etwas ähnlich Süßem mischt.

Rote-Bete-Salat schmeckt auch mit Apfel sehr gut, vergleiche unser Rezept auf Seite 165.

Wer Zwiebeln nicht mag oder zu Blähungen neigt, lässt sie einfach weg.

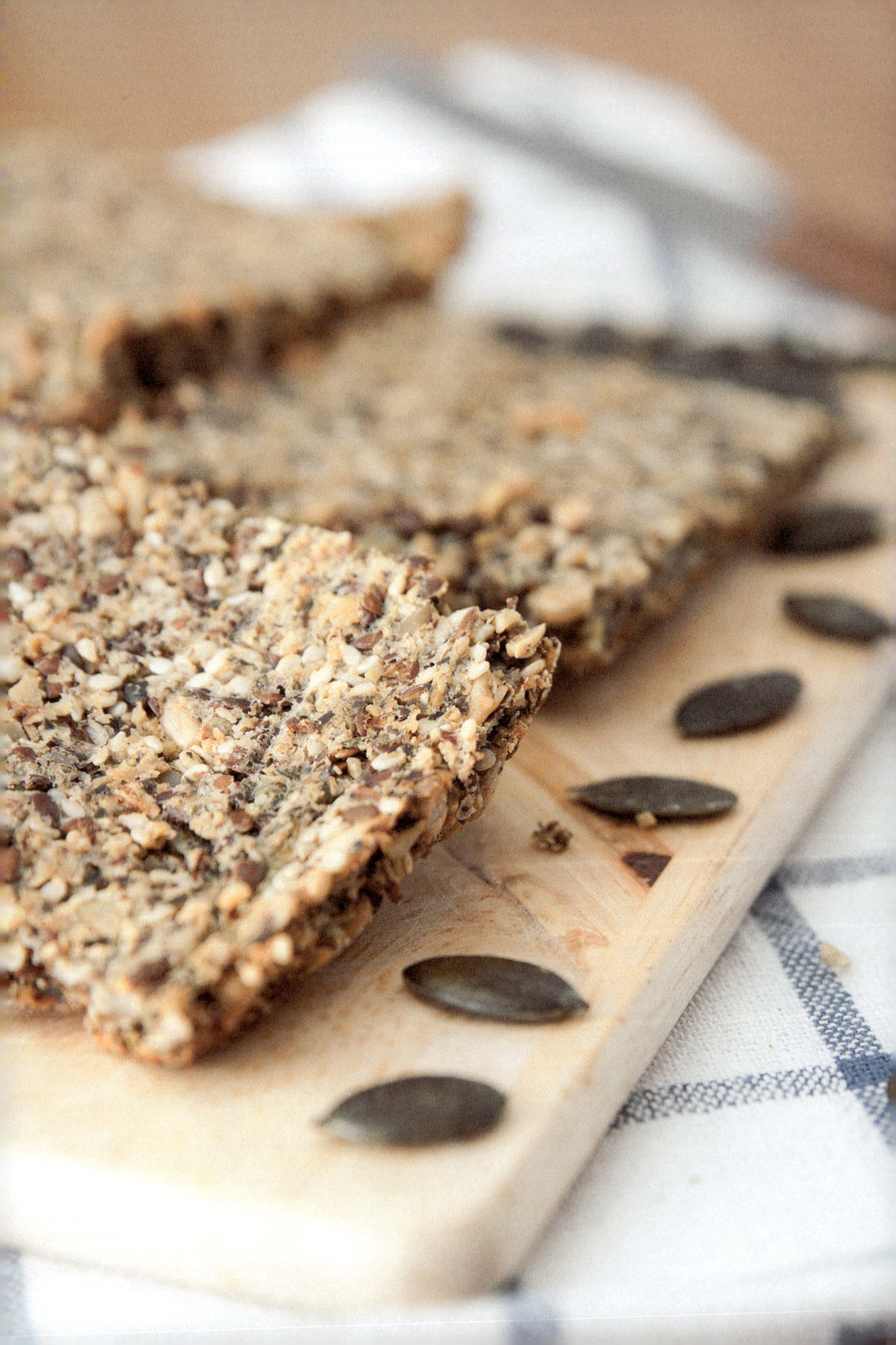

Cracker und Brote

Auf Brot mögen die meisten Menschen am wenigsten verzichten – es gehört seit Jahrtausenden zu unserer Kultur. Wenn Sie in den Aufbautagen, und am besten auch danach, ausprobieren wollen, wie es Ihnen ohne Gluten geht: Backen Sie doch einmal selbst Ihr Brot! Die meisten im Handel erhältlichen glutenfreien Brote sind geschmacklich nicht gerade ein Erlebnis, deshalb sind wir dazu übergegangen, eigene Brotrezepte auszuprobieren. Brot aus Buchweizen ist so sättigend und nährstoffreich, dass man meist von zwei bis drei Scheiben gut satt ist, ohne einen Blähbauch zu entwickeln.

Wenn Sie in der Zeit nach dem Fasten bei rohköstlichen Speisen bleiben wollen, wäre das ein Geschenk an Ihren Körper. Hierzu ein einfaches und leicht zu variierendes Cracker-Rezept.

ROHKOST-CRACKER MIT BUCHWEIZEN

300 g Leinsamen
100 g Buchweizen, ganz
50 g Kürbiskerne
50 g Sonnenblumenkerne
zusätzlich oder ersatzweise Chiasaat, Hanfnüsse
Würzmittel wie Kräutersalz, Chili, Kumin nach Belieben

- Alle Zutaten über Nacht in getrennten Gefäßen einweichen (mindestens aber vier Stunden). Kürbis- und Sonnenblumenkerne sollten dabei in ausreichender Wassermenge liegen, damit sie sich ganz vollsaugen können. Bei Buchweizen und Leinsamen verwenden Sie am besten nur so viel Flüssigkeit, dass das Wasser einen Fingerbreit über der Saat steht, also 1,5–2 cm. Diese Saaten nehmen das Wasser komplett auf und haben mit ihren Schleimstoffen eine bindende Funktion.

- Am nächsten Morgen die Kürbis- und Sonnenblumenkerne in einem Haarsieb gut durchspülen und abtropfen lassen. Dann alle Zutaten vermengen, es sollte eine klebrige Masse entstehen. Die Masse nach Belieben mit Kräutersalz, Chili, Kumin oder auch mit getrockneten Tomaten (sehr fein geschnitten), Curry oder Pesto würzen. Der Phantasie sind hier keine Grenzen gesetzt.
- Ein Stück Backpapier auf die Arbeitsfläche legen und die Masse mit einem breiten Silikon-Teigschaber 3–5 mm dünn ausstreichen. Sie können entweder einzelne kleine Fladen ausstreichen oder das gesamte Backpapier belegen, dann mit dem Schaber Linien als Sollbruchstellen in die Masse ziehen.
- Wer mag, kann die Masse noch mit Kräutern, Blüten oder Hanfnüssen belegen bzw. bestreuen und diese leicht andrücken. Die bestrichenen Backpapiere können Sie nun entweder in die Sonne legen oder auf Brettern auf der Heizung oder rund um den Ofen plazieren (wenn Sie kein Dörrgerät besitzen).

42 °C sollten nicht überschritten werden, um die Vitalstoffe nicht zu zerstören. Also Vorsicht bei zu heißer Heizung. Ich empfehle ein Dörrgerät, wenn Sie regelmäßig Rohkost-Cracker herstellen oder selbst Obst oder Tomaten dörren möchten.

- Das Trocknen dauert bei dieser niedrigen Temperatur mit zwölf bis achtzehn Stunden relativ lange. Wenden Sie die Cracker nach der Hälfte der Zeit, um die Trockenzeit zu verkürzen. Lösen Sie die Cracker dazu sehr vorsichtig ab, sie brechen schnell.
- Wenn alles gut getrocknet ist, lassen sich die Rohkost-Cracker einige Wochen gut lagern.

Info: Das Brot der Essener, einer spirituellen Glaubensgemeinschaft zur Zeit Christi, wurde auf diese Weise zubereitet. Alle Saaten wurden angekeimt und die zubereiteten Fladen in der Sonne getrocknet. Die hier vorgestellte Variante enthält kein Getreide, man könnte aber auch Getreide ankeimen, weil dabei das Gluten abgebaut wird.

Eine bestimmte Leinsamenmenge ist von großem Vorteil, da sie eine Klebefunktion erfüllt. Die Cracker brechen sonst leichter. Die einfachsten, schnellsten – auch schnell trocknenden – Cracker lassen sich aus purem Leinsamen herstellen, den man entsprechend variantenreich würzt.

BUCHWEIZEN-KASTANIENBROT

220 g Buchweizenmehl
130 g Kastanienmehl
50 g Kürbiskerne
40 g Sonnenblumenkerne
50 g Buchweizen, ganz
80 g Leinsamen
50 g ungeschälte Hanfsamen
3 EL Chiasaat
5 EL Flohsamenschalen
1 EL Salz
1 gehäufter EL Brotgewürz
1 Pck. Backpulver
3 EL Kokosöl
400 ml Mineralwasser mit Kohlensäure
2 mittelgroße Kartoffeln

- Alle trockenen Zutaten gut vermengen. Anschließend das flüssige Kokosöl, das Mineralwasser und die roh geriebenen Kartoffeln zugeben und die Masse mit den Händen oder in der Küchenmaschine gut durchkneten. Den Teig zu zwei Broten formen und diese mindestens eine, besser mehrere Stunden (z. B. über Nacht) ruhen lassen.
- Eine Schale mit Wasser in den Backofen stellen und den Backofen auf 175 °C vorheizen. Die Brote ca. 1 Stunde backen (die Backzeit kann sich je nach Ofen etwas unterscheiden).

SÜSSLUPINENBROT

100 g Buchweizenmehl
150 g Süßlupinenmehl
60 g Buchweizen, ganz
110 g Leinsamen
80 g Kürbiskerne
50 g Sonnenblumenkerne
50 g ungeschälte Hanfsamen
3 EL Chiasaat
5 EL Flohsamenschalen
2 TL Salz
2 TL Brotgewürz
1 TL Natron
2 EL Apfelessig
2 EL Kokosöl
2–3 mittelgroße Kartoffeln
400 ml warmes Wasser

- Alle trockenen Zutaten gut vermengen. Dann den Apfelessig, das flüssige Kokosöl, die roh geriebenen Kartoffeln und das warme Wasser zugeben und die Masse mit den Händen oder in der Küchenmaschine gut durchkneten. Zwei Brote formen und diese mindestens eine, besser mehrere Stunden (oder z. B. über Nacht) ruhen lassen.
- Eine Schale mit Wasser in den Backofen stellen und den Backofen auf 175 °C vorheizen. Die Brote ca. 1 Stunde backen (die Backzeit kann sich je nach Ofen etwas unterscheiden).

Info: Das Süßlupinenbrot ist, verglichen mit Buchweizenbrot, recht hell und schmeckt auch getoastet sehr gut.

Basenbildende und glutenfreie Beilagen

In der gesamten Aufbauzeit und gern auch komplett im Alltag danach sind alle glutenfreien und möglichst wenig verarbeiteten sättigenden Kohlenhydrate sehr erwünscht. Wenn Sie merken, dass Sie mit Rohkost allein zu stark abnehmen, oder Appetit auf etwas Warmes haben, können Sie folgende sättigende Gemüse und Saaten mit Gemüse, Salaten oder Suppen kombinieren:

Amaranth
Buchweizen
Hirse
Kartoffeln
Kürbis
Quinoa
Reis (leicht säurebildend, aber in Kombination mit Gemüse oder Salat zu empfehlen)

Bulgur und Couscous dagegen bestehen in der Regel aus Weizen und Grünkern aus Dinkel. Sie wirken bei vielen Menschen blähend und ermüdend. Probieren Sie aber gern den Unterschied aus, vielleicht haben Sie gar kein Problem mit Gluten. Interessant wäre in der Aufbauzeit, bestimmte Lebensmittelgruppen (glutenhaltiges Getreide, tierische Produkte, besonders tierisches Eiweiß, Zucker, industriell gehärtete Fette) jeweils für einen Zeitraum von z. B. drei Wochen wegzulassen und zu schauen, was Sie am besten entbehren können bzw. durch welche Form der Abstinenz Ihre Lebensfreude bevorzugt in Schwung gehalten wird.

DANKSAGUNG

Allen, die mich zum Fasten-Wandern inspiriert haben, gilt mein großer Dank. Vor allem dem Freund und (Wander-)Weggefährten Gebhard Gediga, mit dem ich seit zwölf Jahren Fasten-Wanderungen leite – heute in den Kulturlandschaften der steirischen Toskana, früher im Lech- und Hinterhornbachtal. Mit ihm zusammen entstand in unserem Kreis die Idee, Fasten und Wandern zu verbinden.

Und natürlich danke ich Simone Vetters, meiner Koautorin, die schon länger auf diesem Weg ist als ich und von der ich bei unseren gemeinsamen und vielfältigen Fasten-Wander-Programmen viel über die Natur lernen durfte. Ich danke ihr von Herzen für ihre Beiträge zu diesem Buch und für all die schmackhaften und so überaus kostbaren Rezepte.

Christof Herrmann verdanke ich Anregungen aus dem Reich der Einfachheit und die Sammlung von weisen Worten großer Geister zum Fasten und Wandern.

Sabrina Fox sei Dank für ihre Teilnahme an unserem Fasten-Wander-Kurs und die Inspiration zum Wandern »auf freiem Fuß«, nämlich barfuß.

Meiner Schweizer Frau Rita, die mir mit den Füßen auch meine Wurzeln näherbrachte, danke ich dafür und für die lange gemeinsame Wegstrecke.

Christoph Michl, dem Erfinder des Fasten-Wanderns, danke ich für seine Pionierarbeit in Bezug auf das Fasten-Wandern.

Ruediger Dahlke

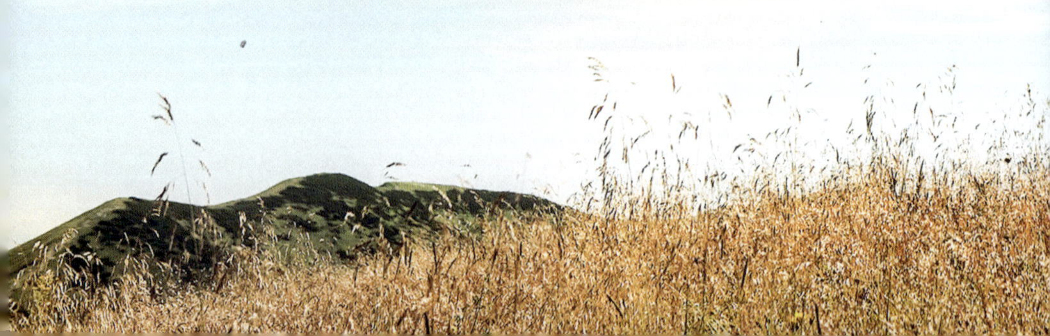

Meinen Eltern, die mir immer und schon früh einen wunderbaren Zugang zur Natur verschafft haben und mich als Kind allein durch Wiesen und Wälder ziehen ließen: Danke für Eure Hilfe, mit geschärftem Blick schon in früher Kindheit Blumen, Kräuter, Bäume und Pilze zu erkennen!

Danke auch an meinen Freund und Lebenspartner Henry Nold, der mich vor vielen Jahren schon zu Grünen Smoothies und Rohkost inspirierte und wunderschöne Plätze für meine Seminargruppen schafft.

Meinem Lehrer und Kollegen Christoph Michl gebührt großer Dank für so viel Liebe zur Natur und zu den Menschen – er hat mit seinem Pioniergeist die Bewegung des Fasten-Wanderns inspiriert und etabliert.

Meinem langjährigen Trainer und Freund Rainer Schulze-Seeger, der mich in der Gründungsphase meiner Selbständigkeit liebevoll, aber konsequent coachte – die Kernaussagen zur Positionsbestimmung und Zukunftsgestaltung am siebten Fastentag habe ich in seinen Seminaren verinnerlicht.

Nicht zuletzt danke ich Ruediger Dahlke für die vertrauensvolle und harmonische Zusammenarbeit seit Jahren, viele inspirierende Diskussionen und für alles, was er mir in Ausbildungen und Gesprächen weitergegeben hat von seinem breitgefächerten Wissen.

Simone Vetters

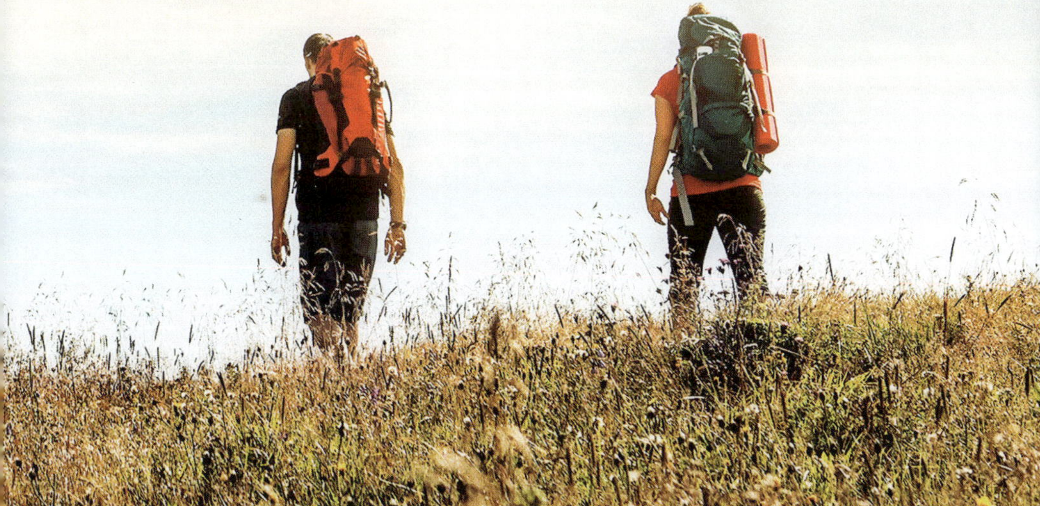

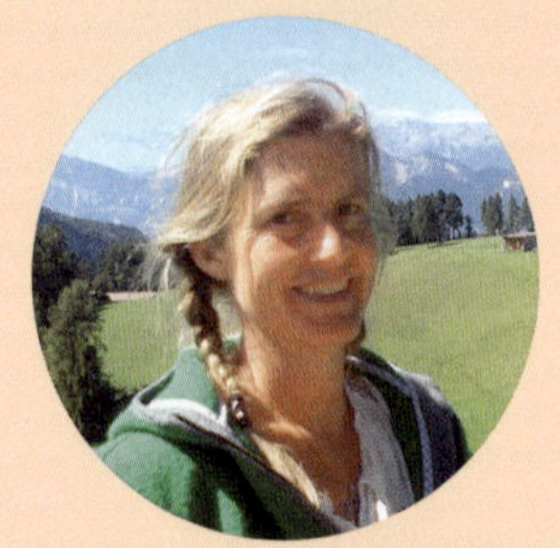

SIMONE VETTERS studierte Geografie, Zoologie und Botanik und führte zehn Jahre lang mit ihrem Lebenspartner ein ökologisch wirtschaftendes Weingut.

Seit 2005 bietet sie selbständig Fasten-, Wildkräuter- oder Barfußwanderungen, Kräuterexkursionen und Survivaltrainings mit Naturkunde und Übernachtung im Freien sowie Fasten-, Rohkost-, Detox- und Ernährungsberatungswochen an, unter anderem zusammen mit Ruediger Dahlke.

Bei ihm absolvierte sie seit 2010 zudem Fortbildungen in Integraler Medizin und Ausbildungen zur Atemtherapeutin sowie zur Psychosomatischen Beraterin.

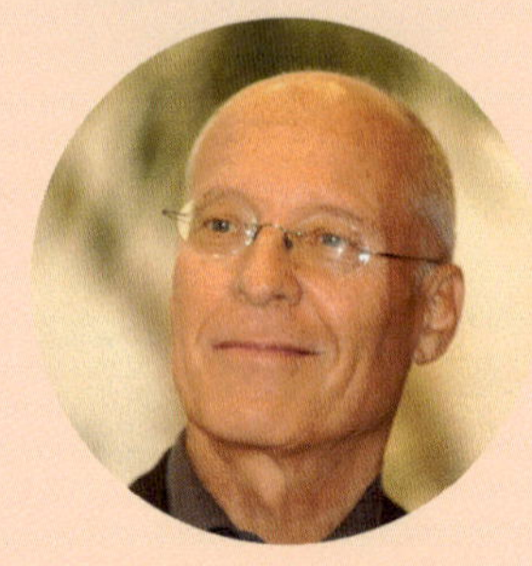

DR. MED. RUEDIGER DAHLKE ist als Seminarleiter und Referent international tätig.

Er entwickelte die ganzheitliche Psychosomatik von »Krankheit als Weg« bis »Krankheit als Symbol«. Seine den ärztlichen Bereich bis in mythische Dimensionen ausdehnenden Bücher liegen in 28 Sprachen vor.

Die Trilogie »Schicksalsgesetze«, »Schattenprinzip« und »Lebensprinzipien« vermittelt seine philosophische Basis, die »Peace-Food-Reihe« und »Geheimnis der Lebensenergie« halfen, den veganen Lebensstil zu verbreiten.

In seinem Zentrum TamanGa in Österreich gibt er Fasten-(Wander-)Kurse und hat dazu Bücher wie »Bewusst Fasten« und »Fasten-Wandern« geschrieben. Ein weiterer Schwerpunkt seiner Arbeit ist der »Verbundene Atem«.

Heute gibt er vor allem Ausbildungen wie Integrale Medizin, Fasten-Berater, Verbundener Atem.

Die Internet-Plattform LebensWandel-Schule erleichtert einem inneren Kreis den Zugang zu seinen Ausbildungen und bietet Online-Ausbildungen an.

INFORMATIONEN UND BÜCHER ZUM WEITERLESEN

Veröffentlichungen von Ruediger Dahlke

Neuerscheinungen

Das Lebensenergie-Kochbuch: Vegan und glutenfrei. Goldmann, München 2016.
Tiere als Spiegel der menschlichen Seele (mit I. Baumgartner). Goldmann, München 2016.
Bewusst fasten: Ein spiritueller Wegweiser zu neuen Erfahrungen. Urania, Berlin 2016.
Veganize Your Life (mit R. Pichler). Riemann, München 2015.
Die 4 Seiten der Medaille – Eine einfache Methode, um unsere wahre Mitte zu finden (mit C. Hornik). Goldmann, München 2015.
Peace Food – Vegan einfach schnell. Gräfe und Unzer, München 2015.
Das Geheimnis der Lebensenergie in unserer Nahrung. Goldmann, München 2015.

Gesundheit und Ernährung

nachfolgend Gräfe und Unzer, München:
Peace Food. Wie der Verzicht auf Fleisch und Milch Körper und Seele heilt. 2011.
Peace Food. Das vegane Kochbuch. 2013.
Peace Food – Vegano Italiano. 2014.
Vegan für Einsteiger. 2014.
Vegan schlank. 2015.

Nachfolgend www.heilkundeinstitut.at

Richtig essen. 2011.

Das große Buch vom Fasten. 2008.

Fasten: Das 7-Tage-Programm. 2011.

Das kleine Buch vom Fasten. 2011.

Mein Programm für mehr Gesundheit. 2009.

Ganzheitliche Wege zu ansteckender Gesundheit. 2011.

Endlich wieder richtig schlafen: Das Selbsthilfeprogramm. Goldmann, München 2014.

Die Notfallapotheke für die Seele – heilende Übungen. Goldmann, München 2009.

Von Mittagsschlaf bis Powernapping. Verdreifachen Sie Ihre Lebenskraft. nymphenburger, München 2011.

Sinnlich fasten (mit D. Neumayr). nymphenburger, München 2010.

Die wunderbare Heilkraft des Atmens (mit A. Neumann). Heyne, München 2009.

Störfelder und Kraftplätze: Wie man die einen beseitigt und die anderen nutzt. Crotona, Amerang 2013.

Grundlagenwerke

nachfolgend Goldmann, München:

Die Schicksalsgesetze: Spielregeln fürs Leben – Resonanz, Polarität, Bewusstsein. 2009.

Das Schattenprinzip: Die Aussöhnung mit unserer verborgenen Seite. 2010.

Die Lebensprinzipien: Wege zu Selbsterkenntnis, Vorbeugung und Heilung (mit M. Dahlke). 2011.

Die Kraft der vier Elemente: Erde, Feuer, Wasser, Luft (mit B. Blum). Crotona, Amerang 2011.

Krankheitsdeutung und Heilung

Krankheit als Symbol: Handbuch der Psychosomatik und Integralen Medizin (überarbeitet, um 140 Seiten erweitert). Bertelsmann, München 2014.

Auch als App: SymSym
Krankheit als Chance. Ganzheitliche Wege zur Selbstheilung. Gräfe und Unzer, München 2014.
nachfolgend Goldmann, München:
Angstfrei leben: Selbstheilungsprogramm. 2013.
Wenn wir gegen uns selbst kämpfen. Die seelischen Muster hinter Infektionen, Allergien, Hyperaktivität bis zu Impfproblemen. 2015.
Die Schattenreise ins Licht: Wie wir Depressionen überwinden. 2014.
Seeleninfarkt: Zwischen Burn-out und Bore-out. 2013.
Krankheit als Sprache der Seele. Be-Deutung und Chance der Krankheitsbilder. 2008.
Krankheit als Weg. Deutung und Be-Deutung der Krankheitsbilder (mit T. Dethlefsen). 2000.
Frauen-Heil-Kunde. Be-Deutung und Chancen weiblicher Krankheitsbilder (mit M. Dahlke und V. Zahn). 2003.
Krankheit als Sprache der Kinderseele. Be-Deutung kindlicher Krankheitsbilder und ihre ganzheitliche Behandlung. 2010.
Herz(ens)probleme. Be-Deutung und Chance von Herz- und Kreislaufproblemen. 2011.
Das Raucherbuch. Psychologie und Be-Deutung des blauen Dunstes. 2011.
Verdauungsprobleme: Be-Deutung und Chance von Magen- und Darmsymptomen (mit R. Hößl). Knaur, München 2001.

Weitere Deutungsbücher

Das Buch der Widerstände: Wie wir unser Leben wieder in Fluss bringen. Goldmann, München 2014.
Die Spuren der Seele: Was Hand und Fuß über uns verraten (mit R. Fasel). Gräfe und Unzer, München 2010.
Der Körper als Spiegel der Seele. www.heilkundeinstitut.at, 2009.
Die Psychologie des Geldes: Erfolgreicher und glücklicher mithilfe der Lebensgesetze. Goldmann, München 2011.

Krisenbewältigung

Die Liste vor der Kiste: Mit Glück und Erfüllung im Herzen, wenn das Lebensschiff sein Ziel erreicht. Terzium, Allschwil 2014.
Lebenskrisen als Entwicklungschancen. Zeiten des Umbruchs und ihre Krankheitsbilder. Goldmann, München 2002.
Von der großen Verwandlung: Wir sterben – und werden weiterleben. Crotona, Amerang 2011.

Meditation und Mandalas

Mandalas der Welt. Goldmann, München 2012.
Schwebend die Leichtigkeit des Seins erleben. Schirner, Darmstadt 2012.
Arbeitsbuch zur Mandala-Therapie. Schirner, Darmstadt 2010.
Mandala-Malblock. Neptun, München 1984.

Worte der Weisheit

Weisheitsworte der Seele. Crotona, Amerang 2012.
Worte der Dankbarkeit und des Vertrauens. www.heilkundeinstitut.at, 2011.

Roman

Habakuck und Hibbelig: Eine Reise zum Selbst. Allegria, Berlin 2004.

Geführte Meditationen

CDs: www.heilkundeinstitut.at – Downloads: Arkana Audio und Integral
Grundlagen: Das Gesetz der Polarität • Das Gesetz der Anziehung • Das Bewusstseinsfeld
Die Lebensprinzipien – 12 Audio-CDs • Die 4 Elemente • Elemente-Rituale • Schattenarbeit
Krankheitsbilder: Allergien • Angstfrei leben • Ärger und Wut • Depression • Frauenprobleme • Hautprobleme • Herzensprobleme • Kopfschmerzen • Krebs • Leberprobleme • Mein Idealgewicht • Niedriger Blutdruck • Rauchen • Rückenprobleme • Schlafprobleme • Sucht und Suche • Tinnitus und Gehörschäden • Verdauungsprobleme • Vom Stress zur Lebensfreude

Allgemeine Themen: Der innere Arzt • Heilungsrituale • Ganz entspannt • Tiefenentspannung • Energie-Arbeit • Entgiften – Entschlacken – Loslassen • Bewusst fasten • Den Tag beginnen • Lebenskrisen als Entwicklungschancen • Partnerbeziehungen • Schwangerschaft und Geburt • Selbstliebe • Selbstheilung • Traumreisen • Mandalas • Naturmeditation • Visionen • Kindermeditationen: Märchenland • Ich bin mein Lieblingstier • Fastenmeditationen für jeden Tag der Woche: www.heilkundeinstitut.at

Weitere geführte Meditationen und Übungen auf CD

alle www.heilkundeinstitut.at:

7 Morgenmeditationen • Die Leichtigkeit des Schwebens • Die Psychologie des Geldes (Übungen) • Die Notfallapotheke für die Seele (Übungen) • Die Heilkraft des Verzeihens • Eine Reise nach Innen (Ariston) • Erquickendes Abschalten mittags und abends • Schutzengel-Meditationen

Hörbücher

alle www.heilkundeinstitut.at:

Der Körper als Spiegel der Seele • Von der großen Verwandlung • Krankheit als Weg • Die Spuren der Seele: Was Hand und Fuß über uns verraten

Vorträge

auf CD über www.heilkundeinstitut.at, Buchthemen und mehr

Videobücher

DVD I: Geistige Gesetze – Spielregeln für ein glückliches Leben

DVD II: Krankheitsbilder – Die Sprache der Seele und ihre Bedeutung

DVD III: Integrale Medizin – Therapien aus ganzheitlicher Sicht

Filme

Unser Körper – Tempel der Seele

(Film über den gleichnamigen Fastenkurs). 2016.

Ruediger Dahlke – ein Leben für die Gesundheit (Biographie auf 2 CDs). www.heilkundeinstitut.at, 2015.

DVD: Die Schicksalsgesetze – Spielregeln fürs Leben (animiertes Vortrags-Lehrprogramm) • Video-Buch: Vegan. 2014. (beide www.heilkundeinstitut.at)
Filme über Ruediger Dahlke: Die Schicksalsgesetze – die Suche nach dem Masterplan. Arenico, 2014 • Unser Biogarten. 2013. (beide www.heilkunde-institut.at)

Filme mit Ruediger Dahlke

Am Anfang war das Licht • Awake • Der Heiler • Hesse – sein erstes Paradies, alle über www.heilkundeinstitut.at

Veröffentlichungen von Simone Vetters

Smoothiegrün – Superfoods vor der eigenen Haustür. Schirner, Darmstadt 2016.
Gutes Essen für gesunde Kinder ohne Allergien – Vegan und glutenfrei. Schirner, Darmstadt 2016.
Kartenset: Meine Natur wahrnehmen. Fasten und mehr für Klarheit, Energie, Schönheit, Natürlichkeit und Sinnlichkeit (mit Ute Meuser). Schirner, Darmstadt 2016.

Adressen

Informationen zu Seminaren, Ausbildungen, Trainings, Vorträgen
Heil-Kunde-Institut Graz
Oberberg 92
A-8151 Hitzendorf
Tel.: +43 (0)316/719 88 85
Fax: +43 (0)316/719 88 86
E-Mail: info@dahlke.at
Internet: www.dahlke.at

TamanGa
Gesundheitsresort & Seminarzentrum
Labitschberg 4
A-8462 Gamlitz
Tel.: +43 (0)3453/336 00
E-Mail: info@taman-ga.at
Internet: www.taman-ga.at

Das Gesundheitsresort TamanGa befindet sich 5 Minuten vom Airport Graz und bietet Fasten-(Wander-)Wochen und DaSeins-Zeit (»veganes Leben üben und genießen«).

Informationen zur Arbeit von Ruediger Dahlke
www.dahlke.at
www.taman-ga.at (Dahlke-Seminar-Zentrum)
www.heilkundeinstitut.at (Webshop)
lebenswandelschule.com (Online-Plattform)

Informationen zur Arbeit von Simone Vetters
www.fastenundwandern.info
www.traubenfasten.de

Besuchen Sie uns im Internet:
www.knaur.de

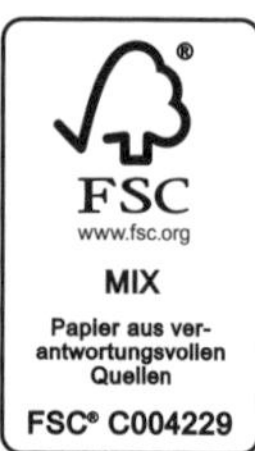

Ein Imprint der Verlagsgruppe Droemer Knaur
GmbH & Co. KG, München

Redaktionelle Mitarbeit: Dr. Ulrike Strerath-Bolz
Lektorat: Michaela Zelfel

Fotos: S. 14, 232 li. Simone Vetters; S. 232 re. GLV Press; Shutterstock.com: S. 7 Fabio Lamanna/ S. 22 nataliafrei/ S. 35 tsg.pictures/ S. 48 Poprotskiy Alexey/ S. 61 Robert Lessmann/ S. 80 Aleksey Stemmer/ S. 88 Jacob Lund/ S. 101 DJTaylor/ S. 105 Roman Prishenko/ S. 114 michaeljung/ S. 127 MK photograp55/ S. 131 Roman Rvachov/ S. 132 Whiteaster/ S. 152 ConstantinosZ/ S. 157 SKABARCAT/ S. 161 Skumer/ S. 162 GreenTree/ S. 166 Olexiy Bayev/ S. 171 Galyna Andrushko/ S. 174 Claudio Divizia/ S. 180 kukuruxa/ S. 188 Maren Winter/ S. 192 Le Do/ S. 196 Thomas Francois/ S. 200 mimohe/ S. 204 Iakov Filimonov/ S. 207 A_Lein/ S. 215 Little_Desire/ S. 218 Eskymaks/ S. 222 Imcsike/ S. 224 A_Lein/ S. 230 -231 Soloviova Liudmyla;

Hintergründe: Shutterstock.com: S. 1, 8 – 9, 64 - 65 Maxim Tupikov/ S. 70 – 72, 103, 105, 112, 124 – 127, 130 – 132, 158 – 161, 163, 165 – 167, 175, 180, 188, 192, 196, 200, 204, 214, 216 – 217, 219 – 222, 225 – 229 13Imagery;
Covergestaltung: atelier-sanna.com, München
Coverabbildung: Clipart/Shutterstock.com
Layout und Satz: atelier-sanna.com, München
Druck und Bindung: Uhl, Radolfzell

ISBN 978-3-426-65806-2

5 4 3 2 1